Olaf Hebener

Fundamente der Hoffnung

Olaf Hebener

Fundamente der Hoffnung

Theorie und Therapie der
Multiplen Sklerose

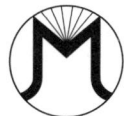

Verlag für Medizin und Gesundheit

Die Deutsche Bibliothek – CIP Einheitsaufnahme

Hebener, Olaf:
Fundamente der Hoffnung : Theorie und Therapie der Multiplen
Sklerose / Olaf Hebener. – 2. Aufl. – Heidelberg : Verl. für Medizin
und Gesundheit, 1998
    ISBN 3-932977-02-5

© Dr. Martin Mittwede Verlag, Heidelberg, 1998
Carl-Zuckmayer-Straße 9, 69126 Heidelberg
Tel. 06221 / 38 25 52, Fax 06221 / 38 25 56

Der Autor verzichtet auf sein Honorar zugunsten von MS-Patienten

Umschlaggestaltung und Gesamtherstellung:
Richarz Publikations-Service GmbH, Sankt Augustin

Titelzeichnung: Constanze von Kitzing

Printed in Germany

ISBN 3-932977-02-5

Vorwort zur 2. Auflage

Das Buch ist als Orientierungshilfe für Patienten gedacht, die ihren Weg im Umgang mit der MS suchen.

Es soll gleichermaßen ärztlichen Kollegen Hinweise geben, daß medizinisch-therapeutische Vernunft nicht auf Lehrbuchtexte beschränkt sein darf, solange diese Krankheit Rätsel aufgibt. Vielmehr gilt es, unvoreingenommen den therapeutischen Weg zu prüfen, der in diesem Buch eingeschlagen wird.

Die Resonanz auf dieses Buch war und ist – bedingt durch steigendes Interesse der Patienten – sehr groß. Dies erfordert eine unbearbeitete Neuauflage, die daher neuere Ergebnisse von Therapiestudien nicht berücksichtigen kann. So hoffnungsvoll und viel beachtet diese Ergebnisse auch sein mögen, sie würden die Aussagen dieses Buches lediglich ergänzen, jedoch nicht ändern.

Das gilt ebenso für eine Fülle neuer wissenschaftlicher Befunde, die die Sinnhaftigkeit des eigenen Therapieweges zunehmend sicherer belegen.

Die immer größer werdende Zahl erfolgreich behandelter MS-Patienten bestärkt unsere Überzeugung, daß die Komplexe Ernährungs- und Stoffwechseltherapie in der hier beschriebenen Form eine wesentliche Bereicherung für die Betroffenen darstellt.

September 1998

Dr. med. Olaf Hebener

Inhalt

Was ist MS?

Es liegt in der Natur einfacher Fragen, daß sie meist nur schwierig zu beantworten sind. Bei der Multiplen Sklerose erweist sich die Beantwortung als besonders kompliziertes Unterfangen.

Alle vorliegenden Definitionen beschreiben und erfassen einzelne Merkmale der Erkrankung, ohne ihr eigentliches Wesen offenlegen zu können. Da noch immer Ursachen und Krankheitsmechanismen der MS bei strenger Bewertung als unbekannt gelten, muß es zwangsläufig an wissenschaftlicher Präzision mangeln. Nicht zuletzt das kommerzielle Interesse der Pharmaindustrie hat in den letzten Jahren zu immensen Forschungsaktivitäten auf dem Gebiet der Multiplen Sklerose geführt und eine Fülle wertvoller Einzelbefunde hervorgebracht. Wie und ob diese einzelnen „Bildbausteine" schlußendlich ein einheitliches Bild ergeben werden, kann derzeit unmöglich vorhergesagt werden.

Jedes Bemühen, das bekannte Wissen zusammenfassend zu interpretieren, birgt zwangsläufig die Möglichkeit in sich, Irrtümer zu begehen oder fehlerhafte Bewertungen vorzunehmen. Trotz dieser Gefahr hoffe ich, mehr praktische Antworten zu geben, als akademische Fragestellungen aufzuwerfen.

Verbindlich wissen wir: MS ist eine chronische Entzündung des Zentralnervensystems, die zu einer Beschädigung der Markscheiden der weißen Substanz von Gehirn und Rückenmark führt. Die Erkenntnis setzt sich durch, daß im Zentrum der Entzündungsabläufe das Blutgefäßsystem, die sog. Blut-Hirn-Schranke, steht.

Allgemein akzeptiert ist: MS wird den autoimmunen Erkrankungen zugeordnet. Diese Zuordnung ist korrekt. Die daraus abgeleitete Schlußfolgerung, damit das alleinige und/oder entscheidende Kernproblem erfaßt zu haben, bedarf mindestens einer kritischen Überprüfung.

Ohne den weiteren Betrachtungen des Buches vorzugreifen, erkläre ich zum Leitmotiv seines Inhaltes:

Eine Entzündung ist die Folge von Abwehrreaktionen des Körpers. Dabei werden zwei Systeme aktiviert:

- das unspezifische Immunsystem (auch als angeboren bezeichnet), z. B. Freßzellen und Faktoren des Blutserums;

- das spezifische Immunsystem (auch als erworben bezeichnet), z. B. Lymphzellen und Antikörper.

Beide bilden eine untrennbare Einheit!

1 Grundlagen

Allen Autoimmunerkrankungen ist gemein, daß sich mehrere Faktoren zusammenfinden müssen, um das Immunsystem gegen körpereigenes Gewebe zu aktivieren:

- erbliche Veranlagung,
- äußerliche Faktoren (Viren sind die wahrscheinlichsten Kandidaten),
- Selbst-Komponenten,
- physiologische Faktoren (z. B. Alter und Hormone; siehe Kapitel 2).

Nach diesen Kriterien muß die MS eindeutig den Autoimmunerkrankungen zugeordnet werden. Die Zahl der beweiskräftigen Befunde ist überwältigend.

1.1 Ursachen und mögliche Krankheitsmechanismen

Erbliche Faktoren

Noch immer vertritt man gelegentlich die Meinung, daß erbliche Komponenten bei der Auslösung der MS keine Rolle spielen. Dieser Standpunkt ist überholt. Wohl ist eine solche Aussage dazu geeignet, Betroffene vor zusätzlichen Ängsten und Sorgen zu bewahren. Ebenso verweisen Humangenetiker auf ein scheinbar geringes Erbrisiko. Gerade deshalb sollte m. E. den Patienten mitgeteilt werden, daß sich aus der vorhandenen erblichen Belastung keinesfalls ein zwingender Verzicht auf Nachkommen ableitet. Die solide Information ermöglicht eine aufgeklärte Entscheidungsfindung und trägt damit dem Verantwortungsanspruch der Betroffenen bei der individuellen Familienplanung Rechnung.

Seit langem ist bekannt, daß die MS familiär gehäuft auftritt. Geschwister von MS-Patienten erkranken etwa zwanzig mal, Kinder etwa zwölfmal und entfernte Verwandte zirka fünfmal häufiger als der Bevölkerungsdurchschnitt an Multipler Sklerose.

In den letzten Jahren wurden Befunde veröffentlicht, wonach vor allem Besonderheiten der weißen Blutkörperchen (sog. HLA = human leucocyte antigen) als krankheitsveranlagende Erbinformation in den Vordergrund rücken. Mehrere Erbinformationsträger scheinen verantwortlich zu sein, wobei auch geographische und rassische Besonderheiten auffällig sind. Als weitere prädisponierende Erbfaktoren gelten Rezeptorbausteine von T-Lymphozyten, Besonderheiten der Antikörper (Immunglobuline der Klasse G) und Botenstoffe der Entzündungsreaktion. Diese Erbinformationen ergänzen sich, und sofern sie bei einer Person anzutreffen sind, bestimmen sie maßgeblich die Krankheitsempfänglichkeit.

Familienstudien deuten nicht auf ein bestimmtes Vererbungsmuster hin. Erbfaktoren sind somit belegt, reichen jedoch nach derzeitigem Wissensstand nicht aus, eine MS zu verursachen.

Es wird eine genetische Anfälligkeit vererbt, nicht jedoch die Krankheit selbst.

Virusinfektionen

Eine der verbreitetsten wissenschaftlichen Theorien führt die MS ursächlich auf Virusinfektionen zurück. Diese Theorie gründet sich auf folgende Erkenntnisse:

Studien zum Auftreten der Erkrankung weisen darauf hin, daß ein Zusammenhang zu Umwelteinflüssen in früher Kindheit besteht.

Studien an Mensch und Tier haben belegt, daß Viren tatsächlich nach einer langen Verweildauer im Organismus chronische Entzündungen mit einer Zerstörung von Markscheiden im Zentralnervensystem hervorrufen.

Analysen bei MS-Patienten haben veränderte Immunreaktionen gegen Virusbausteine im Blutserum und im Hirnwasser erkennen lassen.

In den letzten 45 Jahren wurden zahlreiche Viren bei MS-Patienten festgestellt, ohne deren verursachende Bedeutung beweisen zu können. Durch neuere Testverfahren ist es möglich geworden, Antikörper gegen einzelne Viren nachzuweisen. Bei einigen MS-Patienten wurden gleichzeitig erhöhte Antikörper gegen mehrere verschiedene Erreger, einschließlich Bakterien, beobachtet. Die nachgewiesenen Antikörper sind auch im Einzelfall nicht konstant.

Weiterführende Untersuchungen zielten darauf ab, die im Hirnwasser von MS-Patienten besonders typische Antikörperanhäufung hinsichtlich eines spezifischen Zielantigens zu untersuchen. Dabei wurde gezeigt, daß durchschnittlich nur etwa 10 % dieser Antikörper gegen Viren gerichtet sind. Es wurden vor allem Antikörper gegen Masern, Mumps, Röteln, Herpes und Gürtelrose gefunden. Wogegen sich der übergroße Rest der Antikörper richtet, ist unbekannt.

Besonders Masernviren finden sehr große Beachtung. Sie können eine Erkrankung verursachen, die zahlreiche Ähnlichkeiten und Vergleichbarkeiten zur MS aufweist. Zum anderen gelingt der Nachweis von Masernantikörpern bei MS-Erkrankten mit großer Regelmäßigkeit.

Bisher konnte kein Virus als krankheitsverursachend ermittelt werden. Unbestreitbar haben Virusinfektionen eine wichtige Bedeutung für die Entwicklung des Krankheitsprozesses. Ein zielgerichteter Angriff bestimmter Viren als Ursache der MS muß nach jetzigem Erkenntnisstand als sehr zweifelhaft beurteilt werden. Möglicherweise lösen Virusinfektionen aber überschießende Abwehrreaktionen oder fehlgesteuerte Immunantworten aus, die sich dann auch gegen das Zentralnervensystem richten können.

Es ist bekannt, daß Virusinfektionen schleichende, markscheidenzerstörende Erkrankungen beim Menschen auslösen können (z. B. sog. Papovaviren, das Röteln-Virus oder das HTLV-1-Virus).

Ebenso können akute Entzündungen im Zentralnervensystem bei Masern, Mumps, Windpocken, Grippe, bakteriellen Infektionen oder nach Impfungen (z. B. Tollwut-Impfstoff) auftreten. Im Unterschied zur MS ist dabei jeweils die eindeutige Verursachung definierter Gewebsveränderungen durch entsprechende Erreger nachweisbar.

Bei der MS vermutet man hypothetisch, daß ein verzögerter Wirkmechanismus einer Virusinfektion das Krankheitsgeschehen in Gang setzen könnte („slow virus infection"). Beispielsweise gelang es durch die Einpflanzung von „MS-Gewebe" in Schafshirne, mit einer zeitlichen Verzögerung von 18 Monaten, eine den Schafen eigene übertragbare Erkrankung des Zentralnervensystems auszulösen.

Besonders deutliche Ähnlichkeiten mit der MS findet man bei der sog. subakuten sklerosierenden Panencephalitis. Diese langsame Virusinfektion des Menschen wird durch Masernviren verursacht, tritt mit durchschnittlich 8 Jahren zeitlicher Verzögerung auf und ist überwiegend langsam fortschreitend. Bei einem kleinen Teil der Betroffenen kommt es zur spontanen Heilung oder zu wiederkehrenden Aktivierungen. Auch in diesem konkreten Beispiel ist die Verknüpfung zwischen Ursache und resultierendem Krankheitsbild eindeutig bewiesen.

Ein zweiter durch Viren ausgelöster Mechanismus könnte bei der Entstehung der MS weit größere Bedeutung besitzen. Die sog. Mimikry-Hypothese besagt, daß Mikroben der Erkennung durch das Abwehrsystem zu entkommen versuchen, indem sie Oberflächeneigenschaften köpereigener Gewebe annehmen. Damit könnte eine in Gang gesetzte Abwehrreaktion des Immunsystems nicht nur den Erreger vernichten, sondern auch körpereigenes Gewebe angreifen. Die Immunreaktion könnte auch über den Zeitpunkt der Vernichtung des Erregers hinaus andauern und damit autoaggressiv verlaufen.

Ein ähnlicher Mechanismus wird bei der sog. Kreuzreaktion vermutet. Wie später ausgeführt wird, schreibt man einem Eiweiß der Markscheide (MBP = basisches Myelinprotein) eine wichtige bis entscheidende Funktion bei der Auslösung der MS zu. Dieses Eiweiß wiederum besteht aus einzelnen Bausteinen, von denen drei entzündungsvermittelnd sind. Wenn nun ein Virus in seiner Struktur einen dieser Bausteine aufweist (sog. Sequenzhomologie), könnte das Immunsystem nicht nur das Virus abwehren, sondern gleichzeitig die Markscheiden angreifen. Interessanterweise existieren solche Sequenzhomologien zwischen MBP und dem Masernvirus bzw. einem Enzym des Hepatitis-B-Virus.

Selbstantigen und autoimmune Mechanismen

Die Markscheiden im menschlichen Gehirn und Rückenmark entwickeln sich erst nach der Geburt. Damit kann das Immunsystem keine natürliche Toleranz gegen Markscheiden herausbilden, und sie sind somit ein Selbstantigen. Als maßgebliche „Fremdkomponente" wird das MBP hervorgehoben. Diese Ansicht wird durch tierexperimentelle Untersuchungen gestützt.

Grundsätzlich kann eine zielgerichtete und damit spezifische Abwehr des Immunsystems über im Blut gelöste Antikörper (= humorale Abwehr) und T-Lymphozyten (= zelluläre Abwehr) erfolgen.

Im Blutserum und im Hirnwasser von MS-Patienten wurden Antikörper gegen das Eiweiß MBP nachgewiesen. Allerdings finden sich solche Antikörper auch bei Gesunden oder Patienten mit anderen neurologischen Erkrankungen. Die Bedeutung ihres Auftretens ist völlig unklar, da sie mit lebendem Gewebe keine Bindung eingehen. Wohl gibt es weitere Antikörper, die tatsächlich eine zerstörende Wirkung auf Markscheiden entfalten können, doch sind nach Frick (1992) antikörpervermittelte Autoimmunreaktionen kein primärer Faktor für einen Immunprozeß im Gehirn.

Die primäre Reaktion des Immunsystems bei Autoimmunerkrankungen ist ein rein zellulärer Vorgang, d. h. sie wird über T-Lymphozyten vermittelt. Solche Immunreaktionen haben aber nur dann eine krankheitsvermittelnde Bedeutung, wenn sie gegen Selbstantigene gerichtet sind, die entzündungsvermittelnde (= enzephalitogene) Eigenschaften besitzen.

Enzephalitogene Eigenschaften konnten bisher ausschließlich für einzelne Bausteine des MBP nachgewiesen werden. Damit scheinen sich die Hinweise auf eine eventuelle krankheitsauslösende Bedeutung dieses Eiweißes massiv zu verdichten. Die Befunde aus Tierexperimenten stützen diese Ansicht, die meines Erachtens durch neueste Befunde in Frage gestellt bzw. widerlegt wird.

Söderström und Mitarbeiter (1994) veröffentlichten hoch interessante Befunde. Sie untersuchten die Reaktion der T-Lymphozyten bei Patienten mit Sehnerventzündung und MS-Patienten. Jeder Patient wurde zweimal im Abstand von Wochen bis Monaten auf die Reaktion seiner T-Lymphozyten gegen MBP, gegen enzephalitogene MBP-Bausteine sowie ein zweites Myelineiweiß getestet.

Würde es sich bei der MS um eine spezifische Reaktion des zellulären Immunsystems gegen irgendeine bekannte Komponente des Zentralnervensystems handeln, so wäre wenigstens zu fordern, daß bei ein und demselben Patienten die jeweilige dominante T-Zell-Reaktion über die Zeit konstant bliebe!

Entgegen der logischen Annahme konnte keine Konstanz in der individuellen Immunreaktion gezeigt werden. Ebensowenig waren irgendwelche Gesetzmäßigkeiten bezüglich eines Zusammenhanges zur Krankheitsaktivität nachweisbar. Im übrigen führen die Autoren aus, daß T-Lymphozyten, die gegen Markscheidenproteine reagieren, auch bei gesunden Menschen oder bei Patienten mit anderen neurologischen Erkrankungen ohne immune Krankheitskomponente nachgewiesen werden.

Damit zeigt die Reaktion der T-Lymphozyten bei der MS keinesfalls zwangsläufig eine selbstaggressive Reaktion an, sondern es handelt sich mit größerer Wahrscheinlichkeit um einen „unspezifischen" Abwehrmechanis mus bei Gewebszerstörung und/oder Wiederherstellung im Zentralnervensystem.

Nach diesen Befunden ist eine krankheitsverursachende Verantwortung der Markscheideneiweiße weitestgehend auszuschließen. Unstrittig sind diese Eiweiße jedoch krankheitsbefördernd wirksam. Je häufiger und länger sich eine MS-Erkrankung in Aktivität befindet, desto ausgeprägter dürfte die Sensibilisierung von T-Lymphozyten gegen Bausteine des Zentralnervensystems sein und damit zwangsläufig eine zunehmende und sich verselbständigende zerstörende Potenz annehmen.

Zusammenfassend bleibt festzuhalten, daß die Antikörperreaktion gegen Bausteine des Zentralnervensystems bei der MS wenig Spezifität aufweist und praktisch keine krankheitsauslösende Bedeutung besitzt. Die Annahme, daß der Angriff der T-Lymphozyten gegen MBP ein zielgerichtetes und möglicherweise MS-verursachendes Moment sei, ist aus meiner Sicht nicht mehr haltbar. Die nachgewiesene Bedeutung beschränkt sich wahrscheinlich auf eine Reaktion des Immunsystems auf abgelaufene Schädigungen, nicht aber auf ihre primäre Verursachung.

Die Selbst-Komponenten sind entgegen früheren Vorstellungen wahrscheinlich nicht die primären Krankheitsauslöser, sondern das erste Ziel des immunologischen Angriffes.

Betrachtet man unter diesem Aspekt die Vielzahl von MS-Therapien, die auf die Unterdrückung des Immunsystems abzielen, so erscheinen deren unbefriedigende therapeutische Ergebnisse logisch.

Unspezifische Abwehrmechanismen

Entzündung ist eine einheitliche Reaktion des Körpers auf eine Vielzahl von schädigenden Faktoren. Dabei kommt es zu einer engen Vernetzung von angeborenen, d. h. unspezifischen Reaktionen und solchen, die erworben-spezifisch einzelne „Schadfaktoren" zielgerichtet bekämpfen.

Die erste Abwehrfront ist jedoch immer unspezifischer Natur.

Da dieses Abwehrsystem beim Vorhandensein einer Schädigung bzw. beim Eindringen eines Krankheitserregers ohne zeitlichen Verzug eingesetzt werden kann, spricht man auch von einer „Akute-Phase-Antwort". Im Gegensatz dazu benötigen die spezifischen Abwehrmechanismen des Immunsystems einige Tage, bis sie leistungsfähig ins Geschehen eingreifen können.

Im Zentrum der Sofort-Reaktion stehen Freßzellen (Phagozyten), d. h. weiße Blutkörperchen, die z. B. Krankheitserreger oder beschädigtes bzw. zerstörtes Gewebe aufspalten, aufnehmen und verdauen können. Sie sind die „Feuerwehr" des menschlichen Organismus.

Diese Funktionen können sie durch mehrere Reaktionsabläufe erfüllen:

- Bildung von auflösenden Enzymen,

- Bildung von reaktiven Sauerstoffverbindungen = Sauerstoffradikale,

- Bildung von Entzündungsstoffen (Prostaglandine und Leukotriene).

Da die MS eine Entzündungserkrankung ist, müßte man theoretisch auch das Eingreifen dieser unspezifischen Abwehrreaktionen erwarten. Ob sich damit aber praktischerweise nennenswerte Anteile an der Gesamtschädigung bei der MS begründen, scheint eher zweifelhaft.

Neben den später dargestellten Zusammenhängen soll hier auf folgendes hingewiesen werden:

In den sog. MS-Herden, d. h. in den Gewebsbezirken des Zentralnervensystems, die bei der Erkrankung beschädigt und zerstört werden, finden sich große Unterschiede der strukturellen Besonderheiten in Abhängigkeit davon, ob die Herde gerade frisch entstanden und aktiv sind oder aber ob sie sich als „Narben" still verhalten. Die einzige Entzündungszellart, die man immer findet, sind Freßzellen.

In aktiven Krankheitsherden übertrifft die Zahl der Freßzellen bei weitem die der spezifischen Lymphzellen.

Freßzellen sind unzweifelhaft an der MS-typischen Auflösung der Markscheiden beteiligt. Man geht sogar davon aus, daß dies der häufigste Entmarkungsmechanismus ist.

Das bei der Erforschung der MS angewandte Tiermodell einer experimentellen allergischen Enzephalomyelitis (sog. EAE) kann praktisch nicht ausgelöst werden, wenn dem Tier vor der Gabe auslösender Lymphzellen die wichtigsten unspezifischen Faktoren entzogen wurden. Das sind zum einen die Freßzellen und zum anderen im Blutserum gelöste Komplementfaktoren.

Neben diesen Überlegungen soll auf einen weiteren sehr wichtigen Umstand hingewiesen werden. Neben ihrer eigenständigen ausgeprägten Abwehr- oder Schädigungspotenz besitzen die Freßzellen eine immense

Bedeutung für die Aktivierung des spezifischen Immunsystems. Der von ihnen freigesetzte Botenstoff Interleukin-1 aktiviert sog. Helfer-Lymphzellen. Diese wiederum sind für die Funktion der zellzerstörenden Lymphzellen (zytotoxische T-Lmphozyten) von großer Wichtigkeit.

Andererseits ist der von Freßzellen gebildete Botenstoff Interleukin-6 dafür notwendig, daß andere Lymphzellen (B-Lymphozyten) mit einer speziellen Antikörperproduktion beginnen.

Insgesamt zeichnen die Freßzellen also nicht nur für eine „Sofortreaktion" im Entzündungsgeschehen verantwortlich, sondern steuern maßgeblich die Einbeziehung beider Komponenten der spezifischen Abwehr: T-Lymphozyten und Bildung spezifischer Antikörper.

Doch damit nicht genug. Aktivierte Freßzellen vermögen einen Botenstoff freizusetzen, der wegen seines Einflusses auf das Wachstum von transplantierten Tumoren als Tumor-Nekrose-Faktor (TNF-alpha) bezeichnet wird. Neben einer Unzahl von Einflüssen bilden Blutgefäße an der Innenseite unter dem Einfluß von TNF-alpha Klebstoffmoleküle, an denen die Entzündungszellen haften bleiben. Ohne diesen Vorgang wäre das Eindringen dieser Zellen in den Entzündungsherd wahrscheinlich unmöglich. Daraus darf man theoretisch eine zentrale Stellung dieses Botenstoffes beim Ablauf der MS-Entzündung ableiten. Forschungsergebnisse der jüngsten Vergangenheit belegen dies nachdrücklich.

Die Arbeitsgruppe um Rieckmann in Göttingen konnte zeigen, daß es beim schubförmigen Verlauf einen engen Zusammenhang zwischen TNF-alpha und Schüben gibt. Frühere Untersuchungen von Sharief und Mitarbeitern hatten bereits 1991 gezeigt, daß beim chronischen Verlaufstyp der MS teilweise massive Erhöhungen dieses Faktors im Hirnwasser gefunden wurden. Es fand sich eine Übereinstimmung der Höhe des TNF-alpha-Spiegels mit dem Grad der Behinderung sowie dem Fortschreiten der Erkrankung. Bei Patienten mit einer inaktiven MS und solchen mit anderen neurologischen Erkrankungen konnte keine TNF-alpha-Aktivität nachgewiesen werden.

Wenn all diese Befunde nicht trügen, dann ist TNF-alpha mindestens der potenteste Kandidat, der für die Aktivität der MS und somit auch für die Schubauslösung verantwortlich zeichnet.

Beiläufig sei darauf verwiesen, daß TNF-alpha dem unspezifischen Abwehrsystem zugerechnet wird.

1.2 Zentrale Komponenten beim Ablauf der MS

Aus den vorangegangenen Anmerkungen läßt sich unschwer folgern, daß bei der Entstehung und Auslösung einer MS mehrere Faktoren zusammentreffen. Eine Reihe von Krankheitsmechanismen sind bekannt. Die eigentliche Schwierigkeit besteht jedoch darin, die beteiligten Mechanismen zu einer Ursache-Wirkung-Beziehung zu verknüpfen.

Ich möchte kurz rekapitulieren:

> Das typische Merkmal der MS ist die Zerstörung der Markscheiden um die Nervenfasern des Zentralnervensystems. Dadurch verlieren sie ihre natürliche Isolierung, die wiederum benötigt wird, um elektrische Signale mit hoher Geschwindigkeit zu transportieren. Nur durch diese hohe Geschwindigkeit ist es möglich, daß unser Gehirn Sinneswahrnehmungen in korrekter Form empfängt und verarbeitet oder aber Körperfunktionen und Bewegungen steuert. Verzögert sich die Erregungsleitung dieser elektrischen Impulse, so kommt es zu Störungen, die als neurologische Symptome spürbar oder sichtbar auftreten.

An der MS-typischen Beschädigung sind verschiedene Entzündungsfaktoren und Zellen beteiligt. Unstrittig üben neben den Freßzellen auch Lymphzellen, die zu einer zielgerichteten Zerstörung der Markscheiden befähigt sind, einen wichtigen krankheitsfördernden Einfluß aus. Diese T-Lymphozyten agieren gegen einzelne Bausteine des Myelins, die wiederum Bestandteil seines wichtigsten Struktureiweißes, MBP, sind.

Wie bereits ausgeführt wurde, handelt es sich bei der Myelin- oder Markscheide um ein angeborenes Selbstantigen, das erst nach der Geburt entsteht.

> Folglich hat das Immunsystem nahezu kaum eine Möglichkeit, gegen dieses Selbstantigen eine Toleranz zu entwickeln.

Praktisch ist somit jeder Mensch dahingehend gefährdet, daß bei einem Kontakt zwischen dem eigenen Immunsystem und dem Zentralnervensystem autoimmunologisch-zerstörende Reaktionen ablaufen. Daß dem in der Regel nicht so ist, verdanken wir der besonders kompakten Bauweise der Blutgefäße im Gehirn und Rückenmark.

Die Blut-Hirn-Schranke

Im Gegensatz zu anderen Organen besteht zwischen Blut und Gehirn kein freier Stoffaustausch. Der Aufbau der Blutkapillaren unterscheidet sich wesentlich von dem im übrigen Organismus. Die Wand weist praktisch keine „Poren" auf. Von außen sind die Blutkapillaren zusätzlich „verplattet".

Zellausläufer von Sternzellen (Astrozyten) sind eng mit der inneren Gefäßwand, den sog. Endothelzellen, verbunden. Dadurch entsteht eine Barriere, die den Übertritt von großen Molekülen in das Gehirn beschränkt.

Entsprechend findet man im Hirnwasser nur etwa 1 % der Eiweißkonzentration des Blutserums. Grundsätzlich ist damit sichergestellt, daß wesentlich größere weiße Blutkörperchen kaum in Kontakt zum Nervengewebe treten können.

Außerdem verfügt das Zentralnervensystem nicht über ein Lymphsystem.

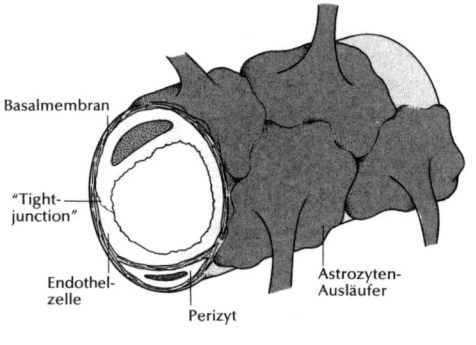

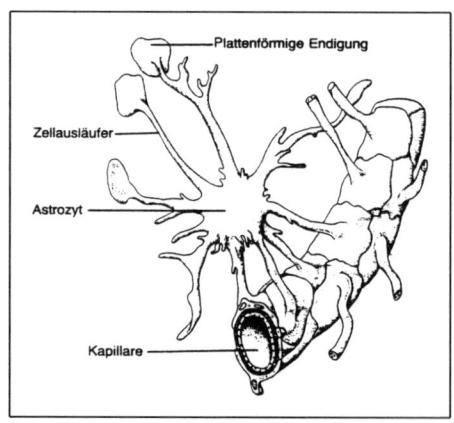

Quelle: Nach J. Klein, 1991, S. 420

Quelle: Thews-Mutschler-Vaupel, „Anatomie, Physiologie, Pathophysiologie des Menschen", Wiss. Verlagsgesellschaft, 1989, S. 33

Da sich diese als Blut-Hirn-Schranke bezeichnete Trennung bereits während der Entwicklung im Mutterleib vollzieht, spricht man insgesamt vom immunologischen Privileg des Zentralnervensystems. Damit faßt man die einzelnen Komponenten zusammen, die diese dauerhafte Abtrennung vom Immunsystem des Gesamtorganismus begründen. Erst nach einem Zusammenbruch der Blut-Hirn-Schranke können die zur Abwehr befähigten weißen Blutkörperchen mit antigenen „Fremdsubstanzen" in Kontakt treten und Immunreaktionen auslösen.

Daraus folgt:

Ohne den Zusammenbruch der Blut-Hirn-Schranke kann auch die MS-typische Zerstörung im Zentralnervensystem **nicht** ablaufen.

Unabhängig von den unbekannten Ursachen der MS und den strittigen krankheitsvermittelnden Mechanismen gilt:

Ohne Zusammenbruch der Blut-Hirn-Schranke kein MS-Herd!

Zwei aus meiner Sicht interessante Anmerkungen seien angefügt:

Die frühesten, größten und regelmäßigsten Herde finden sich bei der MS in Hirnregionen, die sich in anatomischer Nähe bzw. im Kontakt mit dem Hohlraumsystem des Zentralnervensystems befinden. Da diese Kammern und Räume das Hirnwasser bilden und transportieren, werden sie auch als liquorführende Räume bezeichnet. Genau in diesen Bereichen fehlt den umgebenden Blutkapillaren die äußerliche „Verplattung" durch Astrozytenfortsätze. Entsprechend wird diese weniger kompakte Bauweise als Blut-Liquor-Schranke bezeichnet. Genau hier findet man aber bevorzugt Herdbildungen der MS. Ein Umstand, der nach den voranstehenden Ausführungen wenig verwundert.

In der Diagnostik der MS hat sich die Kernspintomographie eingebürgert. Verabreicht man nun einem Patienten ein Kontrastmittel, so werden die Teilchen auch in die kleinsten Blutgefäße des Zentralnervensystems transportiert. Ist die Blut-Hirn-Schranke intakt, taucht dieses Kontrastmittel nicht im Nervengewebe auf. Findet man andererseits Teilchen des Mittels in sog. Herden, dann gilt das als Zeichen des Zusammenbruches der Barrierefunktion und wird als Merkmal der Krankheitsaktivität gewertet.

Der MS-Herd, oder was verrät die Struktur?

Bei den Vorgängen im Nervengewebe im Rahmen der MS-Entzündung spielen fünf Prozesse die Hauptrolle:

- entzündliche Veränderungen,
- Entmarkung, d. h. Zerstörung der Markscheiden,
- Markscheidenabbau,

- Neubildung von Markscheiden = Remyelinisierung,
- narbige (gliöse) Veränderungen.

Gerade der vierte Punkt verdient besondere Betonung. Nicht jede Beschädigung im Zentralnervensystem ist endgültig. Nach heute gültigem Wissensstand können zerstörte Nervenfasern nicht repariert werden, wohl aber ihre Markscheiden. Das Wesen der MS besteht aber gerade in der Zerstörung der Markscheiden und nicht etwa der Nervenfasern.

Die Remyelinisierung tritt bei MS in unterschiedlichem Umfang auf. Sie wird von speziellen Zellen des Zentralnervensystems vollzogen, den sog. Oligodendrozyten. Ausläufer dieser Zellen wickeln sich spiralig um eine Nervenfaser und bilden somit einen kurzen Abschnitt ihrer Hülle.

Bei frischen MS-Herden erfolgt die Remyelinisierung schnell und hochwirksam. Man nimmt an, daß sie bereits während der Zerstörungsphase beginnt. In alten chronischen Herden ist die Neubildung von Markscheiden stark eingeschränkt.

Wichtig ist meines Erachtens ein Befund, wonach mit zunehmender Erkrankungsdauer nicht nur die Fähigkeit zur Remyelinisierung chronischer Herde abnimmt, sondern jeder weitere Schub eine immer geringere Remyelinisierung von frisch aufgetretenen Entmarkungen aufweist.

Was könnte der Grund hierfür sein?

Noch immer streitet die Fachwelt darüber, ob der primäre Angriff bei der MS gegen die Markscheiden gerichtet ist oder die Zellen, von denen sie gebildet werden. Möglicherweise handelt es sich nur um unterschiedliche Etappen des Krankheitsprozesses. Vorstellbar wäre, daß bei frühen Schüben primär die Markscheide geschädigt wird und bei ausreichend Oligodendrozyten eine gute Regenerationsfähigkeit gegeben ist.

Je mehr Schübe oder Aktivitätsphasen jedoch ablaufen, desto stärker könnte die Beteiligung des spezifischen Immunsystems durch zunehmende Sensibilisierung sein, was bei nachfolgenden Angriffen eine zielgerichtete Vernichtung der Oligodendrozyten zur Folge hätte. Entsprechend würde sich die Fähigkeit zur Neubildung von Markscheiden verringern bzw. verlieren.

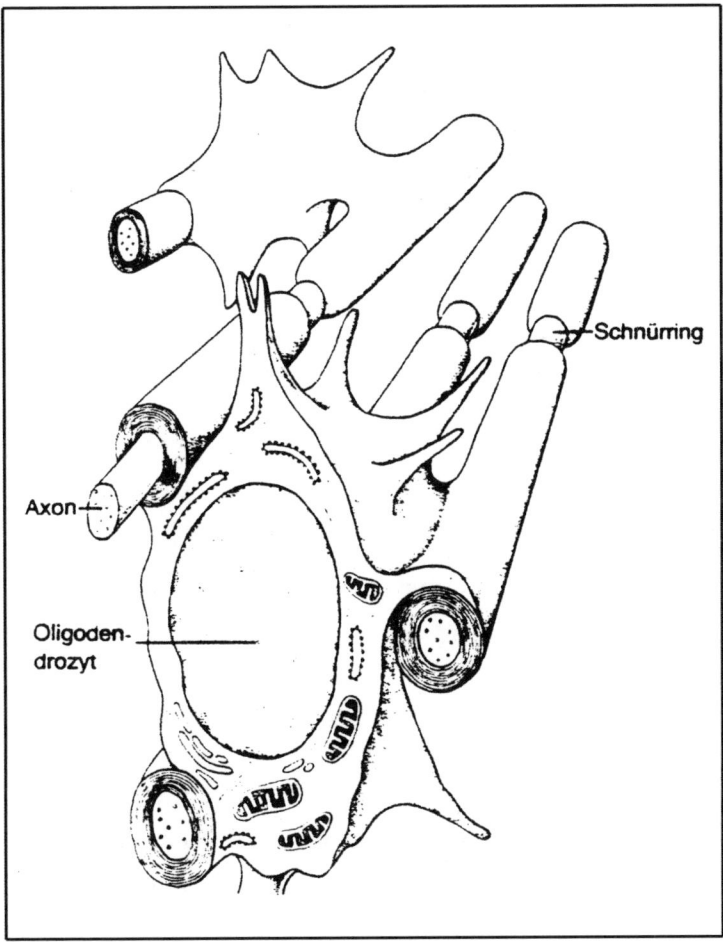

Quelle: Nach Thews-Mutschler-Vaupel, 1989, S. 33

Aus der riesigen Fülle wichtiger pathologischer Befunde möchte ich nur auf ein zweites Phänomen eingehen:

Herde bilden sich um die kleinsten Blutgefäße herum. In der sehr frühen Phase der Entstehung eines Herdes findet man die Ansammlung von Wasser (Ödem), eine Schwellung der bereits erwähnten Astrozyten und den Markscheidenzerfall. Diese Phänomene treten auf, noch bevor irgendwelche Entzündungszellen ins Nervengewebe eingedrungen sind. Man findet sie auch bei anderen Krankheitsbildern als der MS. Erst später kommen die Entzündungszellen hinzu, wobei die Zerstörung der Markscheiden scheinbar durch eine Anlagerung von Freßzellen eingeleitet wird. Eine Vernarbungsreaktion soll frühestens zwei Wochen nach dem Beginn des Markscheidenzerfalls beginnen.

Als entscheidendes Kriterium bleibt festzuhalten, daß auch ohne spezifische oder unspezifische Entzündungszellen, allein durch Wasseransammlung im Nervengewebe, eine Beschädigung und Zerstörung von Markscheiden vermittelt wird.

Meines Erachtens entstehen erst dadurch die notwendigen Bruchstücke des Myelins, die Freßzellen und Lymphzellen zu ihren Abwehrreaktionen veranlassen.

Die Hypothese ist gewagt, aber auch unter einem anderen Aspekt aufrecht zu halten. Auch außerhalb von MS-Herden wurden die „MS-typischen" Entzündungszellen gefunden, d. h., obwohl die angeblich entscheidenden immunen Abwehrzellen im Gewebe waren, bildeten sich keine Herde als Zeichen irgendeiner Zerstörung. Versucht man hier das Einzelproblem in einer Ursache-Wirkungs-Betrachtung zu lösen, so ergeben sich zwangsläufig folgende Schlußfolgerungen:

- Die Schädigung der Blut-Hirn-Schranke geht der eigentlichen Gewebsschädigung voraus.

- Infolge des Zusammenbruches der Blut-Hirn-Schranke entstehen entzündliche Infiltrate um die betroffenen Blutgefäße herum.

- Nicht jedes Eindringen von immunen Abwehrzellen verursacht Herdbildungen.

- Auch ohne immune Abwehrzellen können Zerstörungen von Markscheiden auftreten, die mit denen in frühen MS-Herden identisch sind.

- Neben möglichen unbekannten Ko-Faktoren muß die Bedeutung des begrenzten fokalen Hirnödems zwingend unterstellt werden.

Das fokale Hirnödem als Folge der gestörten Blut-Hirn-Schranke

Bevor die MS zu irgendeiner entzündlichen Veränderung des Nervengewebes führt, betrifft die Entzündungsreaktion diejenigen Blutgefäße, um welche sich anschließend die typischen Beschädigungen ausbilden.

Die an der Innenseite der Blut-Hirn-Schranke befindlichen Endothelzellen greifen dabei entscheidend in den Ablauf ein.

Durch die Ausbildung von Klebstoffmolekülen vermitteln sie die Bindung weißer Blutkörperchen an die Gefäßwand. Andererseits vermindert sich die Bildung von gerinnungshemmenden Substanzen durch die Endothelzellen. Als Folge davon bilden sich Verklumpungen der Blutplättchen mit nachfolgenden Mikrothrombosen, d. h. in den betroffenen Blutgefäßen kommt es zur Verlangsamung der Blutströmung bis hin zum Stillstand.

Daraus folgen wiederum Sauerstoffmangel, Gefäßerweiterung, Druckanstieg im Blutgefäß sowie beträchtliche Störungen des Energiestoffwechsels im umgebenden Nervengewebe. Wasser tritt aus dem Blutgefäß ins Gewebe über. Es bildet sich ein Ödem. Das Ödem ist praktisch gleichbedeutend mit einer Schwellung, entsprechend wird das Nervengewebe verdrängt.

Nun ergibt sich allerdings das Problem, daß das Gehirn im Schädel eingeschlossen ist, also praktisch in einem geschlossenen Raum. Folglich zieht die Flüssigkeitseinlagerung unmittelbar einen Druckanstieg nach sich. Beim Nervengewebe, insbesondere der Markscheide, handelt es sich um extrem druckempfindliches Gewebe, das durch Kompression direkt geschädigt wird.

Andererseits führt die vorbeschriebene Durchblutungsstörung zu einem Sauerstoffmangel, der zur Gewebsansäuerung, zur Blockierung lebensnotwendiger Ionenpumpen und zu einem Abbau von Bauteilen des Nervengewebes führt. Als Folge hiervon schwellen wiederum die Nervenzellen an.

Zusätzlich bewirkt der weiter erhöhte Druck, daß auch Blutgefäße von außen zusammengedrückt und verschlossen werden. Dadurch entwickelt sich ein fataler Kreislauf, an dessen Ende mindestens die ersten Myelin-Bruchstücke stehen könnten, die nach dem Eindringen der Freßzellen und T-Lymphozyten zum Ziel der unspezifischen und spezifischen Abwehrreaktionen werden.

Auch wenn noch nicht alle Details dieser Vorgänge bewiesen sind, so ist ihre hypothetische Annahme hoch wahrscheinlich. Wie die eigentliche „Zündung" der Gefäßschädigung verläuft, ist allerdings unbekannt.

In Zusammenfassung der im Kapitel 1 dargestellten Zusammenhänge versuche ich, die MS wie folgt zu definieren:

Die Multiple Sklerose ist eine chronische Entzündung des Zentralnervensystems (= Encephalomyelitis disseminata). Sie ist erblich vor-
belastet und wird unter Beteiligung des immunen Abwehrsystems
ausgelöst. Als möglich Ursache gelten langsam verlaufende Virusinfektionen (sog. slow virus infection) und/oder Überempflindlich-
keitsreaktionen gegen Bausteine der die Nervenfasern umhüllenden
Markscheiden (sog. basisches Markscheidenprotein = MBP) bzw.
einzelne Komponenten dieser Bausteine. Nach einer Schädigung
kleiner Blutgefäße des Zentralnervensystems verlieren diese ihre
natürliche Schutzfunktion. Dadurch dringen immune Abwehrzellen (T-Lymphozyten), andere weiße Blutkörperchen (sog. Freßzellen
= Phagozyten) sowie im Blut gelöste Abwehrstoffe (z. B. Gamma-
Interferon) ins Nervengewebe ein. Im Zusammenwirken mit einer
Flüssigkeitsansammlung im entzündeten Gewebsbezirk (= fokales
Hirödem) bewirken diese und mögliche weitere Faktoren die Beschädigung der Markscheiden oder ihrer Ursprungszellen (sog. Oligodendrozyten). Gleichzeitig werden andere Nervenzellen angeregt, die zu
einer Vernarbung des beschädigten Nervengewebes führen können.
Im weiteren Verlauf der Erkrankung erfolgt ein gezielter Angriff des
Immunsystems auf das Nervengewebe, und die MS weist zunehmend
die Merkmale einer Autoimmunerkrankung auf.

Je länger und häufiger die Krankheit aktiv ist (sog. Schübe oder
chronisch-fortschreitender Verlaufstyp), desto geringer wird die Fähigkeit des Nervengewebes, beschädigte Markscheiden zu erneuern,
und narbige Reaktionen überwiegen. Das führt zu einer zunehmenden Zahl und Größe von Narben (= multiplen Sklerosen). Wegen
der Beschädigung oder Zerstörung der Markscheiden nimmt die elektrische Leitungsfähigkeit der Nervenfasern (= Axone) ab oder wird
dauerhaft unterbrochen. Das klinische Bild prägt sich aus (zunehmen-
des Defektstadium). Sein vielfältiges Erscheinungsbild hängt von der
Zahl der Herde, mehr noch von ihrer „strategischen" Position ab. Bei
günstigen Verlaufsformen („gutartig") kommt es entweder zu teilweise
jahrzehntelangen Stillständen (Remissionen), oder nach einzelnen Aktivitätsphasen bilden sich die Symptome vollständig zurück. Somit
können auch nach langjährigen Krankheitsverläufen kaum neurologische Symptome vorliegen.

2 Häufigkeit und Besonderheiten der MS

Seit Ende des zweiten Weltkrieges wurden über 250 Untersuchungen über die geographische Verbreitung der MS vorgenommen. Die dabei erhobenen Befunde haben das Wissen größer, uns jedoch kaum klüger gemacht. Die weltweiten Unterschiede in der Zahl der Betroffenen sind so groß, daß eine Zufälligkeit ausgeschlossen werden kann. Wodurch allerdings diese Unterschiede bedingt sind, bleibt auch heute eine offene Frage und bietet damit genügend Spielraum für Spekulationen.

Unstrittig ist die MS in den sog. entwickelten Industrienationen die häufigste entzündliche neurologische Erkrankung. Dabei war diese Krankheit bis zu Beginn des 19. Jahrhunderts praktisch unbekannt.

Der erste überlieferte Bericht über ein Krankheitsbild, das retrospektiv der MS zugeordnet werden kann, stammt von August d'Este (1794–1848), Sohn des Herzogs August Friedrich von Sussex und Enkel von George III. von England. In seiner Autobiographie beklagt er etwa ab 1820 immer wieder auftauchende Symptome wie verschwommene Sicht, Gleichgewichtsstörungen, Taubheit in den Gliedern und Lähmungserscheinungen.

Der erste klinische Bericht aus dem Jahre 1835 wird Jean Cruveilhier, Professor für pathologische Anatomie an der Universität Paris, zugeschrieben. Etwa zu dieser Zeit wurde Robert Carswell in London beauftragt, seine als Medizinstudent gefertigten Skizzen des Zentralnervensystems zu einer Sammlung zusammenzustellen. Unter den über zweitausend Farbbildern, die bei Autopsien gezeichnet worden waren, wiesen einige Besonderheiten auf, die Carswell in der Veröffentlichung von 1838 folgendermaßen beschrieb: „Die äußere Oberfläche des Rückenmarkstrangs wies eine Reihe von Flecken auf, etwa einen halben bis zu einem Zentimeter breit."

Die erste klinische Beschreibung stammt vom deutschen Arzt Friedrich Theodor von Friedrichs (1849). Einer der berühmtesten europäischen Ärzte seiner Zeit, Jean-Martin Charcot, zu dessen Schülern auch Sigmund Freud gehörte, stellte am 14. März 1868 die klinischen Aspekte von drei MS-Fällen vor der Französischen Biologischen Gesellschaft vor. Auf seine Arbeiten geht auch die Verknüpfung des klinischen Bildes mit den bereits vorher beschriebenen „Flecken" zurück, die er „sclerose en plaques" ("verhärtete Stellen") nannte.

Seit Anfang des 20. Jahrhunderts versuchte man neben reinen Krankheitsbeschreibungen auch erste Hypothesen zu den Krankheitsmechanismen aufzustellen.

Die große Anzahl von epidemiologischen Studien nach dem zweiten Weltkrieg wurde durch das Auftreten regelrechter „MS-Epidemien" provoziert. Ein berühmtes Beispiel sind die Faröer-Inseln. Auf diesen zwischen Schottland und Island gelegenen Inseln gab es vor 1943 keinen einzigen bekannten Fall von Multipler Sklerose. Zwischen 1944 und 1949 stieg die jährliche Quote auf 7,1 Fälle pro 100.000 Einwohner.

Diese Zahl wird allgemein als sog. Inzidenzrate bezeichnet und beschreibt in der Epidemiologie die Anzahl neuer Erkrankungsfälle in einer Zeiteinheit. Unter Prävalenz versteht man hingegen die Häufigkeit aller Fälle einer bestimmten Krankheit in einer Bevölkerungsgruppe zum Zeitpunkt der Untersuchung.

Während dieser ungewöhnlichen Häufung der Erkrankung hatten britische Truppen die Inselgruppe besetzt. Mit der Evakuierung der britischen Truppen verschwand die Krankheit praktisch vollständig. Aus diesen Besonderheiten ergab sich fast zwangsläufig die Schlußfolgerung, daß mit den Briten ein wie auch immer gearteter Umweltfaktor eingeschleppt worden war, damit „infektiöser" Natur sein mußte und zum Ausbruch der Krankheit mindestens beigetragen hatte. Zwei spätere Epidemien schrieb man denjenigen Faröern zu, die nun selbst zu Trägern dieses Faktors geworden, vorher jedoch symptomfrei geblieben waren.

Zu einer ähnlichen epidemieartigen Zunahme von MS-Erkrankungen kam es auf Island. Die MS-Inzidenzrate unter der isländischen Bevölkerung betrug vor 1945 durchschnittlich 1,6/100.000, stieg im Zeitraum 1945–1954 auf 3,2 an und ging 1955–1974 wieder auf 1,9 zurück. Island war während des zweiten Weltkrieges ebenfalls besetzt.

Neuere Untersuchungen scheinen die These vom Auftreten der genannten „Epidemien" zu widerlegen und in den genannten Regionen eine ständige Zunahme seit Beginn des Jahrhunderts nachzuweisen (Benedikz et al. 1994).

Grundsätzlich unterstellt man bei der MS eine Abhängigkeit der Erkrankungshäufigkeit vom geographischen Breitengrad. Auf der nördlichen Halbkugel zeigt sich ein Trend zur Abnahme der Erkrankungshäufigkeit von Nord nach Süd bzw. in den von Weißen besiedelten Teilen der Südhalbkugel ein Süd-Nord-Gefälle.

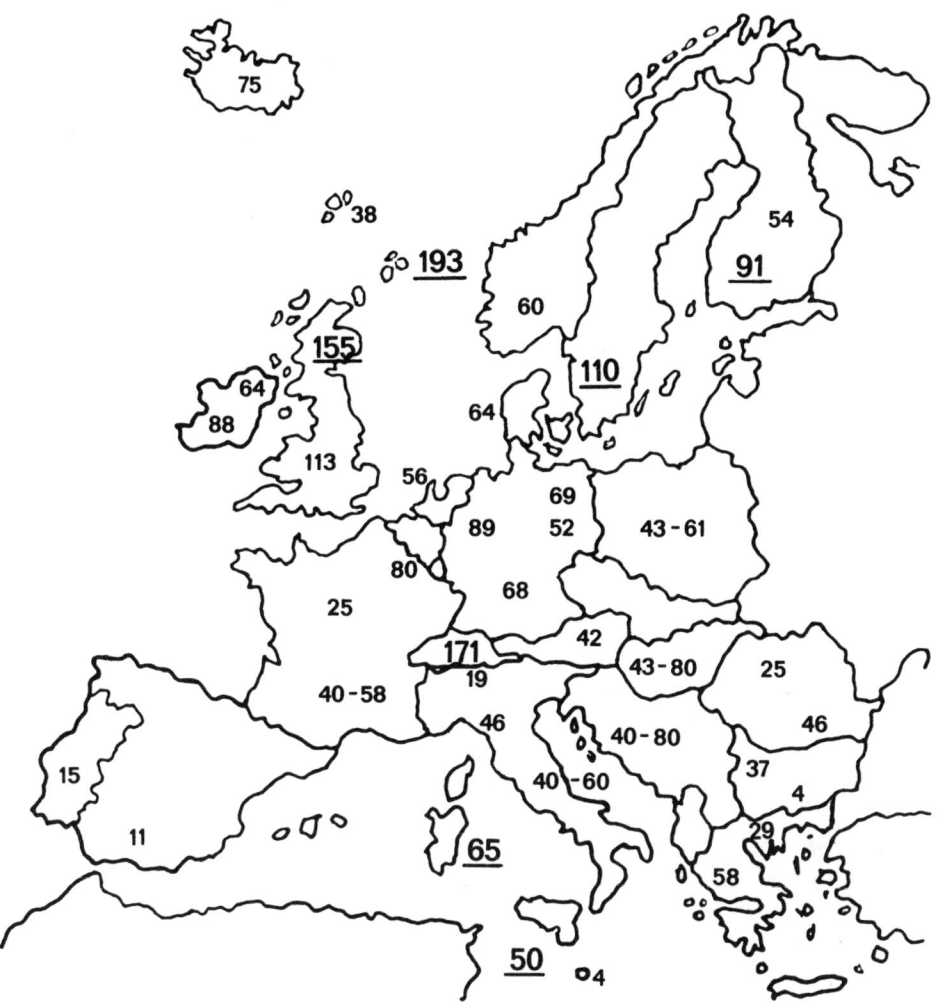

Quelle: Schmidt, R.M. 1992 S. 22

Diese Besonderheiten in der Häufigkeit der MS werden auch als „Breitengradeffekt" oder „Äquatorialeffekt" bezeichnet. Dabei unterscheidet man
Zonen mit hohem (Prävalenz > 30/100.000), mittlerem (> 5/100.000) und
niedrigem (< 5/100.000) Erkrankungsrisiko. In Europa bildet der 46. Breitengrad und in den USA der 37./38. Breitengrad eine Grenze. Die Prävalenz

beträgt nördlich von dieser Linie 30–60 und südlich nur 5–15 Erkrankungen/100.000 Einwohner.

Diese Gesetzmäßigkeit besteht für die Staaten der USA, aber auch für Europa. So findet man in den USA nördlich einer Linie zwischen Santa Cruz, Kalifornien und Newport News in Virginia fast dreimal so viele MS-Fälle wie südlich davon. Im Bereich der südlichen Halbkugel zeigt sich eine spiegelbildliche Häufigkeitsverteilung der MS.

Die vorstehende Abbildung faßt die Ergebnisse verschiedener epidemiologischer Studien in Europa zusammen. (Schmidt, R. M. 1992).

Die Ausnahmen, die dieser „Breitengradeffekt" aufweist, verdeutlichen, daß weitere Faktoren Einfluß nehmen bzw. die Bedeutung des Breitengrades zweifelhaft ist. Mehrfach lassen sich innerhalb der untersuchten Länder umschriebene Areale mit Fallhäufungen registrieren; sie werden als Cluster- oder Fokusbildungen bezeichnet. Solche Cluster finden sich z. B. im Kanton Wallis, im Rhonetal, in Nordschottland, in Gniezno (Westpolen), in Mittelgebirgsregionen in Böhmen oder bergigen Regionen Südhessens mit hoher Niederschlagsmenge und kühler Witterung.

Die MS tritt am häufigsten in den feucht-kalten Klimazonen der nördlichen Regionen Europas und Nordamerikas sowie in Rußland, Südafrika, Südaustralien und Neuseeland auf.

Über die Faktoren, die diese geographische Verteilung der MS verursachen könnten, sind vielfältige Spekulationen und Hypothesen aufgestellt worden. Es wurden beispielsweise der Einfluß der täglichen Sonnenscheindauer, die Nahrung, das Niveau von Zivilisation und Industrialisierung und, daraus abgeleitet, der Einfluß besserer hygienischer Bedingungen auf verspätete Kontakte z. B. mit pathogenen Viren und vermeintlich andersartiger immuner Abwehrfähigkeit diskutiert.

Unstrittig muß die erbliche Prädisposition, wie sie bereits besprochen wurde, als ein wichtiger Faktor für die Häufigkeit der MS angesehen werden. Dafür sprechen auch rassische Besonderheiten in der Zahl der MS-Betroffenen.

Etwa 80 % aller weltweit bekannten MS-Patienten gehören zu den Europiden. Bei negriden und sudaniden Rassen sowie bei der mongoliden Bevölkerung, auch in kalten nördlichen Regionen Asiens, ist die Multiple Sklerose selten zu finden. In Japan beträgt die MS-Häufigkeit nur 10 % der entsprechenden europäischen Klimazone. Der steile Gradient des MS-Risikos zwischen der Süd- und der Nordinsel von Neuseeland wird mit dem Bevölkerungsanteil schottischer Abstammung in Verbindung gebracht.

Dunkelfarbige US-Amerikaner haben zwar ein höheres Erkrankungsrisiko als Schwarzafrikaner, ihre MS-Prävalenzrate ist aber nur halb so hoch wie diejenige der weißen Bevölkerung. Vergleichbare Verhältnisse wurden auch in der mischrassigen Bevölkerung Großbritanniens festgestellt.

Die Wahrscheinlichkeit, an MS zu erkranken, ist für ungarische Zigeuner, für die Eskimos, für die norwegischen Lappen, die sibirischen Jakuten, die Bantu in Afrika, für die australischen Aborigines sowie für die neuseeländischen Maori verschwindend gering.

In den USA geborene und aufgewachsene Chinesen, Japaner und Philippinos tragen ebenfalls ein relativ geringes Krankheitsrisiko. Dieser Befund steht im Widerspruch zu einer allgemein akzeptierten Anschauung, daß bei der Entstehung der MS ein Faktor beteiligt ist, bei dem das Alter zum Zeitpunkt eines Wohnortwechsels entscheidend für das Krankheitsrisiko sei. Danach behalten Menschen, die nach dem 15. Lebensjahr umziehen, die Erkrankungswahrscheinlichkeit ihres Ursprungslandes. Bei einem Umzug vor dem 15. Lebensjahr nähere sich das Erkrankungsrisiko der neuen Region an. Entsprechende Befunde wurden vornehmlich bei Untersuchungen an Einwanderern in Israel, Südafrika und den USA erhoben. So erkrankten weiße Einwanderer in Südafrika elfmal häufiger als gebürtige Weiße. Nordeuropäer, die vor dem 15. Lebensjahr einwanderten, wiesen das gleiche niedrige MS-Risiko wie gebürtige Südafrikaner auf.

Niemand kann die geographischen Unterschiede in den Erkrankungshäufigkeiten eindeutig begründen. Von der Vielzahl der aktuell bekannten und diskutierten Faktoren sind genetisch bzw. genetisch-rassische Besonderheiten am MS-Erkrankungsrisiko beteiligt. Infektiöse Erreger, wie beispielsweise Virusinfektionen, möglicherweise sogar in einer bestimmten spätkindlichen Entwicklungsphase einwirkend, sowie relevante Umwelteinflüsse mit besonderer Betonung der unterschiedlichen Ernährungsweisen vermögen das MS-Risiko zu erhöhen und die Auslösung der Erkrankung zu befördern.

3 Geschlechtsverteilung und Erkrankungsalter

Frauen sind häufiger von MS betroffen als Männer. Diese Aussage wurde durch Untersuchungen in der ganzen Welt eindrucksvoll bestätigt. In den USA ergaben zwei unabhängig voneinander durchgeführte Untersuchungen ein Verhältnis zwischen Frauen und Männern von 1,8:1. Für Westaustralien ergab eine Studie ein Verhältnis von 2,8:1 und bei gebürtigen Südafrikanern wurde die Relation bei 2,5:1 gefunden. Auch für Deutschland werden Verhältniszahlen zwischen Frauen und Männern von 3:2 bis 2:1 angegeben.

Im Rahmen einer umfangreichen Studie, die als Übersichtsarbeit über 14 verschiedene Untersuchungen angelegt war, wurde das durchschnittliche Risiko, an MS zu erkranken, für Frauen 1,4mal so hoch gefunden wie das von Männern; d. h., bei größerer Datenmenge konnte es deutlich nach unten korrigiert werden.

Die ersten klinischen Symptome machen sich bei MS-Patienten in der überwiegenden Mehrzahl zwischen dem 20. und 40. Lebensjahr bemerkbar. Nach den vorliegenden Untersuchungen und Erfahrungen gilt das für zwei von drei MS-Patienten. Steckt man den Zeitrahmen etwas großzügiger ab, nämlich zwischen dem 15. und 55. Lebensjahr, so erfaßt man bezüglich der jeweiligen Erstsymptomatik etwa 95 % der MS-Patienten. Das Durchschnittsalter für den Ausbruch der Krankheit liegt bei zirka 28 bis 30 Jahren, diagnostiziert wird sie im Schnitt mit 33 bis 34 Jahren.

In der Literatur sind Fälle beschrieben, in denen bei einem zwei- bzw. einem vierjährigen Mädchen die MS diagnostiziert wurde. Wohl ist richtig, daß die MS selten vor dem 10. Lebensjahr und auch weniger häufig nach dem 50. Lebensjahr auftritt, doch stellt das Alter kein Ausschlußkriterium für die Diagnose dar. Nach einer amerikanischen Studie soll sich die Erkrankung immerhin bei 9,4 % der Patienten erst nach dem 50. Lebensjahr manifestieren.

Im eigenen Patientengut erinnere ich mich zweier Patientinnen, bei denen die erste MS-Aktivierung bei retrospektiver Wertung im 8. Lebensjahr stattgefunden hat. Bei einer weiteren Patientin ist bei größerer Unsicherheit die Erstsymptomatik auf das 5. Lebensjahr zu datieren, wobei in allen diesen Fällen relativ lange symptomfreie Perioden bis zu Beginn des 3. Lebensjahrzehnts folgten. Zwei weitere Patientinnen hatten zum Zeitpunkt erster MS-Symptome das 60. Lebensjahr deutlich überschritten. Eine Patientin, über die mir persönlich berichtet wurde, soll bei ihren ersten Symptomen bereits 72 Jahre alt gewesen sein.

Regelmäßig ist es schwierig bis unmöglich, den Zeitpunkt der Erstsymptomatik aus dem klinischen Bild heraus ausfindig zu machen. Speziell bei günstigeren Krankheitsverläufen wurden vorübergehende Symptome vom Patienten ignoriert und später sogar vergessen, oder Patient und betreuender Arzt hatten Symptome ursächlich anders zugeordnet und vielleicht als orthopädische, urologische oder auch psychiatrische Problematik gedeutet.

4 Verlaufsformen und Prognose der MS

Die Einteilung der Verlaufsformen kann nach unterschiedlichen Kriterien erfolgen. Mitunter trennt man zwischen zwei Typen des Krankheitsverlaufes: einer akuten Form der Erkrankung, die schnell fortschreitet und meist junge Menschen betrifft (Typ Marburg), und einer rezidivierenden (wiederkehrenden) oder chronisch-fortschreitenden Verlaufsform (Typ Charcot), die sich über Jahre oder Jahrzehnte erstreckt.

Rosner / Ross sprechen 1993 in ihrem MS-Buch von vier Verlaufsformen: gutartig, episodisch, episodisch-fortschreitend sowie chronisch progredient. Sie wollen den Patienten berechtigterweise Mut zusprechen, indem sie formulieren:

> *„Die Chancen stehen grundsätzlich zugunsten des Patienten. Mindestens 20 % aller MS-Patienten erleben einen gutartigen Verlauf. Etwa 20 bis 30 % haben einen Verlauf, bei dem es ihnen zunehmend schlechter geht, aber immer noch Remissionen stattfinden. Etwa 40 % aller Kranken haben einen episodischen Verlauf, der sich verschlechtert. Von dieser Gruppe erleidet etwa die Hälfte leichten Dauerschaden, wie z. B. leichte Muskelschwäche in einem Bein. Bei der anderen Hälfte entwickelt sich im Lauf der Jahre eine schwere Behinderung. Nur bei 10–20 % der Patienten, bei denen die Krankheit überwiegend spät ausbrach, verläuft die Krankheit von Anfang an chronisch-progredient, und nur ein kleiner Prozentsatz davon erlebt schwere Behinderungen und kann nicht mehr für sich selbst sorgen."*

Ich habe an dieser Stelle deshalb so ausführlich zitiert, weil die Angaben in der Literatur häufig so oder ähnlich ausfallen, das Problem der MS aus meiner Sicht jedoch drastisch verharmlosen. Die eigene Erfahrung soll nicht Maßstab der Dinge sein, jedoch sind über 2.000 MS-Patienten überwiegend schwerer chronischer Verlaufsformen mit meist beträchtlichem Behinderungsgrad Grund genug, einen eigenen Standpunkt zu vertreten.

Sicherlich sollte man jedem Patienten, zumal wenn die Diagnose erstmalig mitgeteilt wird, eindringlich klarmachen, daß es sich bei der MS keineswegs um ein schnelles Todesurteil handelt. Im Gegenteil, die Wahrscheinlichkeit auf eine relativ normale Lebenserwartung bei ausreichend erhaltenem körperlichem Leistungsvermögen wird für viele Betroffene im Laufe ihrer persönlichen Krankheitsentwicklung zur erlebten Realität. Andererseits lernen die meisten Patienten „sich einzurichten".

Aber die Erfahrungen des überwiegenden Teils der Patienten, die ich kennenlernte, entsprachen leider nicht dieser Prognose, und genau diese Patienten sind es, die das Problem MS verkörpern. Diese Patienten haben einen Anspruch auf offene, mitunter auch schonungslose Auseinandersetzung mit der Krankheitsprognose.

Eigene Erfahrungen gehen eher mit Rudolf Manfred Schmidt konform, der mit seiner immensen Sachkenntnis und praktischen Erfahrung 1992 formulierte:

„In jahre- bis jahrzehntelangem Krankheitsverlauf strebt der Entmarkungsprozeß mit unterschiedlicher Dynamik einem Defektstadium zu, ohne es allerdings in jedem Fall zu erreichen. Wenn auch benigne MS–Verläufe durchaus möglich sind, so werden doch die meisten von der Krankheit Betroffenen im Leistungsalter mit einer zunehmenden Beeinträchtigung ihrer körperlichen und psychischen Funktionen sowie gravierenden Einschränkungen im beruflichen und sozialen Bereich konfrontiert."

Vom klinischen Standpunkt aus unterscheidet man heute sinnvollerweise folgende Verlaufsformen der Multiplen Sklerose:

1. Schubförmiger Verlauf:

Von einem Schub spricht man, wenn neue Symptome auftreten und länger als 24 Stunden andauern oder wenn frühere Symptome sich nach mindestens einmonatigem Abstand wieder deutlich verstärken. Die Besserung nach einem Schub wird als Remission bezeichnet. Das Intervall zwischen einzelnen Schüben variiert stark und kann sich über viele Jahre ausdehnen. Allerdings tritt bei 75 % der Patienten innerhalb von 5 Jahren ein neuer Schub auf, und nur bei etwa 5 % ist das Intervall länger als 15 Jahre. Bei strenger Handhabung der Nomenklatur definiert sich ein Verlauf nur dann als schubförmig, wenn es nach dem Schub zu einer vollständigen Rückbildung der neurologischen Symptomatik kommt.

2. Schubförmig-progredienter Verlauf:

Dieser Typ wird durch akute Krankheitsaktivierungen charakterisiert (= Schübe), bei denen sich die neurologischen Symptome nur unvollständig zurückbilden. In aller Regel resultiert aus mehreren Schüben auch ein ausgeprägteres Defektstadium.

3. Sekundär chronisch-progredienter Verlauf:

Nachdem die Patienten mitunter viele Jahre einen schubförmigen Verlauf hatten, d. h. nach Schüben auch Remissionen folgten, kommt es im Anschluß an diese Krankheitsetappe zu einer schleichenden chronischen Verschlechterung. Teilweise findet man auf der Basis der fortschreitenden Verschlechterung zusätzliche schubartige Symptomverstärkungen und bezeichnet solchen Verlauf manchmal als intermittierend progredient.

4. Primär chronisch-progredienter Verlauf:

Bei angeblich etwa 20 % der Patienten entwickeln sich die Symptome von vornherein langsam und allmählich über Wochen bis Jahre. Schubartige Verschlechterungen fehlen bei diesem Verlaufstyp, und die Erkrankung strebt kontinuierlich dem Defektbild zu.

Das Erkrankungsalter soll beim schubförmigen Verlauf durchschnittlich niedriger sein als beim primär chronischen Verlauf. Demnach erkranken Jugendliche und junge Erwachsene eher schubförmig; bei einem Beginn der MS im höheren Lebensalter verläuft sie häufiger chronisch. Ein nicht unbeträchtlicher Teil der anfangs schubförmigen Krankheitsverläufe wird nach einigen Jahren schleichend fortschreitend, häufig ohne vordergründig erkennbare Ursache.

Dieser Verlaufswandel vollzieht sich angeblich vorwiegend zwischen dem 10. und 15. Krankheitsjahr bzw. nach dem 3. bis 5. Schub und ist bei etwa einem Drittel bis zur Hälfte der anfangs schubförmigen Patienten zu beobachten. Er ist vermutlich auch die Ursache für die mitunter beträchtlichen Unterschiede in den publizierten Zahlenverhältnissen von schubförmiger und progredienter MS. Im einzelnen schwanken die Angaben zwischen 10 % und 40 % bei den chronisch fortschreitenden Verläufen. Unterschlägt man die sekundär chronifizierten MS-Patienten nicht, so wird man sich wohl mindestens am oberen Limit des genannten Streubereiches orientieren müssen.

Sehr interessante Ergebnisse legte diesbezüglich die Arbeitsgruppe um Rudolf M. Schmidt vor. Von 522 Personen mit klinisch gesicherter MS hatten 44,1 % rein schubförmige und 34,1 % primär chronisch-progrediente Verläufe. Bei 21,8 % der Kranken nahm das Leiden nach einigen Jahren mit Schüben und Remissionen eine fortschreitende Entwicklung.

Der Verlaufswechsel erfolgte nach durchschnittlich 11,5 Jahren bzw. nach etwa 3 Schüben. Wurden nun die primär schubförmigen, später aber schleichend fortschreitenden Verläufe jeweils nach tatsächlicher Situation den schubförmigen oder den progredienten MS-Fällen zugerechnet, so ergaben sich in Abhängigkeit von der Krankheitsdauer deutliche Veränderungen in den Relationen beider Verlaufsformen. Hatten anfangs zirka 66 % der Patienten Remissionen erlebt, so war das Verhältnis nach 6 bis 15 Krankheitsjahren praktisch ausgeglichen. Patienten mit einer Krankheitsdauer von über 25 Jahren wiesen nur noch in etwa 28 % der Fälle schubförmige Verläufe auf. Eine jahrelang günstige Krankheitsentwicklung war somit keine Garantie dafür, daß die MS auch „gutartig" blieb.

Ein besonders spektakulärer Fall aus der eigenen Praxis soll hier noch genannt werden: Eine Patientin von Mitte 50 wurde in einem äußerst ausgeprägten Defektstadium, praktisch vollständig auf fremde Hilfe angewiesen, vorstellig. Bei der Befragung stellte sich heraus, daß vor zirka 23 Jahren ein erster schwerer Schub mit vorübergehender Querschnittslähmung und Erblindung aufgetreten war. Nach einer Cortison-Therapie trat binnen 6 Wochen eine vollständige Rückbildung der Symptome ein. Bis zirka 6 Monate vor dem Vorstellungstermin war die Patientin schub- und symptomfrei, ehe „nach einer leichten Grippe" ein zweiter Schub sofort in einen äußerst aggressiven chronischen Verlauf überging.

Für die Prognose der MS ist allein ausschlaggebend, ob und wann der Krankheitsverlauf chronisch, d. h. schleichend fortschreitend, wird. Häufig versuchen die MS-Patienten, den Arzt ihres Vertrauens zu einer eindeutigen Aussage bezüglich der Prognose zu bewegen. Das oben angeführte Beispiel sollte auch für den MS-erfahrenen Arzt Anlaß genug sein, sehr zurückhaltend mit solcherlei Auskünften zu hantieren. Zu vielfältig sind die individuellen Verläufe, spontane Remissionen nach mitunter schwersten Schüben sowie Unwägbarkeiten durch therapeutische Maßnahmen.

Eines ist allerdings klar. Befindet sich ein Patient im chronisch fortschreitenden Verlauf, dann strebt er, langsamer oder schneller, einem zunehmenden Schädigungsgrad zu. Die seltenen berichteten Spontanremissionen sind für den MS-Betroffenen mit chronischem Verlauf wohl ein gern gehörter Trost, doch folgt binnen kurzem mit großer Wahrscheinlichkeit die Ernüchterung der eigenen Krankheitserfahrung. Von da an wird auch das Mißtrauen gegen die Ehrlichkeit oder Kompetenz des betreuenden Arztes Wegbegleiter sein, was für den MS-Betroffenen in aller Regel einen schwerwiegenden Verlust bedeutet.

Die Zahl der Schübe allein scheint für die Prognose der Multiplen Sklerose unbedeutend zu sein. Deshalb benutzt man zur Beurteilung der Krankheitsentwicklung den Begriff der Progression, d. h. um wieviel sich eine bemessene Behinderung innerhalb eines Jahres verändert. Auch damit ist die Vergleichbarkeit einzelner Studien untereinander schwierig, weil nicht nur die Verlaufsform entscheidet, sondern auch, wie lange der Patient schon an der Krankheit leidet bzw. welcher Schädigungsgrad bei Einbeziehung in eine Studie bereits erreicht war.

Grundsätzlich lassen die vorgelegten Ergebnisse aber eindeutig den Schluß zu, daß sich die Lebenserwartung von MS-Patienten zwischen 1956 und 1978 praktisch verdoppelt hat. Durch intensivere pflegerische Betreuung sowie bessere therapeutische Möglichkeiten, vor allem hinsichtlich der Bekämpfung von Sekundärerkrankungen, wird diese Tendenz weiter verbessert.

Aus der großen Unterschiedlichkeit der MS-Verläufe ergibt sich das Bemühen, aussagefähige Anhaltspunkte ausfindig zu machen, die zu einem relativ frühen Krankheitszeitpunkt einigermaßen zuverlässige Rückschlüsse auf die weitere Entwicklung der Erkrankung zulassen. Leider waren entsprechende Bemühungen bisher wenig erfolgreich.

Im Vergleich zum chronischen Verlaufstyp gilt die Progression beim schubförmigen Verlauf als durchschnittlich niedriger. Da das Auftreten der MS im höheren Lebensalter häufiger mit einer chronisch fortschreitenden Entwicklung verbunden ist, gibt man bei solchen Patienten auch eine ungünstigere Prognose an. Ob dem tatsächlich so ist, kann praktisch niemand beantworten, weil keinesfalls auszuschließen ist, daß die MS bei chronisch progredienten Verläufen möglicherweise lange Zeit stumm verlaufen ist und erst durch die Summation der Funktionsstörungen schließlich klinisch offenkundig wurde. Die Frage ist mehr akademischer Natur, weil für den Betroffenen letztlich nur zählt, wie schnell er nach dem ersten Auftreten von Symptomen eventuell deutlich bis schwer behindert ist.

Die Wertigkeit der Erstsymptomatik hat sich bei bisheriger mathematischer Überprüfung als widersprüchlich und damit wenig sicher erwiesen. So wurde beispielsweise das Erstsymptom Sehnerventzündung von einigen Autoren mit einer günstigen Prognose in Verbindung gebracht.

Andere konnten das jedoch nicht bestätigen. Nach deren Meinung wiederum seien anfängliche Mißempfindungen und Lähmungen der Augenmuskeln Anzeichen für einen relativ günstigen Verlauf. Andere wiederum verweisen auf die negative Bedeutung einer frühzeitigen Kleinhirn-Symptomatik (z. B. Gangunsicherheit oder Zittern). Auch dieses Argument blieb nicht unwidersprochen.

Als relativ vernünftig darf man annehmen, daß, wenn der Krankheitsbeginn aus nur einem Symptom besteht, dies als dezenter Hinweis für eine eher günstige Prognose gewertet werden kann. Entwickeln sich dagegen die Erstsymptome nicht schlagartig, sondern stellen sich zum Beispiel über mehrere Wochen ein, so findet man eine solche Krankheitssituation häufiger bei fortschreitenden Verlauftypen.

Kurz und knapp: Die frühzeitige Einschätzung eines günstigen Verlaufes ist praktisch nicht möglich, wohl hingegen, wessen Prognose wegen eines fortschreitenden Krankheitsverlaufes wenig aussichtsvoll ist.

5 Klinisches Bild der MS

Die Multiple Sklerose wird auch als die Krankheit mit den tausend Gesichtern bezeichnet. Damit beschreibt man die Vielgestaltigkeit der Symptome. Die MS kann nahezu jedes klassische Krankheitsmerkmal einer Störung des Zentralnervensystems hervorrufen und damit verschiedenste neurologische Erkrankungen imitieren.

Andererseits gibt es praktisch kein MS-spezifisches Symptom, und lediglich aus der Kombination einiger Symptome oder ihrer zeitlichen Verkettung sind für den sachkundigen Arzt relativ typische Konstellationen erkennbar. Um so größer ist die Verpflichtung des konsultierten Arztes, beim Auftreten neurologischer Symptome die Abklärung ihrer Herkunft anzustreben und, falls notwendig, auch zielgerichtet die MS diagnostisch auszuschließen oder aber zu sichern.

Für den praktischen Alltag scheint es fast noch wichtiger, daß Patienten mit einer gesicherten Diagnose bei fortschreitender Krankheitsentwicklung nicht automatisch in einer „logischen Schublade" abgelegt werden. Dadurch werden Symptome, die u. a. bei MS auftreten können, vorschnell dieser Erkrankung zugeordnet, obwohl sie möglicherweise eine andere, eventuell leichter therapierbare Ursache haben.

Penible Gründlichkeit ist gefordert und Vorsicht mit der Routine geboten. Es ist wenig sinnvoll, die Vielfarbigkeit des Krankheitsbildes umfassend beschreiben zu wollen. Deshalb sollen einige der wesentlichen und relativ typischen Symptome dargestellt und teilweise erläutert werden.

5.1 Die Erstsymptome

Alle Symptome, die das voll ausgeprägte Krankheitsbild im fortgeschrittenen Defektstadium ausmachen, können auch beim ersten spürbaren Auftreten der Erkrankung in Erscheinung treten. Allerdings gibt es bezüglich der Häufigkeit ihres Auftretens einige deutliche Differenzen.

Die **Sehnerventzündung** (Opticusneuritis oder Retrobulbärneuritis) gilt als das häufigste sog. Initialsymptom und soll in 20 bis 30 % der MS-Fälle auftreten. Der Anteil derjenigen Patienten, die eine Sehnerventzündung hatten und danach innerhalb von 15 Jahren auch MS-Symptome entwickeln, wird mit bis zu 80 % angegeben. In der Regel betrifft die Sehnerventzündung nur ein Auge, wobei im weiteren Verlauf auch das andere erkranken kann. Sind beide Augen simultan von einer Sehnerventzündung betroffen, so entwickelt sich später höchst selten das Krankheitsbild einer MS.

Typischerweise klagen die Patienten in der Frühphase einer Sehnerventzündung über Schmerzen, meist hinter dem Augapfel, die häufig bei Bewegungen verstärkt empfunden werden. Mitunter werden Lichtwahrnehmungen, z. B. „Funken aus der Steckdose", beschrieben. Regelmäßig kommt es innerhalb weniger Tage zu einer gravierenden Einschränkung der Sehschärfe, teilweise begleitet von Ausfällen des Gesichtsfeldes, bis hin zur vollständigen Erblindung. Die Verminderung der Sehschärfe wird von Patienten häufig als ein Sehen „wie durch Milchglas", „durch einen Schleier" oder „durch Nebel" beschrieben. Die Reaktion der Pupille des betroffenen Auges gegenüber hellem Licht ist meist verzögert.

Die Prognose dieser für den Betroffenen als sehr bedrohlich empfundenen Symptome ist günstig. Innerhalb von 1 bis 2 Monaten bilden sie sich meistens zurück, bei den Gesichtsfeldausfällen wird eine Rückbildungsquote von zirka 70 % angegeben. In etwa der Hälfte der Fälle kommt es zu einer Atrophie des betroffenen Sehnerves mit deutlich ungünstigerer Prognose und dauerhafter Minderung der Sehschärfe.

Die Schädigung der Myelinhülle um den Sehnerv führt zu einer Verzögerung der Leitungsgeschwindigkeit, die gemessen werden kann und diagnostische sowie prognostische Bedeutung hat. Sie ist für den Patienten jedoch selten spürbar. Eine Ausnahme ist mir in Erinnerung, wo ein Patient angab, mitunter das Gefühl zu haben, daß er „mit dem betroffenen Auge langsamer bzw. irgendwie verzögert sähe".

Wegen der guten spontanen Rückbildungstendenz wird mitunter auch auf akute therapeutische Maßnahmen verzichtet. Eine solche Verfahrensweise ist problematisch! Wie später noch ausgeführt wird, verbessert eine Cortison-Therapie die Chancen des Patienten auf eine maximale bis vollständige Wiederherstellung der Sehfunktion.

Als weitere **Sehstörungen** spielen Lähmungen der Augenmuskeln durch Entmarkungen im Hirnstamm eine Rolle in der Frühsymptomatik der MS. Es treten Doppelbilder auf, mitunter nur bei extremer seitlicher Blickrichtung. Wenn die Blickfolge gestört ist oder die Augen unwillkürliche ruckartige Bewegungen aufweisen (Nystagmus), kann das ebenfalls zu unscharfem oder kurzzeitigem Doppeltsehen führen.

Ein zu Beginn der Erkrankung häufig anzutreffendes Problem sind **Gefühls-störungen**. Die Häufigkeit derartiger Beschwerden nimmt beim fortgeschrittenen Krankheitsbild zu und betrifft deutlich über die Hälfte der Patienten. Diese sog. Parästhesien können sehr unterschiedlicher Qualität, Ausprägung und Ausbreitung über den Körper sein.

Berührungsempfindungen sind vermindert oder verfälscht. Patienten beschreiben ein „Handschuh-" oder „Strumpfgefühl" bzw. eine Empfindung, als befände sich Watte unter den Fußsohlen. Mitunter wird ein Gefühl von Fremdkörpern auf der Haut, seltener auch im Körperinneren beschrieben. Teilweise sind die Wahrnehmungen übersteigert und können als brennend oder sogar schmerzhaft empfunden werden.

Grundsätzlich wurden deutlich häufiger Schmerzen als Symptom berichtet, als das in den meisten Publikationen angeführt wird. Dabei waren auch echte Schmerzsyndrome, von denen die Trigeminusneuralgie mit einschießenden Schmerzattacken bzw. als Dauerschmerz wohl das häufigste ist. Mitunter waren „nur" beide Hände betroffen, in anderen Fällen handelte es sich um generalisierte Schmerzsyndrome, die den gesamten Körper betrafen und durch alle herkömmlichen Schmerztherapien nicht zu beheben waren. Entsprechend groß war der Leidensdruck der Patienten.

Weitere typische Mißempfindungen sind:

* Kribbeln und Krabbeln,
* eingeschlafene Gliedmaßen,
* Hitze- oder Nässegefühl an der Körperoberfläche,
* Nadelstiche,
* Ameisenlaufen,
* Störungen des Warm-Kalt-Empfindens.

Als recht typisch darf man sicherlich die „bandagierte Gliedmaße", das „Gürtelgefühl um den Leib" oder den „Panzer um die Brust" ansehen. Am häufigsten sind die Wahrnehmungsstörungen im Bereich der unteren Extremitäten zu finden und betreffen neben den bereits beschriebenen Veränderungen auch und vor allem den sog. Lagesinn (oder auch Tiefensensibilität) und das Vibrationsempfinden.

Bei angeblich zirka einem Drittel der Patienten findet sich das Nackenbeugezeichen (signe de Lhermitte = Lhermitte-Zeichen), wobei es beim Kopfbeugen zu stromstoß-ähnlichen Wahrnehmungen entlang der Wirbelsäule bis hinein in die Extremitäten kommt.

Deutliche Beeinträchtigungen der Patienten werden durch Gleichgewichtsstörungen (Ataxien) verursacht, die ebenfalls frühzeitig auftreten können.
Die Gründe hierfür können unterschiedlich sein: Bei etwa 50 % der Patienten soll der Gleichgewichtsnerv (Nervus vestibularis) in den Entmarkungsprozeß einbezogen sein; Beherdungen des Kleinhirns sind u. a. in der Lage,
solche Störung zu provozieren; durch die Beeinträchtigung des Lagesinns
bei Befall der Hinterstränge des Rückenmarks geht ebenfalls eine wichtige
Komponente der Gleichgewichtsfunktion verloren.

Solange die Patienten mit Hilfe ihrer Augen die Position im Raum kontrollieren, vermögen sie mäßige Störungen der Gleichgewichtsfunktion zu
korrigieren. Bewegen sie sich jedoch in dunkler Umgebung oder schließen
sie stehend die Augen (Romberg-Zeichen), so wird die Störung offenkundig.

Die Gleichgewichtsprobleme reichen von leichteren Schwank- oder Taumel-
bewegungen bis hin zu ausgeprägtem Torkeln, von leichteren Schwierigkeiten beim Lagewechsel bis hin zu schwersten Anfällen von Drehschwindel,
der im Extremfall zur vollständigen Stehunfähigkeit führen kann.

Sog. vegetative Symptome, insbesondere Störungen der Blasenfunktion, gehören ebenfalls zum häufig beklagten Symptomenkreis auch früher Krankheitsphasen. Dabei dominiert meist ein imperativer Harndrang, d. h. die
Patienten müssen häufig Wasserlassen, wobei nur kleinere Mengen ausgeschieden werden.

Teilweise tritt der zwanghafte Harndrang mehrmals pro Stunde auf und
schränkt den Betroffenen in Beruf und Alltag beträchtlich ein. Später entwickeln sich regelmäßig Entleerungsstörungen, die bis zum Harnverhalt
oder zur Inkontinenz führen können. Mit nachlassender Blasenspannung
erhöht sich der sog. Restharn, d. h. die Harnmenge, die nach einer spontanen Entleerung noch in der Blase verbleibt. Infekte und Komplikationen
sind die Folge.

Einen ungewöhnlichen Fall möchte ich noch anführen: Eine Patientin von
Ende 30 wurde mit einer scheinbar „leichten MS" vorstellig. Anamnestisch
ergaben sich Hinweise auf einen einzigen Schub, der zirka 6 Monate vor der
Vorstellung stattgefunden und zur Diagnose geführt hatte. Außer geringen,
ausschließlich bei gravierender Ermüdung auftretenden Mißempfindungen waren keinerlei Restsymptome auszumachen. Bei der Begutachtung
des MRT-Befundes wies die Patientin allerdings eine unverhältnismäßig

schwere Beschädigung des ZNS auf, d. h. viele, teilweise sehr große und auch verschmolzene Herde.

Daraus mußte geschlußfolgert werden, daß der Krankheitsprozeß bereits seit Jahren hochaktiv war. Die nochmalige intensive Befragung ergab keinerlei weiteren Aufschluß über „schubvermittelte" Symptomatiken, bis die Frau plötzlich mitteilte, daß sie seit zirka 10 Jahren einmal vierteljährlich für 2 bis 3 Tage übermäßigen Harndrang bis hin zum Einnässen beklagt habe. Da der urologische Befund jedoch negativ gewesen sei, habe sie dem keine weitere Bedeutung beigemessen.

Ein sehr regelmäßig anzutreffendes und zugleich schwer zuordnungsfähiges Anzeichen sind allgemeine Abgeschlagenheit, verminderte Leistungsfähigkeit und leicht auslösbare Erschöpfungszustände. Gerade wenn noch keine weiteren Symptome spürbar sind, besteht kaum eine Chance, als Grund ein organisch-neurologisches Leiden ausfindig zu machen. Für die Betroffenen resultieren jedoch mitunter erhebliche Spannungen, sowohl im Beruf als auch im privaten Umfeld. Ähnlich denen, die wegen ihrer Gleichgewichtsstörungen plötzlich als Trinker gelten, unterstellt man diesen Patienten häufig Lust- und Interesselosigkeit bzw. Faulheit.

5.2 Das Defektstadium

So wie es kein Symptom gibt, das ausschließlich bei der MS anzutreffen sei, findet man auch keines, das nur in einem bestimmten Krankheitsstadium auftritt. Allerdings ist es elementarer Logik zuzuschreiben, daß mit zunehmender Krankheitsdauer bei fortschreitendem Entmarkungsprozeß die Symptome in der Regel ausgeprägter, vielfältiger und komplexer werden. Das gilt in besonderem Maße für die Einschränkungen der Bewegungsfähigkeit oder die sogenannten **motorischen Störungen**.

Verminderungen der Muskelkraft führen zu Lähmungen, die Fehlsteuerung des Muskeltonus zu einer Spannungszunahme, d. h. zur Spastik. Während zu Beginn einer MS-Erkrankung etwa ein Drittel der Patienten motorische Störungen aufweisen, sind es im Gesamtverlauf zirka 80 %.

Lähmungserscheinungen (Paresen) sind anfangs eher leichterer Natur und machen sich für den Patienten durch ein Schweregefühl in den Beinen, Hängenbleiben an Türschwellen, Stolpern über Teppichkanten oder ungleichmäßige Abnutzung der Schuhsohlen bemerkbar.

Häufig fallen solche Beeinträchtigungen erst bei Ermüdung auf, zu einer späteren Tageszeit oder beim Wandern bzw. Freizeitsport. Nach und nach stellen sich möglicherweise dauerhafte Fußhebeschwächen ein, oder das Bein wird nachgezogen. Vielleicht fällt auf, daß die grobe Kraft in den Händen nachläßt und die betroffene Person häufiger Gegenstände fallen läßt.

Die Erhöhung der Muskelspannung (Spastik) kann zur Folge haben, daß die Füße möglicherweise vorübergehend unwillkürlich und rhythmisch zucken (Klonus). Nimmt die Spannung weiter zu und wird der Zustand dauerhafter, so geben die Patienten eine Steifigkeit oder ein Muskelkatergefühl an bzw. kommt es zu echten Krämpfen, die eine dauerhafte Streckung oder Beugung von Gliedmaßen zur Folge haben können. Das bedingt für den Patienten heftige Schmerzen oder gravierende Einschränkungen.

Bedeutsam sind auch die Störungen der Ziel- und Feinmotorik. Feinere Fingerfertigkeiten gehen verloren. Mitunter bereitet das Schließen von Knöpfen ohne „Sichtkontrolle" Mühe. Das Schreiben wird ungelenker und krakeliger. Wenn man etwas greifen möchte, wird das eventuell durch ein Zittern erschwert (Intensionstremor). Dieses Zittern kann so schwer sein, daß selbst die Nahrungsaufnahme ohne fremde Hilfe nicht mehr gewährleistet ist. Bei einigen Patienten ist der Tremor auch in Ruhe vorhanden und besonders grobschlägig.

Eine der kompliziertesten motorischen Leistungen ist die Sprache. Wird nun bei Entmarkungen im Hirnstamm die Funktion sog. Hirnnerven gestört bzw. leidet ein Patient an einem Zittern im Bereich der Gesichtsmuskulatur, so wird sich möglicherweise auch die Sprache verändern. Die Aussprache kann undeutlicher werden, vielleicht werden nur bestimmte Konsonanten genuschelt. Bei stärkerer Ausprägung erwecken MS-Patienten wegen ihrer verwaschenen Sprache manchmal den Eindruck, als sei dies Folge übermäßigen Alkoholgenusses. Durch die Störung des Sprachrhythmus wirkt die Redeweise auch gepreßt, ruckartig oder abgehackt (skandierte Sprache).

Neben den bereits erwähnten Blasenstörungen behindern auch andere vegetative Symptome die Patienten. In fortgeschritteneren Stadien klagen relativ viele über chronische Verstopfung, deutlich seltener über Inkontinenz. Regelmäßig stellen sich sexuelle Funktionsstörungen ein.

Im eigenen Patientengut finden sich häufig Schluckprobleme, die ansonsten in der Literatur als selten deklariert werden. Auf Befragen gaben etwa die

Hälfte der chronisch progredienten Patienten leichtere Probleme wie Verschlucken, vornehmlich bei der Flüssigkeitsaufnahme, an. Ein „Steckenbleiben" der Nahrung oder schwere Erstickungsanfälle infolge Verschluckens werden dagegen deutlich seltener mitgeteilt.

Bei den höheren Sinnesfunktionen kann nicht nur das Sehen betroffen sein, sondern dauerhafte oder zeitweilig auftretende Ohrgeräusche sowie eine Verminderung des Hörvermögens werden mitgeteilt. Die Abnahme der Geschmacks- und/oder Geruchswahrnehmungen kann als Ausnahme angesehen werden.

Während in frühen Phasen der Krankheitsentwicklung psychische Symptome recht selten sind, zeigen zahlreiche Patienten in fortgeschritteneren Stadien vornehmlich eine scheinbar unangemessene Heiterkeit (Euphorie) und Kritiklosigkeit. Das bedeutet aber keineswegs, daß sich damit auch Intelligenzdefekte verknüpfen. Allerdings ist auffällig, daß speziell bei ausgeprägten Defekten, insbesondere in zentralen Großhirnabschnitten, Störungen des Kurzzeitgedächtnisses, Konzentrationsschwierigkeiten und Wortfindungsstörungen häufig berichtet werden. Nur bei einer Minderheit kommt es mitunter zu einer echten Verminderung der intellektuellen Fähigkeiten.

Die hier vorgestellten Symptome und Probleme sind als summierte Beispiele des Krankheitsbildes der MS zu verstehen. Vor allem Betroffene sollten keinesfalls den Fehler begehen, beim Lesen dieser Ausführungen ihr eigenes zukünftiges Dasein beschrieben zu sehen. Im individuellen Krankheitsbild findet sich immer ein meist verschwindend kleiner Teil der angeführten Symptome. Viele haben das Glück, niemals dauerhaft mit solchen Störungen leben zu müssen.

Ein noch wichtigeres Wort sei an Angehörige von Patienten gerichtet, die sich möglicherweise kundiger machen wollen und bei der Lektüre plötzlich Beschwerden beschrieben sehen, die sie so oder ähnlich bereits irgendwann einmal gespürt haben. Sie sollten nun keinesfalls in Angst und Panik geraten. Jedes der genannten Symptome kann durch sehr unterschiedliche, in der Regel banale Ursachen ausgelöst werden. Sollten Sie dennoch begründete Sorgen hegen, dann setzen Sie sich mit dem Arzt Ihres Vertrauens in Verbindung und besprechen Sie Ihre Beschwerden.

5.3 Anmerkungen zum Schub

Allgemein wird der Schub als das typische Ereignis und Merkmal der MS angesehen. In den Ausführungen zur Prognose der MS habe ich bereits darauf hingewiesen, daß mit zunehmender Erkrankungsdauer der schubförmige Verlauf immer seltener wird und der chronisch progrediente häufiger.

Bezieht man nun noch in die Betrachtungen mit ein, daß es sich bei der MS, unabhängig von der Verlaufsform, um ein grundsätzlich chronisch entzündliches Krankheitsgeschehen handelt, dann unterscheiden sich schubförmiger und chronischer Verlauf im wesentlichen vor allem dadurch, daß ein Schub zeitlich begrenzt ist und von einer scheinbaren oder tatsächlichen Ruhephase (Remission) gefolgt wird, während beim chronischen Verlauf eine zeitliche Begrenzung der Krankheitsaktivität nicht mehr zu erkennen ist.

Deshalb spürt der Patient keine heftigen Attacken, statt dessen aber schleichend und beständig die Zunahme seiner Beschwerden. Aus der vermeintlich dauerhaften Entzündungsaktivität im chronischen Verlauf erklärt sich dann die beschleunigte Verschlechterung im Krankheitsbild, d. h. die Krankheitsprogression nimmt zu.

Die Schübe sind somit akute, massive Entzündungsreaktionen, infolge derer es zu den typischen Beschädigungen der Myelinscheiden kommt und Symptome ausgelöst werden. In selteneren Fällen kann es buchstäblich über Nacht zu schwersten Symptomen kommen. In der Regel entwickeln sich aber auch im Schub die Symptome kontinuierlich, jedoch, verglichen mit dem chronischen Verlauf, im Zeitraffer.

Treten neue Symptome auf, so sind sie am ersten Tag eher leichterer Natur. Die Leitungsfähigkeit der Nervenfasern in den neuen Plaques ist durch Wassereinlagerung, Druck und Sauerstoffmangel verzögert, möglicherweise jedoch noch nicht unterbrochen. Sinneswahrnehmungen der Körperoberfläche oder höherer Sinnesorgane werden dem ZNS noch mitgeteilt, jedoch durch die Leitungsstörungen verfälscht. Irgendwo verspürt der Patient möglicherweise ein Kribbeln oder Krabbeln, sieht Lichtblitze oder neigt, falls bewegungssteuernde Nervenfasern betroffen sind, vielleicht zum Stolpern.

Im Zeitverlauf dehnt sich der Herd räumlich aus, und die Störungen in der Nervenfunktion nehmen zu, es kommt u. U. zur vollständigen Blockierung der Nervenleitfähigkeit. Die Folgen wären z. B. Taubheit statt Kribbeln, Erblindung statt Lichtblitze und Lähmung statt leichter Beeinträchtigung. Symptome, die anfangs möglicherweise nur Teile einer Gliedmaße betreffen, breiten sich innerhalb von Stunden bis Tagen über größere Teile des Körpers aus oder steigen von den Beinen bis zum Rumpf auf.

Nachdem die Symptomatik ein Maximum erreicht hat, hält sie sich über mehrere Tage oder einige Wochen stabil, um im Standardfall nach und nach wieder abzuklingen bzw. zu verschwinden. Nach durchschnittlich 4 Wochen ist ein Schub vorüber und hinterläßt im günstigsten Fall keine Restsymptome. Dies erklärt man mit dem allgemeinen Abklingen der Entzündungsreaktionen im MS-Herd sowie der Neubildung von Markscheiden, wobei die Regenerationsfähigkeit des Myelins, wie bereits ausgeführt, auch in neuen Herden mit zunehmender Krankheitsdauer immer geringer wird.

Bei anderen Patienten bleiben nach jedem Schub etwas mehr Dauersymptome erhalten, meist jedoch deutlich weniger als zum Höhepunkt des Schubes. Bei einigen meiner Patienten lagen auch nach zirka 10 und mehr Schüben keine dauerhaften Symptome vor, obwohl die Schübe jeweils zu den schwereren gezählt werden mußten. Darunter befanden sich auch Patienten, die niemals eine Akuttherapie im Schub erhalten hatten. Nun schlußfolgern einige daraus, daß es somit relativ egal sei, ob man bei einem Schub therapiert oder nicht.

Doch weit gefehlt! Die kernspintomographischen Aufnahmen dieser Patienten wiesen trotz der scheinbaren Symptomfreiheit teilweise beträchtliche Beschädigungen auf. Da nicht jedes Hirnareal eine spezielle Funktion steuert, können auch Beschädigungen scheinbar symptomfrei bleiben. Der nachgewiesene Zerstörungsgrad sollte jedoch dringlichst Anlaß zu großer Vorsicht geben, da mit jedem weiteren Schub und entsprechender Herdbildung mehrere kleine Herde zu einem sehr großen verschmelzen und dann „über Nacht" schwere Dauersymptome verursachen können.

Grundsätzlich stellt das Erkennen eines Schubes aus dem klinischen Bild ein schwieriges Problem dar, weil Symptome auch ohne Aktivierung des Entzündungsprozesses auftreten können. Eine Reihe von äußeren Einflußfaktoren wie Hitze oder Kälte, körperliche Überlastung, seelische Belastungen, Trauer und Freude, Erkältungen, Wetterwechsel u. a. vermögen bei MS-Patienten Symptome zu verursachen.

Im Unterschied zu solchen, die durch einen Schub ausgelöst werden, klingen diese Beschwerden jedoch meist schnell wieder ab und waren bereits bei früheren Schüben aufgetreten. Neuartige neurologische Symptome oder solche mit neuer Lokalisation oder Symptome, die sich über mehrere Tage entwickeln und verstärken, sollten mindestens zu gewissenhafter Überprüfung veranlassen. Tatsächliche Sicherheit über das Vorhandensein eines Schubes läßt sich nur mit Hilfe apparativ-diagnostischer Methoden erlangen.

Noch eine kritische Anmerkung zur Schubdefinition sei erlaubt. Das Zeitintervall zwischen den Schüben ist sehr unterschiedlich, muß jedoch nach Definition mindestens 4 Wochen betragen, ehe ein neuer Schub angenommen werden kann. Man stelle sich vor, ein Patient erleidet einen Schub, der z. B. durch eine Stoßtherapie mit hochdosiertem Cortison binnen Wochenfrist vollständig abgeklungen ist.

Eine weitere Woche später ereignet sich ein tragischer Todesfall in der Familie, wodurch die MS wieder aktiviert wird. Dann schreibt die Schubdefinition vor, daß wegen des Zeitfaktors diese neue Aktivierung die Fortsetzung des vorher abgelaufenen Schubes darstellt und nicht etwa einen neuen Schub. Das ist widersinnig! Solange es sich dabei nur um eine akademische Diskussion handelt, ist der gesamte Sachverhalt eigentlich unbedeutend. Sobald man allerdings beginnt, statistische Aussagen zur Wirksamkeit von Therapien zu begründen, gewinnt das Problem an Brisanz. Die Notwendigkeit einer grundsätzlichen Diskussion zwecks Revision ist dringend geboten.

5.4 Schweregrad der MS

Die Vielfalt der einzelnen Symptome, der Grad ihrer Ausprägung sowie die Unterschiede in den betroffenen Körperregionen erschweren in beträchtlichem Maß die individuelle Einstufung von MS-Patienten und damit die Vergleichbarkeit untereinander. Für Verlaufsbeobachtungen, die Beurteilung von Therapieeffekten, aber auch für epidemiologische Studien ist es unverzichtbar, solche Bewertungsskalen zu erarbeiten.

Dabei kann die Beurteilung summativ unter dem Aspekt der allgemeinen Leistungsfähigkeit erfolgen oder einzelne Funktionssysteme berücksichtigen. Die erste Bewertungsskala für die Einstufung der MS wurde Anfang bis Ende der 50er Jahre entwickelt und umfaßte 30 Symptome oder Störungen sowie 20 Schweregrade. Weitere Skalierungsmodelle konnten sich ebenfalls nicht durchsetzen. International am gebräuchlichsten ist die Bewertungsskala von Kurtzke, die qualitative und quantitative Zusammenhänge beinhaltet.

Mögliche Symptome werden acht funktionellen Systemen zugeordnet, und innerhalb dieser Systeme werden hinsichtlich der Funktionsstörung jeweils 5–6 Schweregrade unterschieden. Die Art und Stärke der neurologischen Ausfälle sind Grundlage für die Einordnung eines Patienten in diese „Disability Status Scale" (DSS). In vereinfachter Form bedeuten die Schweregrade folgendes:

0 Regelrechter neurologischer Befund.

1 Keine Ausfälle, lediglich geringe neurologische Abweichungen.

2 Geringfügige neurologische Störungen (bei 1 bis 2 betroffenen funktionellen Systemen).

3 Mäßig ausgeprägte Störungen und funktionelle Behinderungen (bei 1 bis 2 betroffenen funktionellen Systemen oder mehreren im Schweregrad 2).

4 Deutliche bis verhältnismäßig schwere Störungen (1 funktionelles System betroffen bzw. mehrere mit niedrigerem Schweregrad).

5 Schwere neurologische Ausfälle, dabei nicht voll arbeitsfähig (1 funktionelles System betroffen bzw. mehrere mit niedrigerem Schweregrad).

6 Starke Ausfälle, so daß Gehen nur mit Unterstützung möglich ist (Kombination mehrerer funktioneller Systeme ab Schweregrad 5).

7 Ausfälle, die so behindern, daß der Patient sich nur im Rollstuhl fortbewegen kann, Ein- und Aussteigen sind selbständig möglich (Kombination mehrerer funktioneller Systeme ab Schweregrad 4 oder nur Pyramidensystem ab Schweregrad 5).

8 Voll an das Bett gebunden, aber ausreichender Gebrauch der Arme (Kombination mehrerer wichtiger funktioneller Systeme ab Grad 4).

9 Völlig hilflos und bettlägerig (Kombination fast aller wichtiger funktioneller Systeme über Schweregrad 4).

10 Tod durch das Grundleiden.

Praktisch identisch ist die ebenfalls auf Kurtzke zurückgehende sog. Bronx-Skala, die einfach zu handhaben ist und den jeweiligen Stand der Erkrankung beim Patienten ausreichend präzise widerspiegelt:

0 Kein krankhafter Befund.

1 Unbedeutende Funktionsabweichungen von der Norm.

2 Leichte Störungen wie leichte Spastik oder leichte Lähmungserscheinungen.

3 Mittelschwere Störungen wie mäßige Ataxie, leichtere Halbseitensymptome.

4 Funktionsausfälle, die deutlich behindern, aber noch Arbeitsfähigkeit ermöglichen.

5 Dauerarbeitsunfähigkeit, Gehstrecke auf etwa 500 Meter eingeschränkt.

6 Stark eingeschränkte Gehfähigkeit und nur mit diversen Gehhilfen.

7 Patient ist an Rollstuhl gebunden, kann diesen aber noch selbst beherrschen.

8 Patient ist bettlägerig, wobei eine Funktion der Arme gegeben ist.

9 Patient an Bett gebunden, mit völliger Unfähigkeit der Verrichtung irgendwelcher Dinge.

10 Tod infolge MS-Erkrankung.

Auffällig ist, daß die gebräuchlichsten Skalen sich sehr stark an den Einschränkungen der Bewegungsfähigkeit orientieren und die psycho-mentale Leistungsfähigkeit ungenügend berücksichtigen. Trotzdem ermöglichen sie eine ausreichend präzise Einstufung der individuellen Behinderung und damit vielfältigste Vergleichbarkeit.

6 Diagnosestellung MS

Vor allem apparativ-technische Weiterentwicklungen der letzten 2 Jahrzehnte haben die Sicherheit der MS-Diagnose deutlich verbessert. Trotzdem
ist sie auch heute keinesfalls unproblematisch und birgt immer einen Rest
an Irrtumswahrscheinlichkeit in sich. Nach wie vor bleiben Sachverstand
und Erfahrung des Arztes unverzichtbare Hilfsmittel. Bevor ein Patient
den teilweise sehr aufwendigen und kostenintensiven Diagnoseverfahren
unterzogen wird, sollte die Krankengeschichte detailliert erhoben werden
und eine umfassende klinische Untersuchung stattfinden.

6.1 Krankengeschichte

Bei der ausführlichen Befragung des Patienten steht die persönliche Krankheitsentwicklung vom Kleinkindalter an im Mittelpunkt des Interesses.
Sämtliche Krankheiten, Unfälle, Operationen, Auslandsaufenthalte und
mögliche exotische Erkrankungen, die präzise Aufnahme des Impfstatus
sowie eventuell abgelaufene Komplikationen müssen hinterfragt werden.

Es ist in Erfahrung zu bringen, welche neurologischen Erkrankungen in
der Familie bekannt sind oder ob andere chronisch-entzündliche Krank-
heitsbilder bzw. degenerative oder Stoffwechselerkrankungen in der Ver-
wandtschaft vorkommen. Insbesondere interessieren frühere und aktuelle
neurologische Beschwerden des Patienten, in welcher Weise sie auftraten
und wie die Dynamik einzelner Episoden war. Danach muß der Patient
gründlich körperlich inspiziert werden.

6.2 Klinische Untersuchung

Bei der klinischen Untersuchung muß vor allem ein kompletter neurologischer Status erhoben werden. Dazu gehören Reflex- und Sensibili-
tätsprüfungen, Stand- und Gangbild, die Schriftprobe, die Testung von Lagesinn und Zielmotorik, die Erfassung vegetativer Symptome (Blasenfunktion, Störungen der Darmtätigkeit, Schweißsekretion, Veränderungen der
Hautdurchblutung, insbesondere Seitendifferenzen) sowie die Dokumen-
tation von psychischen Auffälligkeiten. Zusätzlich ist eine augenärztliche
Untersuchung dringend angeraten.

Erst wenn sich nach Erhebung der Krankengeschichte und des klinischen Befundes konkrete Verdachtsmomente ergeben, sollte die weiterführende Diagnostik betrieben werden.

6.3 Apparativ-technische Untersuchungen

Dieser Komplex schließt die Testung bestimmter Blut- und Liquorwerte, die Messung von biologischen Erregungszuständen und bildgebende Verfahren zur Darstellung von Gewebsveränderungen im Zentralnervensystem ein.

Serologische- und Liquoruntersuchungen

Obwohl die Kenntnis vom Liquor cerebrospinalis ins 2. Jahrhundert unserer Zeitrechnung zurückreicht, begann die Ära der Untersuchung der Hirnflüssigkeit erst mit Einführung der Lumbalpunktion in die Klinik durch Quincke im Jahre 1891. Trotzdem ist die Geschichte dieser Untersuchungsmethode, verglichen mit den neuen Verfahren, relativ lang, und entsprechend groß ist auch der Kenntnis- und Erfahrungsschatz.

Heute zählt die Lumbalpunktion zu den wichtigen und unverzichtbaren Methoden bei der Sicherung einer MS-Diagnose. Leider sind die Veränderungen, die bei der MS im Hirnwasser nachgewiesen werden können, auch bei anderen Erkrankungen und Zuständen anzutreffen und somit nicht krankheitsbeweisend. Unstrittig ist den Befunden eine Reihe von wichtigen Aussagen zu entnehmen, und neuere Untersuchungstechniken ermöglichen spezielle Rückschlüsse, die mit keiner anderen Technik erbracht werden können.

Bei etwa der Hälfte der Patienten ist die Gesamtzahl aller Zellen im Liquor erhöht. Etwas weniger als ein Drittel der Patienten weist eine Zunahme des Gesamteiweißes im Liquor auf. Mittels einer Spezialtechnik, der sog. Immunoelektrophorese, kann eine Vermehrung der Antikörper (Immunglobuline Klasse G, A und M) gefunden werden, die bei etwa 97 % der MS-Patienten sog. oligoklonale Banden aufweisen.

Zur Erklärung:

Während der Übertritt von Eiweißmolekülen des Blutplasmas ins Hirnwasser normalerweise durch die intakte Blut-Hirn-Schranke verhindert wird, ist diese Barrierefunktion im Bereich der großen Blutgefäßgeflechte weniger gut wirksam (Blut-Liquor-Schranke).

Hier können auch Plasmaeiweiße übertreten und ausgetauscht werden. Die Verteilungsmuster einzelner Eiweißkomponenten unterscheiden sich im Blut und Liquor, da der Austausch von der Molekülgröße abhängt, d. h., je größer ein Molekül ist, desto geringer wird sein Anteil im Liquor sein. Kommt es nun zu entzündungsbedingten Erhöhungen der Durchlässigkeit der Blut-Hirn- oder Blut-Liquor-Schranke, dann steigt die Eiweißkonzentration an.

Werden nun infolge der Entzündungsreaktion im Hirngewebe Antikörper gebildet oder kommt es zu einem schädigungsbedingten Gewebszerfall, erhöht sich die Gesamteiweißkonzentration im Hirnwasser weiter. Zur Einschätzung der Schrankenfunktion verwendet man ein Eiweiß, das Albumin, das ausschließlich außerhalb des Gehirns gebildet wird und somit nur aus dem Blut stammen kann. Dieser sog. Liquor / Serum-Albumin-Quotient hat eine gute Aussagefähigkeit und ist altersabhängig.

Die Erhöhung der Antikörper, speziell der Immunglobuline G, auch Gammaglobuline genannt, ist immer für das Vorliegen immunologischer Reaktionen verdächtig. Eine Besonderheit stellt das Auftreten sog. **oligoklonaler Banden** dar. Als solche bezeichnet man bestimmte Unterabteilungen der Gammaglobuline, und zwar wenn mindestens zwei dieser diskreten Banden im Liquor nachgewiesen werden, ohne daß damit ein gleichartiges Eiweißmuster im Blutserum korrespondiert. Damit kann man schlußfolgern, daß diese Antikörper nicht aus dem Blut stammen, sondern direkt im Zentralnervensystem als Folge einer immunologischen Reaktion gebildet werden.

Die Produktion von Gammaglobulinen im ZNS und das Auftreten von über Jahre stabilem oligoklonalem Gammaglobulin gelten als die wichtigsten Kennzeichen der MS im Liquorbefund. Sie sind typisch, keinesfalls jedoch spezifisch.

Elektrophysiologische Untersuchungen

Darunter versteht man die physikalische Meßbarkeit von Spannungsänderungen an biologischen Geweben und Strukturen. Voraussetzung für die Erregbarkeit, d. h., daß eine Zelle auf Reiz reagieren kann, ist eine gewisse elektrische Spannung, die als Ruhepotential bezeichnet wird. Wirkt nun ein genügend starker Reiz ein, so resultiert ein Stromfluß, wodurch die Zelle entladen (Depolarisation) und schließlich umgepolt wird.

Solche sehr kleinen Spannungsänderungen sind mittels Verstärkertechnik meßbar, und ihre Registrierung ist in der modernen Medizin unverzichtbar (z. B. das EKG zur Messung der Herzaktivität oder das EEG zur Messung der Großhirnaktivität).

Wenn ein solcher Reiz künstlich erzeugt und quasi standardisiert wird und man danach die elektrische „Antwort" als Reaktion des ZNS mißt bzw. die Zeit, die zwischen Reiz und Reaktion vergeht (Latenz), dann bezeichnet man diese Reaktionen als evoziertes Potential. In der Diagnostik der MS hat die Aufzeichnung der akustischen (AEP), visuellen (VEP) und somatosensorischen (SEP oder SSEP) evozierten Potentiale als apparative Hilfsdiagnostik vor allem deshalb Bedeutung erlangt, weil pathologische Abweichungen der Signale gegebenenfalls auch ohne klinische Symptome Beschädigungen im ZNS aufdecken können.

Je nach Latenzzeiten der erhaltenen „Antworten" unterscheidet man die späten evozierten Potentiale (akustisch, visuell, somatosensorisch), die zwischen 100 bis 300 ms nach Reizung gemessen werden, von den frühen (akustisch und somatosensorisch) mit einer Latenz von 1,5 bis 20 ms.

Akustisch evozierte Hirnstammpotentiale (AEHP oder AEP):

Wird das Gehör einseitig über Kopfhörer durch „Klicks" gereizt und leitet man über dem Mastoidfortsatz der stimulierten Seite die ausgelösten Spannungsänderungen ab, so findet man normalerweise in den ersten 10 ms nach Reizung 5 bis 7 Wellen mit einer bestimmten Ausschlagshöhe (Amplitude). Treten Veränderungen in der Zahl oder Amplitude dieser Wellen auf, so können daraus Rückschlüsse auf krankhafte Veränderungen gezogen werden. Es sind 1000 bis 2000 Reize für eine zuverlässige Registrierung notwendig.

Der Prozentsatz der entdeckten klinisch „stummen" Schädigungen ist deutlich geringer als bei den VEP oder SSEP.

Visuell evozierte Potentiale (VEP):

Bei den VEP werden in der Routine-Diagnostik die Sehbahnen der Augen mittels eines Schachbrettmusters gereizt, dessen weiße und schwarze Kästchen etwa jede Sekunde wechseln. Das Antwortpotential der Hirnrinde kann nach zirka 100 ms am Hinterhaupt als sog. erstes großes positives Maximum (P 100) ausgemessen werden. Wenn an den Sehnerven Entzündungen mit Beschädigungen der Markscheiden abgelaufen sind, dann verzögert sich die Reizantwort um 20 bis 100 ms; die Amplituden sind in der Regel kaum gemindert.

Die VEP nehmen den ersten Platz bei den evozierten Potentialen ein. Sie sind am ehesten in der Lage, klinisch „stumme" Beschädigungen aufzudecken. Somit können auch dann Aussagen über früher abgelaufene Sehnervenentzündungen getroffen werden, wenn der Patient in seiner Krankengeschichte keine Angaben über frühere Sehstörungen macht. Diese Situation liegt bei etwa einem Drittel der MS-Patienten vor.

Somatosensorisch (somatosensibel) evozierte Potentiale (SSEP oder SEP):

Für die MS-Diagnostik haben sich die SEP am besten bewährt. Sie werden durch leichte elektrische Stromreize auf der Haut ausgelöst, wobei an den Armen meist der Medianusnerv und an den Beinen der Tibialisnerv gereizt wird. Es wird eine Serie von Reizantworten hervorgerufen, die auf unterschiedlichen Etagen des Nervensystems registriert werden können und damit auch eine Aussage über den Ort der hauptsächlichen Schädigung zulassen.

Der typische SEP-Befund bei der MS ist die Latenzverlängerung, meist kombiniert mit einer Verminderung der Amplituden. Wertvoll sind die SEP vor allem in solchen Fällen, wo Patienten über Wahrnehmungsstörungen klagen, andere objektive Befunde jedoch nicht zu erfassen sind.

Die Registrierung der evozierten Potentiale leistet als Hilfsuntersuchungsmethode bei der MS wertvolle Dienste, kann jedoch die klinische Untersuchung niemals ersetzen. Die registrierten pathologischen Reizantworten stützen im Zusammenhang mit dem klinischen Bild die Diagnose einer MS, sind aber leider nicht spezifisch für diese Erkrankung. Bei sekundär chronisch-progredienten Verläufen sollen pathologische Befunde weit häufiger und regelmäßiger sein als bei schubförmigen Patienten.

Bildgebende Verfahren

Mit Einführung der Computertomographie in die klinische Radiologie im Jahre 1973 wurden auch die diagnostischen Möglichkeiten bei der MS erweitert. Da der direkte Nachweis von MS-Herden nur bei einem Teil der

Patienten gelingt, wurde diese Methode mit Einführung der Magnetresonanztomographie (MRT) Anfang der 80er Jahre zunehmend verdrängt. In
Deutschland kann inzwischen von einer flächendeckenden Verfügbarkeit
der MRT ausgegangen werden.

Computertomographie (CT):

Bei dieser Methode handelt es sich grundsätzlich um ein Röntgenverfahren.
Das Summenbild der Röntgenaufnahme kann durch simultane Bewegungen der Röntgenröhre und des Films in parallele Schichten zerlegt werden.
Koppelt man dieses alte Prinzip der Röntgentechnik mit Computertechnologie, so können Bilddetails rechnerisch in ein Rasterbild umgesetzt werden.
Der Gewebekontrast im computertomographischen Schnittbild ist direkt
proportional zur spezifischen Absorption von Röntgenstrahlen.

Bei der sog. vierten Generation dieser Geräte sind eine große Anzahl
von Strahlungsdetektoren kranzartig fest im Gerät eingebaut und die
Röntgenröhre rotiert kontinuierlich. Die räumliche Auflösung aktueller
Geräte beträgt weniger als 1 Millimeter.

1976 konnte erstmalig gezeigt werden, daß 36 % der MS-Patienten sog.
hypodense Herde in der weißen Substanz um die inneren Hohlräume
des Gehirns aufweisen. Unter hypodensen Herden versteht man rundliche
Signalabweichungen verminderter Dichte, die computertomographisch die
eigentlichen elementaren Schädigungen der Multiplen Sklerose darstellen.
Die Häufigkeit solcher herdförmigen Schädigungen wird in der Literatur
mit 12 % bis 79 % der Patienten äußerst unterschiedlich angegeben.

Als realistisch wird heute angenommen, daß der direkte Nachweis von
Demyelinisierungen bei der MS, in Abhängigkeit von der verwendeten
Technik, lediglich bei 30 % bis 50 % der Patienten gelingt. Die Sichtbarkeit
ist abhängig von der Herdgröße. Die Schwelle liegt bei etwa 7 Millimeter.
Computertomographisch unsichtbare Herde (sog. isodense Herde) können
durch jodhaltige Kontrastmittel angefärbt werden. Der Anfärbung von MS-
Herden liegt eine Störung der Blut-Hirn-Schranke zugrunde, und sie ist
damit für den Nachweis einer Krankheitsaktivität von Bedeutung. Höhere
Kontrastmitteldosierungen verbessern die Aussagefähigkeit.

Zusammenfassend läßt sich sagen, daß ein normaler CT-Befund die Diagnose MS keineswegs ausschließt. Der Befund ist in ungefähr der Hälfte
der Fälle normal. Die Empfindlichkeit der Computertomographie ist der
Kernspintomographie deutlich unterlegen. Im akuten Schub läßt sich die
Sensibilität beider Verfahren einigermaßen vergleichen.

Magnetresonanztomographie (MRT, NMRI, Kernspintomographie):

Die Kernspintomographie ist heutzutage ein unverzichtbares Mittel zur Diagnosesicherung der MS. Die Bildgebung bei der MRT beruht physikalisch auf einem Resonanzphänomen zwischen Wasserstoffatomen des Organismus und elektromagnetischen Wellen innerhalb eines stationären Magnetfeldes. Zur Bildgebung tragen nur Wasser und Fett bei. Wasserstoffatome anderer Moleküle sind im Rahmen der sog. in-vivo-Magnetresonanz-Spektroskopie zugänglich.

Die Kernspintomographie zeichnet sich durch eine sehr hohe Empfindlichkeit beim Nachweis von MS-typischen Entmarkungsherden aus. In der weißen Substanz um die inneren Hohlräume des Gehirns sind bei über 95 % der Patienten mit Multipler Sklerose mit dem MRT pathologische Veränderungen nachweisbar. Auch kleine Herde werden erfaßt. Wiederholte Untersuchungen können Größenveränderungen von Herden oder neu aufgetretene bzw. rückgebildete Herde im Verlauf der Erkrankung dokumentieren.

Damit gewinnt die Kernspintomographie eine enorme Bedeutung bezüglich der Verlaufskontrolle der Erkrankung, aber auch bei der Bewertung von Krankheitsprogression sowie der Einschätzung von Therapieergebnissen. Die Indikation zur MRT bei MS muß zwingend erweitert werden. Speziell seit der Zulassung des paramagnetischen Kontrastmittels Gadolinium-DTPA steht auch in der Kernspintomographie ein „Kontrastmittel" zur Verfügung, mit Hilfe dessen es sogar besser als beim CT gelingt, aktive Herde nachzuweisen, wobei die Verträglichkeit deutlich besser ist als bei jodhaltigen Kontrastmitteln. Insgesamt wird die Sensitivität der Kernspintomographie in der Literatur mit 85 % bis 100 % angegeben.

Bei Patienten mit einer „klinisch möglichen" MS gelingt es überwiegend, die Diagnose zu sichern. Die Empfindlichkeit der MRT ist höher als die der Liquoruntersuchung, wobei die Befunde beider Untersuchungen nicht immer übereinstimmen. Verglichen mit diesen beiden Methoden, ist die Zuverlässigkeit der Veränderungen in den evozierten Potentialen als deutlich geringer einzustufen.

Leider gilt auch für die MRT: Die Befunde sind nicht spezifisch für die Multiple Sklerose und können auch bei anderen Erkrankungen wie arteriosklerotischen Hirnveränderungen, entzündlichen Erkrankungen des ZNS oder Tumorwachstum gefunden werden. Allerdings gilt das Vorliegen bestimmter Herde in typischer Lokalisation entsprechend dem Alter des

Patienten als einigermaßen charakteristischer MRT-Befund einer MS. Bei der Verwendung von Gadolinium soll sich die Spezifität der Untersuchung auf 80 % erhöhen.

Neuere Untersuchungen (Filippi u. a. 1995) liefern Hinweise dafür, daß sich die MRT-Befunde in Abhänigigkeit von der Verlaufsform unterscheiden und beim sekundär chronisch-progredienten Verlauf die deutlichste Ausprägung aufweisen.

6.4 Diagnostische Sicherheit

Als eindeutiger Beweis für das Vorliegen einer MS kann lediglich der pathologisch-anatomische Befund angesehen werden. Das ist wohl richtig! Da solche Befunde in der Regel erst nach dem Ableben eines Patienten erhoben werden können, haben sie nur retrospektive Bedeutung und sind für die praktische Tätigkeit ungeeignet. Gerade zu Lebzeiten des Patienten kommt es darauf an, die Diagnose mit hoher Sicherheit zu stellen, um geeignete therapeutische Maßnahmen rechtzeitig einzuleiten und damit den Krankheitsverlauf positiv zu beeinflussen.

Aus der Synthese von Krankengeschichte, neurologischem Befund, Liquordiagnostik, evozierten Potentialen, CT und vor allem MRT muß und kann eine diagnostische Einschätzung vorgenommen und jeder Patient mit einem begründeten MS-Verdacht entsprechend behandelt werden. Die genannten Untersuchungsmethoden könnten in nahezu allen Fällen, bei denen das klinische Bild nicht ausreichend eindeutig ist, die Diagnose der MS sichern.

Nach der Bewertung der Befunde unterscheidet man heute folgende Zuverlässigkeitsgrade der Diagnose:

* sichere MS,
* wahrscheinliche MS,
* fragliche MS.

Es wurden Kriterien festgelegt, von deren Erfüllung die jeweilige Einstufung abhängt.

Von einer **sicheren MS** wird ausgegangen, wenn im Liquor nachgewiesen wird, daß eine typische Entzündung im Zentralnervensystem vorliegt. Zusätzlich muß ein Nachweis erfolgen, daß die Entzündung an mehreren Stellen der weißen Substanz im ZNS aufgetreten ist.

Dieser Nachweis gelingt in der Regel mit der Kernspintomographie und/oder der Messung der evozierten Potentiale. Bisher wurde zusätzlich noch gefordert, daß mindestens zwei Schübe aufgetreten sein müßten oder über Jahre hinweg ein chronischer Verlauf vorliegt. Dieser zeitliche Faktor wird heute allgemein als „nicht mehr so entscheidend für die Diagnosestellung" angesehen.

Von einer **wahrscheinlichen MS** spricht man, wenn eines der vorgenannten Kriterien nicht erfüllt wird.

Sollte in der bisherigen Krankengeschichte eines Patienten nur einmalig ein einzelnes Krankheitssymptom, z. B. eine Sehnerventzündung, aufgetreten sein und wurden andere mögliche Ursachen ausgeschlossen, so spricht man von einer **fraglichen MS**.

Zusammenfassend darf man realistisch einschätzen, daß das Handwerkszeug zur Diagnosestellung der MS weit besser und zuverlässiger ist, als es mitunter im praktisch-ärztlichen Alltag gehandhabt wird. Trotz der Wertigkeit apparativ-technischer Untersuchungen ist die MS eine klinische Diagnose.

7 Die Behandlung der Multiplen Sklerose

Bei allen Erkrankungen besteht die ideale Behandlung darin, die Ursache zielgerichtet zu bekämpfen und dauerhaft zu beseitigen. Wie dargelegt wurde, ist die Ursache der MS unbekannt, und es entfällt von vornherein die Möglichkeit einer **kausalen** Therapie.

Nach allen bisherigen Forschungsergebnissen muß man die Entdeckung eines krankheitsspezifischen Verursachers eher skeptisch beurteilen und statt dessen von einer größeren Anzahl auslösender Faktoren ausgehen, die im Einzelfall in unterschiedlicher Weise kombiniert und, sich möglicherweise potenzierend, wirksam werden.

Die zweite effiziente Möglichkeit, eine Erkrankung zu behandeln, wird als **pathogenetische** Therapie bezeichnet. Das bedeutet, daß man in die Mechanismen eingreift, die schließlich zum Krankheitsbild führen. Hier bietet die MS eine Reihe von therapeutischen Ansatzpunkten, die als allgemein anerkannte Verfahren sehr stark bzw. fast ausschließlich an der autoimmunologischen Komponente des Entzündungsgeschehens angreifen.

Betrachtet man nüchtern neuere Forschungsergebnisse und versucht man, sie in das große „Puzzle" der MS einzupassen, so ist der „Angriff" des eigenen Immunsystems auf die Markscheiden der Nervenfasern im ZNS im Regelfall eine Folgereaktion auf vorher abgelaufene Beschädigungen.

Je chronischer ein individuelles Krankheitsgeschehen wird, desto stärker ist diese autoimmunologische Komponente an der Gesamtheit der krankheitstypischen Zerstörung beteiligt. Aber selbst bei solchen Patienten dominiert bei der Herdbildung wahrscheinlich das unspezifische Entzündungsgeschehen. Akzeptiert man diese Hypothese, so ordnen sich die bisherigen ernüchternden Therapieergebnisse bei Manipulationen des Immunsystems logisch ein.

Als drittes Therapieprinzip kommt die **symptomatische** Behandlung zur Anwendung. Sie kann die anderen Therapien ergänzen und einzelne Symptome lindern oder beseitigen. Wird sie als einzige Therapie angewandt und handelt es sich bei dem Betroffenen um ein chronisch fortschreitendes Krankheitsbild, so werden entsprechende Maßnahmen mit längerer Krankheitsdauer immer weniger hilfreich sein und zunehmende Behinderungen nicht verhindern können.

Leider resultiert aus der Unsicherheit über Ursache und Krankheitsmechanismen der MS auch Spielraum für waghalsigste Spekulationen und damit eine Unmenge von unterschiedlichsten Therapieansätzen. Einige davon sind harmlos, andere hingegen mit Gefahren für den Patienten behaftet. Genau hier muß die Kritik – falls nötig, auch vernichtend – einsetzen. In jedem Fall aber sollten sich Kritiker mit den Inhalten von MS-Therapien auseinandersetzen, ob sie nun als schulmedizinisch oder alternativ apostrophiert werden.

Der naturwissenschaftlich geprägte Arzt und Forscher qualifiziert den Begriff *alternativ* häufig als unwissenschaftlich ab. Die Zahl der Scharlatane und Kurpfuscher trägt maßgeblich zu einem solchen Standpunkt bei. Für den Patienten bedeutet „alternativ" wiederum regelmäßig ungefährlich. Vom praktischen Aspekt birgt das für den Betroffenen die größere Gefahr in sich.

Grundsätzlich vertrete ich den Standpunkt, daß die Not und Bedrängnis der Betroffenen den sachkundigen Arzt zu größter Sorgsamkeit bei der Beurteilung von Therapien verpflichten und, wenn ein Therapiekonzept theoretisch fundiert ist, der Erfahrungsschatz in der langfristigen praktischen Anwendung durch Patienten und Arzt gleichermaßen ein gewichtiges Argument zur Anerkennung oder Ablehnung begründet. Solange wir uns ausschließlich dem Ratschlag von Meinungsbildnern anvertrauen, dürfen wir uns nicht darüber wundern, daß Trugschlüsse mit Beharrlichkeit weiter transportiert werden.

Die Anstrengungen zur Therapie der MS finden ihren Niederschlag in einer großen Zahl von durchgeführten klinisch-experimentellen Behandlungsversuchen. Allein 1985/86 wurden innerhalb von 18 Monaten 23 Therapiestudien zur MS im englischsprachigen Schrifttum veröffentlicht.

Will man solche Versuche möglichst objektiv beurteilen, so werden hierfür Bewertungsmaßstäbe benötigt. Bevor die eigentlichen Studien beginnen, muß festgestellt werden, in welcher Dosierung ein Präparat anzuwenden ist und wie es sich mit der Giftigkeit verhält. Sind diese Voraussetzungen abgeklärt, folgt als nächste Stufe die Pilotstudie, bei der bereits therapeutische Effekte registriert und beurteilt werden. Nur falls ein wahrscheinlicher Behandlungseffekt vorliegt, folgt die klinische „Full-Scale-Studie".

Diese Studie verfügt dann über eine begründete Hypothese, umfaßt ein größeres Patientengut, weist eine konstante Vorgehensweise und sinnvolle Bewertungskriterien auf, mit Hilfe derer eine statistische Aufarbeitung der Ergebnisse möglich wird. Zusätzlich sieht man als wünschenswerte Kriterien bei MS die Einbeziehung von Kontrollgruppen an, die statt des wirksamen Präparates ein Scheinpräparat (Placebo) erhalten. Besser noch ist die Darreichung von Präparat und Placebo, ohne daß Arzt oder Patient informiert sind, wer nun was erhält.

Diese Form der Testung wird Doppelblindversuch genannt. Eine Zuweisung der Patienten zu den einzelnen Therapiegruppen soll zufällig sein (Randomisierung). Idealerweise wird noch das sog. Crossover praktiziert, d. h., die Patienten der einzelnen Gruppen werden nach einer festgelegten Therapiedauer gegeneinander ausgetauscht. Ich verwende hier deshalb soviel Raum für diese Kriterien, damit auch der Laie ermessen kann, wie schwierig es ist, die Anerkennung einer Behandlungsstrategie zu erreichen.

Wird nur ein Medikament eingesetzt, dann ist die technische Durchführung noch relativ einfach. Wie soll man aber eine Kombinationstherapie mit mehreren Präparaten testen, die möglicherweise auch noch bestimmte Verhaltens- oder Ernährungsweisen voraussetzt? Schwere Frage, leichte Antwort. Nach offizieller Lesart kann man einen Patienten zwei Jahre vor der Aufnahme einer Therapie beurteilen, dann praktiziert er zwei Jahre die Therapie, und anschließend wird wiederum die Entwicklung über zwei Jahre ohne Therapie verfolgt. Aus den entsprechenden Unterschieden kann die Wirksamkeit geschlußfolgert werden.

Als Wissenschaftler stimme ich den strengen Maßstäben zu, als Arzt lehne ich sie kategorisch ab. Wenn aus strenger Beobachtung und Bewertung ein Therapieprinzip als wirksam einzustufen ist, sehe ich weder moralischen noch rechtlichen Spielraum, einem Patienten entgegen dessen Wunsch eine solche Therapie vorzuenthalten.

Ich möchte das Dilemma durch ein Zitat aus einem Gutachten über eine MS-Therapie unterstreichen:

> *„Therapieversuche ohne ausreichende Planung und ohne ausreichende Kontrolle, die dem Therapeuten nur einen persönlichen Eindruck vermitteln können, sind für den Patienten und den wissenschaftlichen Fortschritt wertlos."*

Angemerkt sei, daß bei dem begutachteten Verfahren durchaus anerkannte und zuverlässige Bewertungskriterien benutzt wurden. Doch ungeachtet dessen frage ich mich, wie ein Gutachter trotz nachvollziehbarer guter Absicht im Sinne der Vermeidung von Scharlatanerie sich zum Fürsprecher der Patienten aufschwingt, deren ureigenste Interessen leider allzuoft nicht diejenigen von Schreibtischgelehrten sind.

Meine ungeteilte Zustimmung hingegen findet eine weitere Äußerung in diesem Gutachten:

> *„Vermeiden ließe sich eine unterschiedliche Behandlung von zweifelhaften Therapieformen meines Erachtens nur durch eine strengere Anwendung von vorhandenen Kontrollmöglichkeiten durch den Kostenträger."*

Würde diesbezüglich Ausgewogenheit bei der Bewertung von „schulmedizinischen" und „alternativen" Therapien praktiziert, hätten sicherlich einige Patienten bei der Entscheidung für eine erfolgversprechende und mindestens nebenwirkungsarme Therapie weniger Probleme, eine Kostenübernahme durch den Versicherer zu erwirken. Der gesetzliche Rahmen ist durchaus gegeben. Heißt es doch im Bundessozialgesetzbuch, § 182 RVO:

> *„Eine (noch) nicht allgemein wissenschaftlich anerkannte Heilmethode ist jedenfalls dann [...] in Betracht zu ziehen, wenn im Einzelfall keine anderen Behandlungsmöglichkeiten zur Verfügung stehen und ein Therapieerfolg [...] wenigstens möglich erscheint."*

Entgegen dieser bisher üblichen Rechtspraxis wurde 1995 höchstrichterlich entschieden, daß ohne statistisch gesicherten Wirksamkeitsnachweis keine Leistungspflicht der gesetzlichen Krankenversicherer besteht.

Häufig verschanzt man sich hinter dem Argument von Lehrmeinungen und scheinbarer bis tatsächlicher Wissenschaftlichkeit. Dabei weisen praktisch alle Therapiestudien bei MS nahezu zwangsläufig Unzulänglichkeiten auf. Es sollte immer eine sorgfältige Nutzen-Risiko-Abwägung vorgenommen werden.

Nur weil irgendein Präparat eine belegbare Wirkung erzielt, muß sein breiter Einsatz keineswegs gerechtfertigt sein. Bedarf es z. B. bei einem Präparat kompliziertester (= raffiniertester) statistischer Verfahren, um möglicherweise einen schwachen Therapieeffekt belegen zu können, steht dies häufig in einem ungünstigen Verhältnis zur Schädigungpotenz durch Nebenwirkungen.

Im folgenden werde ich auf einige der wichtigsten etablierten Therapieverfahren eingehen, wobei auch neue Therapieentwicklungen Berücksichtigung finden. Darüber hinaus sollen auch einige der sogenannten alternativen Wege kommentiert werden, um schließlich ausführlich ein probates Therapiekonzept vorzustellen, dem die breitere Anerkennung bisher versagt blieb. Die hoffnungsvollen Ergebnisse der Arbeit mit dieser Therapie sind für mich der eigentliche Anlaß, dieses Buch zu schreiben.

7.1 Glucocorticoide und ACTH

Die Angst vor dieser im Umgangssprachgebrauch als Cortison bezeichneten Präparategruppe ist unter Laien in aller Regel sehr groß. Auch manche Kollegen haben übermäßigen Respekt vor entsprechenden Medikamenten und setzen sie nur mit äußerster Zurückhaltung ein.

Zweifelsohne erzielen die Corticoide aufgrund ihrer vielfältigen Beeinflussung von Stoffwechselreaktionen auch ein ganzes Sammelsurium an unliebsamen Nebenwirkungen. Durch ihre überragende Entzündungshemmung bei gleichzeitiger Unterdrückung der immunen Abwehrreaktionen im Körper sind sie jedoch für chronisch entzündliche Erkrankungen mit autoimmunologischer Potenz ein unverzichtbares Therapeutikum.

Dies gilt ohne Zweifel auch für die MS, wobei ihr bevorzugter Einsatz bei akuten Krankheitsschüben erfolgen sollte. Sie tragen erwiesenermaßen zu einer raschen und weitgehenden Rückbildung der Symptome bei. Dauerhaft vermögen diese hochwirksamen Medikamente die Entwicklung der MS nicht zu verändern, zumindest wurde bisher kein entsprechender Nachweis geführt. Der Umkehrschluß, daß sie deshalb überflüssig seien, ist vollkommen unsinnig.

Der unschätzbare Vorteil dieser Präparate liegt darin, daß sie praktisch Nachbildungen körpereigener Hormone darstellen und somit zielgerichtet und kalkulierbar bezüglich Therapieeffekt und Nebenwirkung eingesetzt werden können.

Die körpereigene Bildung von Glucocorticoiden (Cortisol und in geringerem Maße Cortison) erfolgt in der Bündelzone (Zona fasciculata) der Nebennierenrinde, wo sie aus Cholesterol synthetisiert werden. Speziell die Bildung der Glucocorticoide unterliegt in der Nebennierenrinde der Steuerung durch die Hirnanhangdrüse (Hypophyse) mittels adrenocorticotropem Hormon (ACTH).

Diese Funktion ihrerseits wird übergeordnet vom sog. Hypothalamus gesteuert, der im Zwischenhirn liegt und eine der wichtigen Schaltzentralen des menschlichen Körpers darstellt. Er verbindet funktionell den Teil des Großhirns, der speziell Erfahrungen und Emotionen im Gedächtnis abspeichert, mit der Steuerung des sog. vegetativen Nervensystems und der Steuerung hormonbildender Drüsen. Hier werden auch elementare Verhaltensweisen quasi automatisch kontrolliert (Nahrungsaufnahme, Flucht- und Sexualverhalten).

Sinkt der Blutspiegel der Glucocorticoide ab, so produziert der Hypo- thalamus das Corticotropin-Releasing-Hormon (CRH), das in der Hirnan- hangsdrüse die Freisetzung von ACTH auslöst. Als Folge dessen produziert die Nebennierenrinde mehr Glucocorticoide, was zu einer Hemmung des Regelkreises führt. Deshalb spricht man von einem negativen Rückkopp- lungsmechanismus. ACTH fördert nicht nur die Freisetzung von Neben- nierenhormonen, in erster Linie Glucocorticoiden, sondern sorgt außerdem für die Aufrechterhaltung der Struktur der Nebennierenrinde.

Die Freisetzung von ACTH erfolgt nicht kontinuierlich, sondern intermit- tierend mit 5 bis 8 Pulsen pro Tag. Im Tagesverlauf zeigt der ACTH-Spiegel Schwankungen, wobei das Maximum am frühen Morgen anzutreffen ist. Mit einer leichten zeitlichen Verzögerung folgt die Konzentration der Glu- cocorticoide im Blutplasma, und entsprechend liegt das Maximum zwischen 6 und 9 Uhr, das Blutspiegel-Minimum etwa gegen Mitternacht. Die nach- folgenden Abbildungen veranschaulichen diese Zusammenhänge.

Die Nebennierenrinde eines gesunden Erwachsenen schüttet unter dem Einfluß von ACTH täglich etwa 15 bis 60 mg Cortisol aus. Im Streß können bis 240 mg Cortisol pro Tag ausgeschüttet werden. Im Blut sind zirka 90 bis 95 % des Cortisols an ein spezielles Eiweiß (Transcortin) gebunden. Ist die Bindungskapazität des Transcortins erschöpft, wird freies Cortisol unspezifisch an Albumin gebunden.

Wirksam ist nur das freie Cortisol. Seine Inaktivierung erfolgt bevorzugt in der Leber, die Ausscheidung zu über 99 % mit dem Urin. Die sog. Plasma- halbwertszeit (= Zeit, in der die Hälfte einer im Körper vorhandenen Sub- stanz abgebaut und/oder ausgeschieden wird) des Cortisols beträgt beim Menschen etwa 1,7 Stunden. Synthetisch veränderte Cortisol-Abkömmlinge werden als Arzneimittel infolge verzögerter Biotransformation langsamer eliminiert. Außerdem sind sie stärker wirksam als das natürliche Cor- tisol und beeinflussen den Wasser-Elektrolythaushalt nur noch wenig. Leider haben sich die Hoffnungen auf geringere Nebenwirkungen nicht erfüllt.

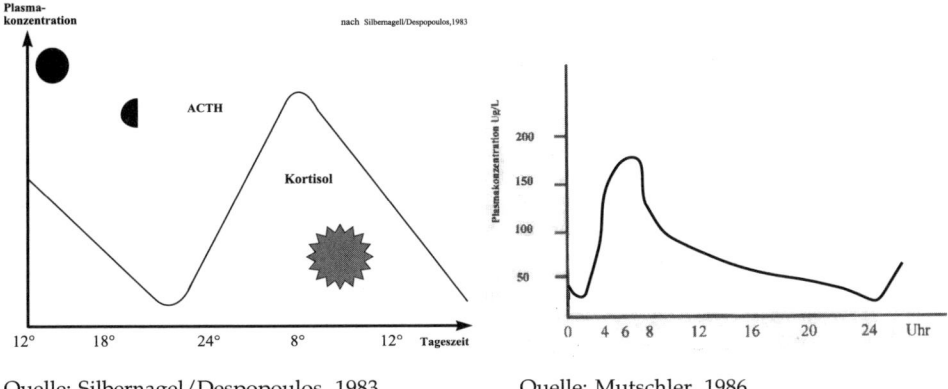

Quelle: Silbernagel/Despopoulos, 1983   Quelle: Mutschler, 1986

Folgende therapeutische Wirkungen sind für den Einsatz der Corticoide bei der MS ausschlaggebend:

Durch die Corticoide nimmt die Zahl der immunologischen Abwehrzellen im zirkulierenden Blut ab. Dies geschieht zum einen durch Umverteilung (Speicherung in Knochenmark und Milz), zum anderen durch Wachstumshemmung oder Zerstörung. Betroffen hiervon sind sowohl spezifische Abwehrzellen (Lymphozyten) als auch unspezifische Freßzellen verschiedener Größe. Gerade letztere sind aber mindestens in frühen MS-Stadien bzw. in der Frühphase des Schubes von besonderer krankheitsfördernder Bedeutung.

Des weiteren bildet der Körper weniger Moleküle, die Gewebe für eine Abwehrreaktion durch das Immunsystem markieren, sowie weniger Botenstoffe, die der „Verständigung" einzelner Komponenten des Immunsystems dienen. Als einer der wichtigsten Punkte werden die Freisetzung von Arachidonsäure aus Zellmembranen gehemmt und damit vielfältigste Entzündungsreaktionen blockiert.

Zur Verdeutlichung der Bedeutung dieser Effekte sollen Befunde eines Tiermodells dienen, das als experimentelle Autoimmunneuritis der Ratte bezeichnet wird. Zwar ist das periphere Nervensystem betroffen, jedoch besteht ansonsten eine hochgradige Übereinstimmung mit dem Tiermodell der MS, der sog. experimentellen autoallergischen Enzephalopathie (EAE-Modell).

Die Ableitung der „Muskelströme" nach elektrischer Reizung zeigt im Zeitverlauf der experimentellen Neuropathie deutlich krankhafte Veränderungen. Besonders das Verschwinden der sog. motorischen Spätpotentiale (F-Antworten) weist sehr empfindlich die fortschreitende Beschädigung nach. Wird das Tier mit dem Entzündungshemmer Indometacin behandelt, so ist die Beschädigung deutlich geringer. Erhalten die Tiere das Glucocorticoid Dexamethason, so werden die Störungen vollständig zurückgebildet.

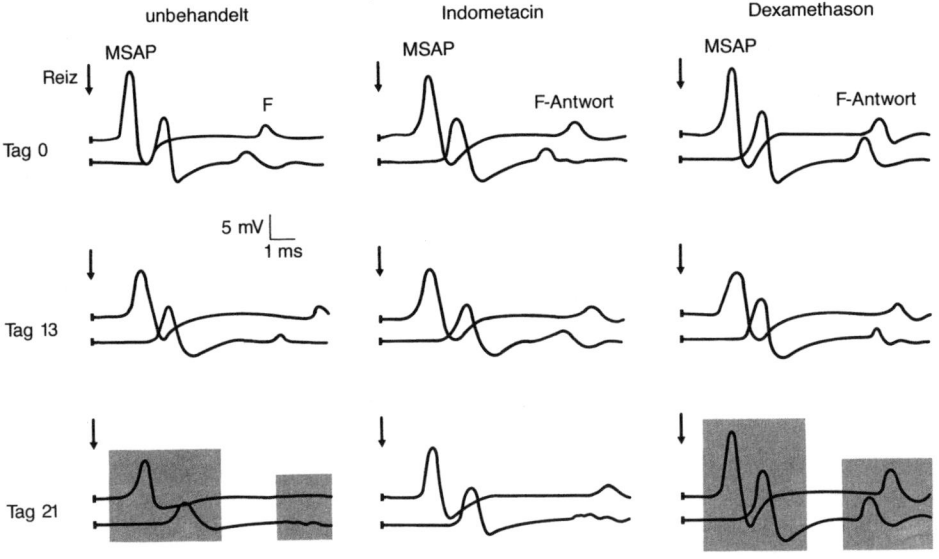

Quelle: Aus: Dudel/Toyka, *Periphere Nerven, zentrale Bahnen, Somatosensorik*; in: Hierholzer/Schmidt (Hrsg.), *Pathophysiologie des Menschen*; 1991, Seite 21.7.

Therapie mit ACTH oder Synacthen:

Durch die Gabe des Steuerhormons ACTH oder seines synthetischen Analogums Synacthen wird die körpereigene Bildung von Glucocorticoiden maximal stimuliert, d. h. der Körper reagiert wie in extremer Streßlage. Bei einer ACTH-Konzentration im Blutplasma von zirka 50 bis 60 ng/l (obere Normgrenze in den Morgenstunden) wird die Nebennierenrinde fast maximal stimuliert.

Wird eine Behandlung vorgenommen, so sollte vor Behandlungsbeginn unbedingt der ACTH-Kurztest durchgeführt werden. Dem Patienten werden 25 IE ACTH intravenös gespritzt und nach 1, 2, 4, 6 und 8 Stunden der Cortisol-Spiegel im Blutserum bestimmt. Damit kann sichergestellt werden, daß die Nebennierenrinde ausreichend stimuliert wird.

ACTH kann intravenös oder in etwa doppelter Dosierung intramuskulär gespritzt werden. Die Therapiedauer und Reduzierung der Dosis richtet sich nach der Verträglichkeit und der Rückbildung der Symptome und beträgt durchschnittlich 3 bis 4 Wochen.

In der Vergangenheit wurde diese Art der MS-Therapie häufig angewandt. In mehreren klinischen Studien konnte jedoch gezeigt werden, daß die Cortisol-Produktion bei MS-Kranken durch ACTH oft geringer angeregt wird als bei Normalpersonen. Außerdem belegen Therapieeffekte von Patienten, daß die körpereigene Cortisol-Bildung bei fortgeschrittenen Krankheitsverläufen selbst bei maximaler Stimulation mittels ACTH nicht mehr ausreicht, das Entzündungsgeschehen ausreichend einzudämmen. Aufgrund dieser Erfahrung wird heute der direkten Gabe von Cortison-Präparaten eindeutig der Vorzug gegeben.

Therapie mit Glucocorticoiden:

In der akuten Schubtherapie stellt der Einsatz dieser Präparate heute die Therapie der Wahl dar. Bei chronisch fortschreitenden Verläufen wird schulmedizinisch der Einsatz nur dann empfohlen, wenn eine ausgeprägte Spastik zur Symptomatik des betroffenen Patienten gehört.

Durch synthetische Veränderungen des natürlichen Cortisols bzw. Cortisons (Einführung einer Doppelbindung oder zusätzlicher chemischer Gruppen) konnten die entzündungshemmende Wirkung der Hormone deutlich verbessert und unerwünschte Auswirkungen auf den Wasser- und Elektrolythaushalt (sog. mineralocorticoide Potenz) vermindert werden. Die Wirksamkeit einzelner Kortisonpräparate wird immer in Relation zum natürlichen Cortisol bewertet und ermöglicht dadurch auch einen Vergleich der Präparate untereinander.

Eine repräsentative Zusammenstellung einzelner Substanzgruppen wird in der folgenden Tabelle vorgestellt, die dem *Klinikleitfaden, Schwerpunkt Innere Medizin* von Schäffler et al. (Hrsg.), 1992, entnommen wurde:

Substanz	Handelsname	biologische Halbwerts- zeit (Std.)	glucocor- ticoide Potenz	mineralo- corticoide Potenz	Chushing- Schwellen- len-Dosis (mg)
Hydrocortison Cortisol	Ficortil Scheroson F	8–12	1	1	30
Prednison Prednisolon	Decortin Ultracorten	12–36	4	0,6	7,5
Methylpred- nisolon	Urbason Ultralan	12–36	5	–	6
Fluocortolon Triamcinolon	Volon A				
Dexamethason	Fortecortin	36–72	30	–	1,5
Betamethason	Betnesol Celestan	36–72	35	–	1
Fludrocortison	Astonin H	8–12	10	125	–
Aldosteron	Aldocorten	–	–	700	–

Im deutschsprachigen Raum wird bei MS-Schubtherapien auch heute noch in nicht geringer Zahl Prednisolon in einer Anfangsdosierung von 60 bis 120 mg pro Tag verordnet. Seltener werden Anfangsdosierungen bis 200 mg / Tag angewandt. Durchschnittlich jeden zweiten Tag wird die Dosis um 10 bis 20 mg reduziert.

Einschließlich der Ausschleichphase beträgt die Therapiedauer etwa 4 bis 8 Wochen, wobei mitunter in der letzten Phase die geringe Dosis nur noch jeden zweiten Tag verabreicht wird. Die sog. Ausschleichphase wird notwendig, wenn längerfristig über der sog. Cushing-Schwelle dosiert wird und dadurch die Nebennierenrinde ihrer physiologischen Normalfunktion nicht mehr entspricht. Werden dem Körper von außen Glucocorticoide zugeführt, dann bildet die Hirnanhangsdrüse kein ACTH mehr.

Infolge dieses ACTH-Mangels entwickelt sich innerhalb von Wochen eine hochgradige Atrophie, vornehmlich der Abschnitte der Nebennierenrinde, die die Glucocorticoide synthetisieren. Daneben wird auch die Freisetzung von Androgenen und Östrogenen bei ACTH-Mangel eingestellt (Atrophie der Zona reticularis = Netzschicht). Mit einer solchen Rückbildung von hormonbildenden Zellen muß bereits nach mehr als 7 Tagen Cortison-Therapie gerechnet werden. Je länger eine Therapie dauert, desto ausgeprägter ist auch die Atrophie. Das Problem besteht darin, daß beim Absetzen der Glucocorticoide der Körper selbst dann nicht in der Lage ist, ausreichend eigenes Cortisol zu bilden, wenn die Hirnanhangsdrüse normal ACTH produziert.

Das hat dazu geführt, daß in den letzten Jahren zunehmend häufiger kurzzeitige **ultrahochdosierte** Cortison-Stöße bei MS-Schubtherapien favorisiert werden. Diese auch als Stoß-, Hochdosis- oder Pulstherapien bezeichneten Verfahrensweisen empfehlen die intravenöse Infusion von 500 bis 1000 mg / Tag Methylprednisolon an etwa 5 aufeinanderfolgenden Tagen. Länger als 14 Tage soll eine solche Stoßtherapie nicht praktiziert werden.

Einige Autoren empfehlen im Anschluß an eine ultrahochdosierte Stoßtherapie eine mitunter mehrere Wochen dauernde Ausschleichphase, um den „Behandlungseffekt zu stabilisieren".

Nahezu übereinstimmend wurde bisher gefunden, daß die Stoßbehandlung zu einem raschen Rückgang der Beschwerden führt, der oft schon nach der dritten Infusion, mitunter bereits kurz nach der ersten Infusion vom Patienten subjektiv empfunden wird. Die Nebenwirkungen sind deutlich geringer als bei ausschleichenden Langzeittherapien.

Als wichtige Kriterien für eine ausgeprägte Wirksamkeit dieser Verfahrensweise wurden drastische Senkungen der Antikörperbildung im Gehirn und eine Stabilisierung der Blut-Hirn-Schranke gefunden. Die Stabilisierung war im CT bereits nach 8 Stunden eindeutig nachweisbar.

Dieser Fakt unterstreicht nachdrücklich, daß für die positiven Cortison-Wirkungen bei MS sicherlich auch die Veränderung der immunen Abwehrfähigkeit bedeutsam ist, die Schnelligkeit von meßbaren Veränderungen der Blut-Hirn-Schrankenfunktion aber nur mit „unspezifischen" Mechanismen, d. h. mit einer Blockierung der Phospholipase A2 und drastischer Verminderung der Bildung von entzündungsfördernden bzw. -vermittelnden Arachidonsäure-Abbauprodukten, erklärt werden kann. Die ultrahochdosierte Stoßtherapie mit Methylprednisolon gilt inzwischen weltweit als Therapie der Wahl, wenn MS-Patienten einen akuten Schub haben.

Nebenwirkungen einer Cortison-Therapie:

Neben der Vielzahl positiver therapeutischer Eigenschaften, die den Einsatz der Glucocorticoide bei der MS mehr als rechtfertigen, gibt es leider auch eine Fülle unerwünschter Nebenwirkungen, die sich aus ihrem Wirkprofil ergeben. Zu den wichtigeren gehören:

- Erhöhung des Blutzuckerspiegels. Als Gegenspieler des Insulins verstärken sie den Abbau von Glycogen, vermindern die Glucoseaufnahme in die Körperzellen und fördern die Neubildung von Zucker aus Aminosäuren (sog. Gluconeogenese). Dadurch erhöhen sie den Blutzuckerspiegel, was bei längerfristigen Cortison-Therapien oder vorbelasteten Personen im Extremfall zum sog. Steroiddiabetes führen kann.

- Fettstoffwechselstörungen. Cortisol steigert den Appetit. Durch die Erhöhung des Blutzuckers erhöht sich der Insulinspiegel im Blut, was wiederum eine vermehrte Triglyceridsynthese insbesondere am Körperstamm zur Folge hat. Äußerlich sichtbare Veränderungen können Gewichtszunahmen mit Stammfettsucht, Mondgesicht und Stiernacken sein.

- Osteoporose. Erhöhte Konzentration von Glucocorticoiden hemmen einerseits die Kalziumaufnahme im Darm (Kalzitriol-Antagonismus), andererseits die Aktivität der knochenbildenden Osteoblasten und damit die Kollagensynthese. Dadurch können die Knochen spröder werden. Eine Kontrolle der Knochendichte gibt Aufschluß über die tatsächliche Gefährdung des Patienten. Vor allem bei Frauen jenseits der Wechseljahre ist bei häufigeren oder längerfristigen Kortison-Therapien eventuell der Einsatz von Östrogenen als prophylaktische Maßnahme angezeigt.

- Gefährdung der Schleimhaut im Magen-Darm-Trakt. Durch Glucocorticoide wird die Bildung von Magensäure angeregt. Weit wichtiger jedoch ist, daß die Durchblutung der Magenschleimhaut gedrosselt wird, die Regeneration der Schleimhaut, die Schleimbildung und die Abgabe von Natriumbikarbonat abnehmen und damit der Schutz gegen Magensäure geringer wird. Dadurch kann es zu Reizungen, Entzündungen oder sogar Geschwürbildungen kommen. Bei vorbelasteten Personen empfehlen sich in jedem Fall Maßnahmen zur Abpufferung der Magensäure bzw. Verminderung ihrer Bildung.

- Ödembildung. Durch die mineralocorticoide Potenz von Glucocorticoiden kann die Wasserausscheidung verzögert sein und vermehrt Wasser im Körper eingelagert werden. Die Folge davon sind vorübergehende Schwellungen. Da bei dieser Wassereinlagerung auch das Blutvolumen erhöht sein kann und Glucocorticoide die glatte Muskulatur von Blutgefäßen für die „Streßhormone" Adrenalin und Noradrenalin sensibilisieren, kann auch der Blutdruck steigen.

- Infektanfälligkeit. Wegen der therapeutisch angestrebten vielgestaltigen

Hemmung der körpereigenen Abwehrmechanismen besteht eine erhöhte Anfälligkeit gegenüber viralen oder bakteriellen Infekten. Vor allem chronische Herpesinfektionen oder Pilzbefall können in einer solchen Situation aktiviert werden.

- Katabole Wirkung. Darunter versteht man die Förderung von Abbauprozessen, die bei Cortison-Therapien verschiedene Strukturproteine betreffen können. Infolgedessen kann es zu einer Hautatrophie kommen, kleine Blutkapillaren können brüchig werden und eine verstärkte Neigung zu Gewebsblutungen verursachen, durch den Abbau von Muskeleiweiß kann es zur Rückbildung von Muskelmasse kommen, wobei vor allem die Gliedmaßen, insbesondere die Hüft- und Oberschenkelmuskulatur, betroffen sein können.

- Augenveränderungen. Die wichtigsten Effekte lassen sich mit einem in der praktischen Medizin gebräuchlichen Satz zusammenfassen: „Nach einer Woche Hornhautulkus, nach einem Monat akuter Glaukomanfall, nach einem Jahr Katarakt." Während Beschädigungen der Hornhaut selten vorkommen und Erhöhungen des Augendrucks regelmäßig eher gemäßigt auftreten, soll die Häufigkeit einer Linsentrübung (Katarakt = grauer Star) bei Langzeittherapien von über einem Jahr zirka 20 % aller cortisontherapierten Patienten betragen.

- Blutbildveränderungen. Die Zahl und Aktivität der Blutplättchen können erhöht sein. Daraus resultiert eine verstärkte Neigung, Blutgerinnsel zu bilden (event. Thromboseprophylaxe). Die Zahl der roten Blutkörperchen kann ebenfalls erhöht sein, wodurch sich die Fließfähigkeit des Blutes verschlechtern kann. Die meisten weißen Blutkörperchen sind vermindert.

- Psychische Veränderungen. Unter Glucocorticoid-Therapien können Patienten kurzzeitig Veränderungen ihrer Psyche erfahren. Überwiegend kommt es eher zu „unbegründeten Stimmungsaufhellungen". Echte Kortison-Psychosen sind bei MS-Therapien selten. Wenn sie auftreten, so waren die Corticoide zwar eine notwendige, aber keine hinreichende Bedingung, weil eine ausgelöste Cortison-Psychose bei erneuter späterer Cortison-Therapie keinesfalls eine Wiederholung vorbestimmt.

Kommentar:

Die Aufzählung der Nebenwirkungen ist nicht vollständig, umreißt jedoch hinlänglich die Probleme einer Cortison-Therapie. Spätestens beim Lesen des Beipackzettels beschleicht den Patienten, häufig auch den verordnenden Arzt, Unbehagen bis Angst.

Dieses Unbehagen ist begründet und sollte auch respektiert werden. Keinesfalls sollte es jedoch den Verzicht auf eine Kortison-Therapie nach sich ziehen, wenn diese wegen der individuellen, aktuellen Krankheitssituation erforderlich scheint. Zuverlässige und umfassende Aufklärung über das Nutzen-Risiko-Verhältnis war nach meinen Erfahrungen noch immer die am meisten vertrauensbildende Maßnahme. Nur in seltenen Fällen beharrten Patienten nach solider Information auf ihrer ablehnenden Position.

Die meisten der oben aufgeführten Nebenwirkungen treten, wenn überhaupt, einzeln und selten kombiniert auf. Wichtig sind dabei einige Grundregeln. Vor Beginn einer Cortison-Therapie sollten mögliche Risiken ausfindig gemacht werden. Solche Gefahrenmomente stellen dann auch regelmäßig relative Kontraindikationen gegen eine Cortison-Therapie dar, d. h. man sollte sehr gewissenhaft den Einsatz ohne Vorliegen einer Lebensbedrohung oder allergrößter Gefahr für den Patienten abwägen, möglichst auf den Einsatz von Glucocorticoiden verzichten.

Als besonders wichtig sind Zuckerkrankheit (Diabetes), grüner Star (Glaukom), instabiler Bluthochdruck (Hypertonie) und Herzmuskelschwäche, Magen-Darm-Geschwüre, frühere Thrombosen z. B. in den tiefen Beinvenen, Herzinfarkt und Hirnschlag, Osteoporose mit Spontanfrakturen, Psychosyndrome oder Schwangerschaft (mindestens während der ersten drei Monate) zu beachten.

Ist eine Cortison-Therapie trotzdem notwendig, sollte sie nur unter strenger und regelmäßiger Kontrolle der über die entsprechende Gefährdung auskunftgebenden Parameter und, falls möglich, mit begleitenden prophylaktischen Maßnahmen durchgeführt werden. Eine Entscheidung kann immer nur individuell getroffen werden!

Die meisten Nebenwirkungen stellen sich nur bei längerer Therapiedauer ein und sind somit bei der MS weitestgehend vermeidbar. Auch das ist ein Argument für die Durchführung von Stoßtherapien und den Verzicht auf mehrwöchige Therapieschemata.

Eine Langzeit- oder Dauertherapie mit Corticoiden läßt sich bei MS-Kranken niemals rational begründen (Prange 1992). Grundsätzlich kann ich aus tiefster Überzeugung zustimmen! Allerdings haben Cook und Mitarbeiter (1995) zeigen können, daß bei einer Kombination von Bestrahlung und Langzeit-Cortison über 12 Monate die Zunahme der Behinderung beim chronischen Verlauf verzögert wurde.

Die Cortison-Dosis sollte bei der MS möglichst einmal täglich, morgens zwischen 6 Uhr und 8 Uhr, eingenommen werden. Die Notwendigkeit dieser Maßnahme als Anpassung an die körpereigene Biorhythmik wird in Frage gestellt, die eigenen Erfahrungen belegen mindestens den Sinn einer solchen Empfehlung.

Unter dem Aspekt einer besseren Wirksamkeit und Verträglichkeit von Kortison-Therapien ist einer intravenösen Verabreichung unbestreitbar der Vorzug zu geben. Insbesondere soll die intravenöse Cortison-Therapie bei Sehnerventzündung eine deutlich geringere Rückfallquote aufweisen. Bei niedrigeren Dosierungen, wie sie auch den eigenen Therapieempfehlungen entsprechen, kann die Einnahme auch in Tablettenform geschehen.

Die Frage der Magenprophylaxe scheint bei dieser Einnahmevariante sehr problematisch. In der Praxis ist das Problem aber nur bei einer erheblichen Vorbelastung mit Magen-Darm-Erkrankungen bedeutsam. Der überwiegende Teil einer möglichen Cortison-Belastung der Magen-Darm-Schleimhäute wird über die Abnahme der defensiven Faktoren vermittelt, d. h., erst nachdem das Cortison in den Kreislauf gelangt ist. Liegt eine entsprechende Belastung vor, dann sollte, falls durchführbar, einer Verabreichung in Spritzenform der Vorzug gegeben werden. In jedem Fall sind prophylaktische Maßnahmen angezeigt.

Die sog. intrathekale Gabe von Cortison, d. h. das Einbringen des Präparates direkt ins Hirnwasser, hat die in sie gesetzten Hoffnungen enttäuscht. Bei einer erhöhten Komplikationsgefahr entfaltet sie keine bessere therapeutische Wirksamkeit. Die Erfahrungen, die von Patienten mitgeteilt werden, sind sehr gegensätzlich. Mitunter berichten sie über spektakuläre Besserungen, mitunter über keinerlei spürbare Effekte. Andere wiederum hatten positive Erfahrungen, die bei späteren erneuten Cortison-Stößen identischer Verabreichung und Dosierung ausblieben. Diese scheinbaren Widersprüche scheinen schwer erklärbar, sind tatsächlich eher als logisch zu bewerten. Wenn man die stark entzündungshemmenden Glucocorticoide in das Hirnwasser einbringt, dann erreichen sie MS-Herde, die in Kontakt mit den liquorführenden Räumen stehen. Da bei den meisten MS-Patienten um diese Räume herum die stärksten und weiträumigsten Herdbildungen stattfinden (Orte der bevorzugten Herdbildung = Prädilektionsstellen), wird man auch mit einer guten Wirksamkeit und entsprechender klinischer Besserung rechnen dürfen. Im Bereich der generell bevorzugten Lokalisation von MS-Herden, nämlich um die kleinsten venösen Gefäße herum, befinden sich keine liquorführenden Räume. Diese als Virchow-Robinsche-Räume bezeichneten Strukturen umschließen nur größere Blutgefäße. Sind die aktiven Herde zum gegebenen Zeitpunkt genau in diesen ZNS-Abschnitten angesiedelt, so wird ein ins Hirnwasser eingebrachtes Cortison auch keinerlei objektive oder subjektive Wirkung erzielen können, zumindest keine positive.

Eigene Empfehlungen zu möglichen Cortison-Therapien:

Aus den ausführlichen Darstellungen dieses Kapitels leitet sich mein persönlicher Standpunkt bezüglich der Cortison-Therapie bei MS ab.

Befindet sich der Patient in einem berechenbar stabilen Zustand, dann sind Glucocorticoide völlig fehl am Platze. Ist die MS hingegen aktiviert, insbesondere bei einer akuten Schubsituation, dann gibt es zum Cortison keine vernünftige Alternative. Jeder unbegründete Verzicht durch den Arzt oder den Patienten bedeutet zwangsläufig, in Kauf zu nehmen, daß über das Maß der Vermeidbarkeit hinaus Beschädigungen im ZNS ablaufen.

Möglicherweise freuen sich Arzt und Patient nach einer vollständigen spontanen Rückbildung der Symptome, auf Cortison verzichtet zu haben. Doch auch wenn die Symptome sich zurückbilden, werden sich die zurückbleibenden Plaques bei der Mehrzahl der Fälle summieren und mit zunehmender Krankheitsdauer irgendwann die Schwere des Dauerzustandes definieren.

Meine Empfehlungen über unterschiedliche Therapiemodalitäten fußen auf den Erfahrungen von Fratzer (1992, persönliche Mitteilungen) sowie den eigenen Erkenntnissen bei vielhundertfacher Anwendung jeder der vorgestellten Varianten.

Frühe Schubphase:

Als solche kann man die ersten 24 Stunden eines Schubes vom Zeitpunkt beginnender Symptome betrachten. Von den pathogenetischen Abläufen her darf man relativ sicher davon ausgehen, daß während dieser Zeit ein entzündliches Ödem in dem zukünftigen Herd entsteht und „wächst", ohne daß die verschiedenen Abwehrzellen bereits in die betroffenen Gewebsabschnitte eingedrungen sind. Mittels Methylprednisolon gelingt es schnellstmöglich, eine Stabilisierung der Blut-Hirn-Schranke durch Blockierung der Arachidonsäure-Freisetzung zu erreichen und damit den weiteren

Ablauf in der krankheitsspezifischen Reaktionskette zu unterbrechen. Da die Unterdrückung der immunen Reaktionen in dieser Krankheitssituation sekundär scheint, reicht auch eine kurzfristige Gabe aus.

Empfohlen wird: **Urbason** in einer Tagesdosierung von 240 bis 280 mg über 3 Tage. Verspürt der Patient während der Therapie bereits eine Verbesserung, so kann der Stoß nach 3 Tagen beendet werden. In einer absoluten Minderzahl wurde es notwendig, die genannte Tagesdosis 5 Tage anzuwenden. Die Verträglichkeit des in der Regel in Tablettenform eingenommenen Urbasons ist sehr gut. Gelegentlich wird über innere Unruhe oder vegetative Reaktionen im Sinne einer Gesichtsrötung berichtet, relativ häufig kommt es zu Schlafstörungen.

Sollte es in sehr seltenen Fällen nach dem abrupten Absetzen des Methylprednisolons zu einem erneuten Aufflammen der Symptome kommen, empfiehlt sich die Wiederholung des Stoßes nach 7 bis 10 Tagen Pause. Damit wurden deutlich bessere Ergebnisse erreicht als mit einer längerfristigen Einnahme, bei der, durch die dann notwendige Ausschleichphase, häufig länger Cortison eingenommen wird, als der Schub tatsächlich dauert.

Späte Schubphase:

Etwa am zweiten Tag eines Schubes beginnt das Eindringen von Entzündungszellen in den Herd (auch aus tierexperimentellen Befunden zu schlußfolgern). Danach wirken nicht mehr hauptsächlich Druck und Sauerstoffmangel zerstörend auf die Markscheiden, sondern Abwehrzellen greifen zunehmend in den Schädigungsprozeß ein. Zwar kommt es in dieser Situation ebenfalls darauf an, möglichst schnell eine Stabilisierung der Blut-Hirn-Schranke zu erreichen, doch ist therapeutischen Vorgehensweisen, die zusätzlich zu einer Verminderung des entzündlichen Ödems beitragen, eindeutig der Vorrang einzuräumen.

Diesbezüglich hat sich Dexamethason speziell bei lebensbedrohlichen Hirnödemen und anderen schweren Organödemen vorzüglich in der Notfallmedizin bewährt.

Empfohlen wird: **Fortecortin** in einer Tagesdosis von 40 mg über 5 Tage. Aus der praktischen Erfahrung ist die Anwendung einer solchen Stoßtherapie ab dem zweiten Tag eines Schubes die wirksamere Therapievariante. In einer kleineren Zahl der Fälle war über den 5. Tag hinaus eine weitere Gabe von Fortecortin in absteigender Dosierung über etwa 3 Tage notwendig bzw. sinnvoll. Da Schübe leider zu selten bereits frühzeitig diagnostiziert werden (können) bzw. der unerfahrene Patient nicht umgehend seinen betreuenden Arzt konsultiert, wird diese Form der Cortison-Therapie in der eigenen Praxis deutlich häufiger angewandt als der Urbason-Stoß.

Bezüglich der Verträglichkeit wird Fortecortin von einer größeren Anzahl der Patienten relativ schlechter toleriert. Am häufigsten werden Schlafstörungen, Darmträgheit und häufiges Wasserlassen genannt, gefolgt von leicht depressiven Stimmungslagen, und selten, mit einer Häufigkeit von etwa 1 %, kam es zu kurzfristigen Wassereinlagerungen und Hautveränderungen (Akne).

Chronisch-progrediente Verläufe:

Grundsätzlich werden in der Schulmedizin bei dieser Verlaufsform Cortison-Therapien weitestgehend abgelehnt und eigentlich nur bei ausgeprägter Spastik angewandt. Hierfür gibt es eine Reihe von Gründen: Zum einen fehlt in aller Regel der klinische Anhaltspunkt für die akute Aktivierung des Krankheitsprozesses. Statt dessen entwickeln sich die Behinderungen „schleichend" meist über mehrere Monate.

Viele Patienten dieser Verlaufsform berichten über Negativerfahrungen mit Cortison-Stößen, entweder im Sinne nicht wahrnehmbarer positiver Effekte oder sogar Verschlechterungen nach Beendigung einer Cortison-Therapie. Andere machen Angaben über eine Verbesserung, die aber nur von kurzer Dauer war. Nicht zuletzt zeigen auch Dauertherapien mit Cortison über Jahre hinweg, daß der Krankheitsprozeß mitunter etwas verzögert wird, jedoch nur in seltenen Ausnahmen in Stabilität zu überführen ist. Betrachtet man dagegen die Summe der Nebenwirkungen, wird sich ein ablehnender Standpunkt ergeben.

Grundsätzlich ist aus meiner Sicht absolut richtig, daß sich keine MS dauerhaft mit Cortison therapieren läßt, schon gar nicht die chronisch-progrediente Verlaufsform. Wird bei einem Patienten aber aus der Krankengeschichte erkennbar, daß im chronischen Verlauf die Zunahme der Behinderung, entsprechend die Progression, innerhalb relativ kurzer Zeit deutlich vorangeschritten ist, dann gelingt es häufig, mit Hilfe der Intervall-Therapie den Krankheitsprozeß zu verzögern oder zu deaktivieren.

Bei Patienten solcher Krankheitssituation wird empfohlen, wie beim Schub, 5 Tage Cortison einzunehmen. Anschließend folgt eine Cortison-Pause. Weitere Cortison-Stöße werden von immer längeren Pausen gefolgt. Da während der etwa 6 Monate dauernden Intervall-Therapie nicht nur intermittierend Cortison gegeben wird, sondern die Patienten sich einer Stoffwechselveränderung durch Nahrungsergänzungspräparate und Diät unterziehen, gelingt es bei der übergroßen Mehrzahl, eine deutliche Stabilisierung des Krankheitsprozesses, mitunter spektakuläre Verbesserungen, zu erreichen.

Nach Beendigung der Intervall-Therapie werden Cortison-Stöße nur bei erkennbar akuten Aktivierungen eingesetzt, die, mit zunehmender Therapiedauer, mehr und mehr Schubcharakter annehmen.

Grundsätzlich gehören Arzneimittel in die Hand des Arztes. Dies gilt insbesondere für solch hochwirksame Präparate wie Cortison. Die obigen Empfehlungen sind unter gar keinen Umständen als Anleitung zur Selbsttherapie von Patienten zu mißbrauchen, sondern sollen ausschließlich zur Information dienen. Egal, wie geschickt der Arzt mit Cortison bei der MS hantieren mag, es handelt sich immer nur um eine Hilfsmaßnahme und sollte Mittel zum Zweck sein. Der Zweck jedoch muß sich aus anderen tragfähigen therapeutischen Maßnahmen ableiten.

7.2 Immunssuppressive Therapien

Darunter versteht man eine Reihe von Maßnahmen, die überwiegend aus der Krebsbehandlung oder aus der Transplantationsmedizin stammen und grundsätzlich darauf abzielen, die immune Abwehrfähigkeit des Körpers zu unterdrücken. Da derartige Abwehrmechanismen bei einer Vielzahl von Erkrankungen übersteigert ablaufen, versucht man durch ihre Abschwächung den jeweiligen Krankheitsprozeß zu mildern.

Aus allen bisher vorgestellten Befunden und Zusammenhängen geht eindeutig hervor, daß die MS durch autoimmunologische Schädigungsmechanismen mitbefördert wird. Ihr Anteil an der gesamten Schädigungspotenz der Erkrankung scheint hingegen im Regelfall eher untergeordnet. Die Realität der immunsuppressiven Therapieerfahrungen scheint das zu bestätigen.

So ausführlich und umfassend auf Cortison-Therapien wegen ihres kalkulierbaren Nutzens eingegangen wurde, so komprimiert werden jetzt andere immunsuppressive Therapieansätze behandelt. Damit will ich keinesfalls statistisch belegte Wirkungen ignorieren.

Vielmehr läßt sich aus meiner persönlichen Sicht ihr Wert folgendermaßen zusammenfassen:

Zuwenig positive Effekte, zu selten und um einen zu hohen Preis.

Damit definiert sich das Nutzen-Risiko-Verhältnis zuungunsten des Patienten. Auf jeden Fall sehe ich keine rationale Rechtfertigung für die derartig breite Anwendung bei MS. Für mich stellt sich ihr Einsatz häufig als Ausdruck therapeutischer Hilflosigkeit dar und ist wohl eher zur psychischen Stabilisierung eines Patienten geeignet. Dieser hat dann die Gewißheit, daß die Krankheit nicht dem Selbstlauf überlassen ist, sondern etwas unternommen wird.

Wie fraglich und gering mitunter statistisch belegte „Therapieerfolge" ausfallen, ist allen Sachkennern bekannt. Wenn nach solchen „belegbaren" Ergebnissen geschlußfolgert wird, daß ein bestimmtes Medikament hilft, dann vergißt man häufig, die Patienten darüber aufzuklären, wie diese Hilfe in der medizinischen Realität aussieht. Der Faszination des wissenschaftlichen Studienergebnisses folgt die Ernüchterung des praktischen Nutzens.

Für mich wäre eine Indikation zur Anwendung nur dann gegeben, wenn Patienten mit erkennbar hoher Schubrate bzw. deutlicher bis stürmischer Krankheitsprogression (damit wahrscheinlich auch ausgeprägterer immunologischer Komponente des Prozesses) durch keine andere Therapiemaßnahme stabilisiert werden können und der immunsuppressive Therapieansatz die letzte vernünftige Alternative darstellt.

Azathioprin (Imurek, Azamun)

Diese Substanz wandelt sich im Organismus in 6-Mercaptopurin um, das für den überwiegenden Teil der therapeutischen Wirkungen verantwortlich zeichnet. Die Biotransformation verläuft dabei langsam und ermöglicht eine gleichmäßige Wirkung. Bei Autoimmunerkrankungen wird eine Dosierung von 1 bis 2,5 mg/kg Körpermasse täglich empfohlen.

Anfang der 70er Jahre wurden erste vorklinische Studien zum Einsatz von Azathioprin bei MS durchgeführt. Die Ergebnisse waren widersprüchlich. Spätere Pilotstudien erbrachten entweder eine Verminderung der Schubrate oder eine Abnahme der chronischen Progredienz. Der Effekt war beim schubförmigen Verlauf günstiger. Spätere kontrollierte Studien konnten diese Effekte nicht eindeutig bestätigen.

Ende der 80er Jahre wurde dann eine britisch-niederländische Studie abgeschlossen, die den Forderungen der Full-Scale-Studie gerecht wird. Therapie- und Beobachtungsdauer betrugen 3 bis 4 Jahre und erbrachten das Ergebnis, daß die Patienten, die täglich 2,5 mg/kg Körpermasse Azathioprin erhalten hatten, gegenüber Kontrollpersonen bezüglich Krankheitsfortschritt und Schubrate etwas besser abschnitten. Es gelang nicht, die Aussage statistisch zu sichern. Daraus ergab sich die Schlußfolgerung, daß wegen des geringen und damit fraglichen Nutzens die Anwendung von Azathioprin nicht generell bei MS empfohlen werden könne.

Je länger die Behandlung dauerte, desto deutlicher soll sich der „milde therapeutische Effekt" dargestellt haben (British and Dutch Multiple Sclerosis Azathioprin Trial Group 1988). Im ersten Behandlungsjahr wurde die größere Zahl an Nebenwirkungen registriert. Grundsätzlich ist die Azathioprin-Therapie nebenwirkungsreich. Zu den häufig beklagten Problemen gehören Magen-Darm-Störungen, Veränderungen des Blutbildes und erhöhte Infektanfälligkeit.

Wegen der Unterdrückung der Immunabwehr ist auch die natürliche körpereigene Krebsabwehr vermindert. Daraus definiert sich eine erhöhte Krebsgefahr, zumindest bei langfristigen Anwendungen. Verglichen mit anderen immunsuppressiven Therapien, gilt Imurek als „noch relativ gut verträgliche Substanz". Da es beim Absetzen von Imurek verhältnismäßig häufig zu einer ausgeprägten Krankheitsaktivierung kommt("Rebound-Phänomen"), empfiehlt man bei entsprechender Verträglichkeit eine lebenslange Therapie. Nach Yudkin (1991) erhöht Azathioprin die Wahrscheinlichkeit, schubfrei zu bleiben.

Nach der etablierten Meinung sollte die Indikation gezielt gestellt werden und eine Imurek-Therapie bei schubförmig-progredienten Patienten unter 50 Jahren, mit mehr als 2 Schüben während der letzten 2 Jahre und unvollständiger Rückbildung der Symptome, bei Gewährleistung einer guten Langzeitverträglichkeit, zum Einsatz kommen.

Durch Azathioprin ist weder eine Heilung der MS möglich noch eine Rückbildung bereits vorhandener Behinderungen.

Cyclophosphamid (Endoxan)

Dieser Stoff gehört zu den sog. alkylierenden Substanzen. Durch die chemische Veränderung von Kernsäuren (DNA) wird ihre Verdoppelung und damit die Zellteilung beeinträchtigt. Die Wirkung solcher Stoffe gleicht bei einer mikroskopischen Untersuchung derjenigen von Bestrahlungen, weshalb sie auch als Radiomimetika bezeichnet werden.

Durch die Hemmung der Zellvermehrung besitzen sie einerseits tumorhemmende, andererseits auch krebsfördernde Eigenschaften. Im Reagenzglas ist Cyclophosphamid nahezu wirkungslos und wird erst im Körper in seine Wirkform umgewandelt. Von den für die MS wichtigen Lymphozyten sollen die sog. T-Helfer-Zellen selektiver beeinflußt werden, und Cyclophosphamid soll die Blut-Hirn-Schranke besser als Imurek überwinden.

Die meisten der bisherigen Therapieversuche sind bei strenger Bewertung als Pilotversuche zu klassifizieren. Cyclophosphamid wird zumeist höher dosiert als Stoßbehandlung verabfolgt, wobei auch Kombinationen mit ACTH oder Glucocorticoiden gewählt werden. Seitens der Anwender dieser Therapie wird überwiegend empfohlen, die Stoßbehandlung in größeren Zeitabständen zu wiederholen, ggf. auch niedriger dosiert als Infusionsbehandlung einmal pro Monat.

Speziell bei chronisch-progredienten Verlaufsformen soll „eine gewisse therapeutische Wirksamkeit des Cyclophosphamids offensichtlich nicht von der Hand zu weisen sein" (Lauer und Firnhaber 1988, zit. bei Prange 1992).

Eine 1985 und 1989 an 168 MS-Patienten in 9 kanadischen Kliniken vorgenommene Untersuchung erbrachte das Ergebnis, daß Patienten, die Cyclophosphamid und Cortison bzw. zusätzlich einmal wöchentlich einen Plasmaaustausch erhalten hatten, schlechter abschnitten als diejenigen, die mit wirkstofffreien Tabletten (Placebos) und einem simulierten Plasmaaustausch behandelt wurden(Noseworthy et al. 1991).

Die Nebenwirkungen einer Cyclophosphamid-Therapie sind beträchtlich.

Ciclosporin (Cyclosporin A, Sandimmun)

Dieser – aus einem Pilz gewonnene – Wirkstoff unterdrückt sowohl die humorale als auch zelluläre Immunreaktion in der frühen Phase der Immunantwort. Infolge eines Mangels der Botenstoffe Interleukin-I (IL-1) und IL-2 u. a. können T-Lymphozyten nicht zu zellzerstörenden (zytotoxischen) Zellen ausreifen. Die Phagozytoseaktivität der Freßzellen wird praktisch nicht gehemmt.

Dadurch ist die Infektanfälligkeit der Patienten deutlich geringer als bei anderen immunsuppressiven Therapien. Andererseits wird damit eine immens wichtige Komponente der Myelinzerstörung bei aktiver MS praktisch nicht beeinflußt! Ciclosporin hat sich vor allem in der Transplantationsmedizin bewährt.

Nach der Entdeckung dieser neuartigen immunsuppressiven Stoffklasse waren die Hoffnungen einer therapeutischen Wirksamkeit bei der MS groß und durchaus logisch. Im Tierversuch konnte durch die Gabe von Ciclosporin die Entwicklung einer experimentellen allergischen Enzephalomyelitis (EAE) verhindert werden, und selbst wenn dieser Prozeß bereits in Gang gesetzt war, wies Ciclosporin noch eine therapeutische Wirksamkeit auf. Spätere Experimente zeigten allerdings auch, daß nach Absetzen der Substanz eine ungewöhnlich schwere Enzephalomyelitis provoziert werden konnte.

In Deutschland wurde Cyclosporin A zwischen 1983 und 1986 an 98 MS-Patienten in Würzburg und Hannover erprobt und die Ergebnisse mit 96 MS-Betroffenen verglichen, die während der 2 Jahre Studiendauer Azathioprin erhielten. Als Maß für die Wirksamkeit der Therapie wurde der Krankheitsverlauf bzw. die Progredienz der individuellen Krankheitssymptome herangezogen. Zunächst wurde in beiden Krankheitsgruppen eine Besserung festgestellt, nach 12 Monaten verschlechterte sich der Zustand im Durchschnitt aber wieder, wobei die Verschlechterung bei den mit Cyclosporin A behandelten Patienten etwas langsamer verlief. Unterschiede mit statistischer Bedeutung konnten nicht gefunden werden. Von den Nebenwirkungen erwiesen sich vor allem Mundschleimhautveränderungen und Bluthochdruck als bedeutsam. Ein wichtiges Problem war der sogenannte Absetzeffekt: Bei den in Hannover behandelten Patienten verdreifachte sich die Zahl der Schübe im ersten Jahr nach Absetzen der Therapie. Die Ergebnisse einer britisch-niederländischen Studie (1982 bis 1986) waren den o. g. vergleichbar.

Mitoxantron (Novantron)

Dieses – für die Behandlung einiger Krebsarten zugelassene – Medikament wurde Ende der 80er Jahre in 4 kleinen Pilotstudien in Belgien, Würzburg, Wien und Ulm mit jeweils 10 bis 30 MS-Patienten getestet. Alle Untersucher berichteten von einer Verringerung der Schubfrequenz, Stillstand oder leichten Verbesserungen der klinischen Befunde, wobei ein hoher Anteil der Patienten die Behandlung vornehmlich wegen Übelkeit abbrach.

Das Medikament gilt als ebenso starkes Immunsuppressivum wie Cyclophosphamid, jedoch bei geringerer Krebsgefahr. Damit wäre es für eine Langzeittherapie geeigneter. Krapf u. a. (1995) konnten zeigen, daß Mitoxantron einen positiven Einfluß auf die MRT-Befunde, vor allem bei aggressiven MS-Verläufen, nimmt (Abnahme der Zahl aktiver Herde). Ob daraus ein besserer Einfluß auf die klinische Entwicklung abgeleitet werden kann, bleibt abzuwarten.

Weitere Immunsuppressiva

Goodkin u. a. (1995) veröffentlichten eine Arbeit zur Wirkung von niedrig dosiertem **Methotrexat** bei 60 Patienten mit chronisch-progredienter MS. Demnach verzögert sich in der Gruppe der behandelten Patienten die Ausprägung der Behinderung an den oberen Extremitäten.

Eine Behandlung mit **Cladribin** soll ebenfalls einen meßbaren positiven Einfluß auf die chronisch-progrediente MS haben (Sipe et al. 1994).

Die Wirkung von **Leflunomid** bleibt abzuwarten.

Das Immunsuppressivum **FK 506** hat bei chronisch-progredienter MS keine Wirksamkeit nachweisen können (Lemster u. a. 1994).

Andere immunsuppressive Maßnahmen

Zu den häufiger bei MS eingesetzten Verfahren gehört die **Plasmapherese**. Hierunter versteht man ein technisch aufwendiges Verfahren, bei dem aus dem Blutplasma Autoantikörper, Immunkomplexe und Botenstoffe des Immunsystems entfernt werden und das „gereinigte Plasma" anschließend dem Körper wieder zugeführt wird.

Die bisher durchgeführten Pilotstudien konnten keine therapeutischen Vorteile nachweisen. Als absolute Ausnahme wird über Einzelbeobachtungen berichtet, bei denen im schubförmigen Verlauf andere Therapien versagt hatten und die Plasmapherese zur Remission führte.

Eine weitere praktizierte Behandlung ist die Gabe von **Antilymphozytenseren**. Dabei werden geeignete Tiere gegen gereinigte menschliche Lymphozyten immunisiert und anschließend ihr Serum gewonnen. Nach Verabreichung an einen Patienten kommt es zur Abnahme der Lymphozytenzahl. Infundiert man dem Patienten nur die reinen Antikörper des Tierserums, dann spricht man vom **Antilymphozytenglobulin**.

Als „maximale Immunsuppression" gilt die Kombination solcher Substanzen mit einer Ableitung der Lymphe aus dem Hauptlymphstamm (Ductus thoracicus) und einer Gabe von Cortison oder Azathioprin. Bei schubförmigen Verläufen zeigten sich Anfangserfolge, die bei längerer Beobachtung keine Vorteile gegenüber Azathioprin aufwiesen. Diese Substanz wurde hinlänglich besprochen. Die Gabe von Antilymphozytenseren ist mit einem relativ großen Risiko schwerer Nebenwirkungen belastet und bei fraglichem Nutzen nicht gerechtfertigt.

Bei der **Bestrahlung** verschiedener Lymphknotengruppen bzw. der Milz sollen ebenfalls Therapieeffekte bei MS nachweisbar sein. Hier ist meines Erachtens die Unverhältnismäßigkeit der Mittel exemplarisch vorgeführt.

Nutzen immunsuppressiver Therapien bei MS

Anstelle eines eigenen Kommentars zitiere ich aus der *Medical Tribune* vom 18.3.1994, Seite 6, wo ein Artikel von Prof. G. C. Ebers vom University Hospital in London, Ontario, referiert wurde, der in *The Lancet*, Vol. 343, No. 8892 (1994), S. 275–278, erschienen ist:

„Kontrollierte Doppelblindstudien setzen dem breiten Einsatz von Cyclophosphamid ein jähes Ende. Im Gegensatz zu früheren, methodisch mangelhaften Studien zeigten sie keinerlei positiven Effekt des Zytostatikums. Ciclosporin schnitt bei lege artis durchgeführter Prüfung kaum besser ab. In den einzelnen Studien fand sich entweder kein oder lediglich ein begrenzter Nutzen.

In einer großen amerikanischen Doppelblindstudie wurde zwar ein marginal signifikanter Unterschied zugunsten der mit Ciclosporin behandelten Patienten beobachtet, doch machte die hohe Drop-out-Rate von knapp der Hälfte der Behandelten die Interpretation schwierig. Erst durch Metaanalyse der bisherigen Studien gelang der Wirkungsnachweis für Azathioprin. Die Chance eines MS-Kranken, zwei Jahre nach Behandlung mit der Substanz rezidivfrei zu sein, war doppelt so hoch wie bei den Kontrollen. Daneben konnte eine gewisse Verlangsamung der Krankheitsprogression beobachtet werden. Das erhöhte Malignomrisiko spricht jedoch vorerst gegen einen breiten Einsatz von Azathioprin."

7.3 Immunmodulatorische Behandlungen

Jede Veränderung der immunen Antwortfähigkeit moduliert dieselbe, also auch die immunsuppressive Therapie. Unter dieser Überschrift sollen jedoch vorwiegend Therapieansätze beschrieben werden, die deutlich gezielter und spezifischer in die gestörten Abwehrreaktionen bei der MS einzugreifen versuchen und teilweise hochaktuell sind.

Interferone:

Erkrankt ein Mensch an einer Virusinfektion, so ist eine gleichzeitige Ansteckung mit einem zweiten Virus nicht möglich. Dieses Prinzip der Virus-Interferenz wurde erstmalig 1957 von Isaac und Lindemann reproduzierbar demonstriert, und es wurde der Begriff „Interferon" geprägt. Heute versteht man unter Interferonen für die jeweilige Art spezifische, jedoch Virus-unspezifische Eiweißsubstanzen, die von Körperzellen auf verschiedene Reize hin gebildet werden können und die Vermehrung der meisten Viren hemmen.

Dabei wirken die Interferone nicht direkt antiviral, sondern durch ihren Einfluß auf zelleigene Enzyme bzw. Boten-Kernsäuren (messenger-RNA) blockieren sie letztendlich die Bildung von viralen Eiweißen, ohne dazu in die Zellen einzudringen. Außer ihrer antiviralen Wirkung beeinflussen Interferone auch Immunreaktionen und hemmen die Zellteilung, auch die von Tumorzellen. Damit definieren sich ihre Einsatzgebiete. Es werden 3 Haupttypen von Interferonen unterschieden, die inzwischen alle bei der MS geprüft wurden bzw. von denen ein Haupttyp aktuell weit häufiger zum Einsatz kommt.

Interferon-alpha:

Die tägliche Gabe von 5 Millionen internationalen Einheiten (IE), über 6 Monate unter die Haut (subkutan) gespritzt, erbrachte eine Verminderung der Schubrate, die gerade noch statistisch gesichert werden konnte. Chronische Verläufe zeigten keine Effekte. Bei Nachuntersuchungen konnte ein länger andauernder Effekt im Sinne einer Schubvorbeugung nachgewiesen werden. Wurde Interferon-alpha nur mit 2 Millionen IE Tagesdosis dreimal wöchentlich, dafür aber 12 Monate lang verabreicht, so konnte die Beeinflussung der Schubrate statistisch nicht belegt werden.

Nach Ende des Versuches verschlechterten sich die Patienten, die Interferon erhalten hatten, deutlicher als Placebo-Empfänger. Während der Studie wechselten unverhältnismäßig viele Interferon-Patienten vom schubförmigen in den chronisch-progredienten Verlauf. Prange (1994) publizierte einen wichtigen Artikel zur Neurotoxizität von Interferon-alpha (durch die Substanz hervorgerufene Schädigung des Nervensystems).

Nach derzeitigem Wissensstand besitzt Interferon-alpha eine höhere nervenvergiftende Potenz als die beiden anderen Haupttypen beta und gamma. Der Mechanismus dieser Neurotoxizität ist ebensowenig bekannt wie die Zahl der tatsächlich Betroffenen. Entgegen der früheren Meinung, daß die Nervenschädigung nur auf die Zeit der Darreichung bzw. einen kurzen Zeitraum danach beschränkt sei, weiß man heute, daß dauerhafte Schäden auftreten können.

Interferon-gamma:

Dieses Mittel erwies sich im therapeutischen Einsatz bei der MS als vollständige Katastrophe. Auf der Jahressitzung der amerikanischen Academy of Neurology 1986 stellte K. Johnson, Professor und Vorsitzender der Abteilung Neurologie an der Universität von Maryland, die Ergebnisse eines Therapietests mit Gamma-Interferon vor. Die Versuche mußten nach einem Monat abgebrochen werden, weil 6 von 19 Patienten einen akuten Schub erlitten hatten.

Trotz des verheerenden Ergebnisses gab es doch eine positive Schlußfolgerung: Noch nie hatte etwas die Krankheit so auffallend verschlechtert wie Gamma-Interferon (zit. bei Rosner / Ross 1993). Wie groß die Fortschritte der letzten Jahre im Verständnis immunologischer Abläufe sind, zeigt sich daran, daß wir heute wissen und verstehen, warum dieses Desaster passieren mußte. Interferon-gamma ist eine der wichtigsten Substanzen im System der körpereigenen Abwehrreaktionen und ihrer Koordinierung. Bei der MS ist dieser Stoff wahrscheinlich ein zentraler „Treibstoff" bei der Schubauslösung, der Krankheitsprogression und der Schwere der entzündlich-immunologisch vermittelten Myelinschädigung.

Interferon-beta (Betaferon):

Der Einsatz von Beta-Interferon bei der MS hat in den letzten Jahren seinen Nutzen und Sinn eindeutig nachweisen können. Damit ist es zum ersten Arzneimittel geworden, das nach strenger klinischer Prüfung MS-Patienten wirklich hilft, indem es den Krankheitsprozeß eindeutig positiv beeinflußt. Wie groß sich der tatsächliche Nutzen für den Patienten definiert, hängt im wesentlichen von der Sichtweise der Betroffenen und der Ärzte ab.

Bei der industriellen Herstellung bzw. Gewinnung von Beta-Interferon werden verschiedene Wege beschritten. Grundsätzlich unterscheidet man zwischen sog. natürlichem (aus Zellkulturen menschlicher Bindegewebszellen gewonnenem) oder gentechnisch hergestelltem Interferon-beta.

In Bakterien oder Säugetierzellen werden die menschlichen Gene eingebracht, die während ihres Wachstums Interferon-beta produzieren. Damit verknüpfen sich nicht nur produktionstechnische Unterschiede, sondern auch Differenzen in spezifischen Eigenschaften und Wirkungen. Der grundsätzlich angestrebte Effekt ist jedoch identisch.

Jacobs et al. (1986) publizierten eine Arbeit über die Anwendung von Interferon-beta bei Multipler Sklerose. Sie verabreichten den Patienten über 6 Monate jeweils 9–10 Einzelgaben von je einer Million internationalen Einheiten Interferon-beta direkt ins Hirnwasser. Es konnte eine statistisch gesicherte Verminderung der Schubrate nachgewiesen werden, allerdings ohne eindeutige Verminderung des Fortschreitens der Erkrankung. Die Nachbeobachtung erstreckte sich über mehrere Jahre, und der Effekt der verminderten Schubrate wurde noch deutlicher.

Anfang der 90er Jahre begannen in verschiedenen Ländern umfangreiche klinische Studien mit Interferon-beta, die eine fast dramatische Entwicklung nach sich zogen. Anfang März 1993 erschienen in deutschen Tageszeitungen Artikel über ein neues Medikament gegen MS, dessen Zulassung durch die amerikanische Gesundheitsbehörde, die Food and Drug Administration (FDA), noch im selben Monat erfolgen sollte.

Unter Leitung der Berliner Schering AG hatte deren amerikanische Tochterfirma Berlex Laboratories zusammen mit der US-Firma Chiron ein gentechnologisches Interferon-beta entwickelt und bei MS-Patienten erfolgreich erprobt. Sein Name: Betaseron. Sieben von neun Experten der FDA sprachen sich für die Zulassung des Medikamentes aus. Die Beratungskommission stützte ihre Entscheidung auf die Daten einer Studie, die an über 300 MS-Patienten in 11 Kliniken der USA und Kanadas über insgesamt 3 Jahre (2 Jahre Therapie plus 1 Jahr Nachbeobachtung) durchgeführt wurde.

Die Patienten waren in 3 Therapiearme unterteilt, wobei einem Drittel der Patienten jeden zweiten Tag Betaseron hochdosiert, einem weiteren Drittel niedrigdosiert subkutan gespritzt wurde und ein Drittel ein Placebo erhielt. Die häufig auftretenden Nebenwirkungen wie Grippegefühl mit Muskelschmerzen, Fieber oder Schüttelfrost bzw. lokale Reaktionen an der

Einstichstelle wichen im Normalfall innerhalb von 6 Wochen. 81 % der Patienten führten die Behandlung bis zum Studienende durch.

Im Ergebnis der Studie konnte gezeigt werden, daß die Hochdosisgruppe etwa ein Drittel weniger Schübe aufwies als die Placebopatienten. Außerdem verliefen die Schübe weniger schwer. Die Anzahl „kleinerer Attacken" wurde halbiert. Der wichtigste Befund jedoch war, daß in den kernspintomographischen Aufnahmen der mit einem Scheinpräparat behandelten Patienten durchschnittlich knapp 20 % Zunahme der MS-typischen Herde zu verzeichnen war, bei der Hochdosisgruppe hingegen nur etwa 4 %. Getestet wurden nur Patienten mit einem schubförmigen Verlauf.

Daraus ergibt sich die Schlußfolgerung, daß

beta-Interferon in sehr hoher Dosierung bei regelmäßiger Darreichung eine schubförmig verlaufende MS verzögern kann, was sowohl im klinischen als auch kernspintomographisch kontrollierbaren Fortschreiten der Erkrankung dokumentiert wurde. Betaseron vermag die MS aber keinesfalls zu stoppen oder gar zu heilen.

Trotzdem ist der handfeste Nutzen nicht in Abrede zu stellen. Die Wirkungen des Interferon-beta erklärt man sich durch zwei Hauptkomponenten: Zum einen soll es die Zahl der bei MS deutlich verminderten T-Suppressorzellen normalisieren; zum anderen ist bekannt, daß Interferon-beta dosisabhängig die Wirkung von Interferon-gamma verändert. Bei hoher Dosierung verursacht es eine deutliche Hemmung der Interferon-gamma-Effekte.

Hinzu kommt die antivirale Wirksamkeit, die bei nicht geklärter Ursache der MS auch Bedeutung haben kann. Außerdem unterdrückt Interferon-beta die Freisetzung eines anderen wichtigen Botenstoffes (TNF-alpha) und deaktiviert große Freßzellen (mononukleäre Phagozyten).

Nun besteht ja durchaus die hypothetische Möglichkeit, daß ein andersartig hergestelltes Interferon-beta-Präparat noch günstigere Ergebnisse zuläßt. Diese Hoffnung wurde auch durch die Aussagen verschiedenster Institutionen genährt. Dabei konzentrierten sich die Erwartungen vor allem auf das aus Warmblüterzellen gewonnene Beta-Interferon, mit dem es angeblich gelingen sollte, das Fortschreiten der MS tatsächlich aufzuhalten.

Im Oktober 1994 wurden die Ergebnisse einer Studie mit Interferon-beta-1 a der Fa. Biogen, Cambridge, Massachusetts, durch die National Multiple

Sclerosis Society der USA veröffentlicht. Leiter der 1990 begonnenen Studie war Prof. L. Jacobs, der ihre Ergebnisse am 10.10.1994 anläßlich der Jahrestagung der American Neurological Association referierte. Insgesamt waren 301 Patienten mit einer diagnostizierten aktiven MS in die doppelblind geführte Studie an 5 MS-Zentren der USA aufgenommen worden.

Die Patienten waren alle dem schubförmigen bzw. schubförmig-fortschreitenden Verlauf zuzuordnen mit einer Krankheitsdauer von mindestens einem Jahr, relativ niedrigem Schweregrad von maximal 3,5 der Kurtzke-Skala (EDSS), erkennbarer Krankheitsaktivität durch eine Mindestschubrate von 0,67/Jahr, einem Zeitintervall von mindestens 2 Monaten zum letzten Schub und im Altersbereich zwischen 18 und 55 Jahren.

Die Therapiegruppe (eine intramuskuläre Injektion von 6 Millionen IE Interferon-beta-1 a wöchentlich über 2 Jahre) wurde mit einer Placebogruppe bezüglich Schubhäufigkeit, -schwere, Krankheitsprogredienz und kernspintomographisch erfaßter Beherdung verglichen. Die wichtigsten Ergebnisse sind wie folgt zusammenzufassen:

Die Schubrate verminderte sich bei den Behandelten gegenüber Placebopatienten um durchschnittlich 31 %. Während des ersten Jahres der Studie verschlechterten sich 20,1 % der scheintherapierten Patienten um einen Grad auf der Kurtzke-Skala, von den behandelten nur 12 %. Nach 2 Jahren betrug das Verhältnis der beiden Gruppen hinsichtlich der Verschlechterung von einem Grad auf der Kurtzke-Skala 36,3 % gegenüber 22,6 %.

Berechnete man auf der Basis der erhobenen Daten die durchschnittliche Zeitdauer bis zum Eintritt einer Verschlechterung um einen Schweregrad aller Patienten einer Gruppe, so ergab sich für die Placebopatienten ein Wert von 3,1 Jahren, für die Interferon-beta-Gruppe hingegen ein Wert von 5,4 Jahren. Damit ist eine eindeutige Verlangsamung des Krankheitsgeschehens dokumentiert.

Bezüglich der Kernspinbefunde konnten nach 2 Jahren keine Unterschiede in der Gesamtzahl und -ausdehnung der MS-Herde nachgewiesen werden. Allerdings war der Teil der aktiven – d. h. Gadolinium einlagernden – Herde statistisch eindeutig geringer. Dies wurde als Erfolg verbucht.

Vergleicht man nun diese Ergebnisse mit jenen der Schering-Studie, so können hinsichtlich der Wirksamkeit kaum Vorzüge ausgemacht werden. Der Effekt war in beiden Studien vergleichbar. Interferon-beta 1 a wird ein nachgewiesener Verzögerungseffekt auf die Krankheitsprogression bescheinigt. Die Nebenwirkungen und die Abwehrreaktionen des Körpers sind deutlich geringer bzw. seltener als bei dem Schering-Präparat.

Allerdings ist von einem Stillstand der Erkrankung leider nirgendwo eine Spur. Die Quintessenz der Therapieversuche mit Interferonen ist, daß die Haupttypen gamma und alpha in der MS-Therapie nichts zu suchen haben, die Therapie mit Interferon-beta hingegen den Prozeß verzögert, jedoch nicht stoppt. Trotzdem ist dieser Nutzen für den Patienten weit größer, als alle bisherigen etablierten Therapien versprechen konnten. Er bedeutet für den Betroffenen gewonnene Jahre bei besserer Lebensqualität.

Bis heute konnte keine Beeinflussung des chronisch-fortschreitenden Verlaufes durch Interferon-beta belegt werden. Seit 1994 führt die Schering AG in 30 Zentren eine europaweite Doppelblindstudie bei über 700 MS-Patienten mit chronisch-progredienter Verlaufsform durch. Die Ergebnisse bleiben abzuwarten, dürften aber kaum annähernd so positiv sein wie bei den schubförmigen Patienten.

Die Testung einer Reihe anderer Interferon-beta-Präparate entspricht in den Befunden weitestgehend den oben dargestellten.

Copolymer 1 (COP-1)

Bei einer Überaktivität des Immunsystems, speziell im Sinne einer Allergie, vermag man mitunter überschießende Reaktionen dadurch zu verringern oder zu beseitigen, daß beim Betroffenen das Antigen, gegen das der Körper übermäßig empfindlich reagiert, in ansteigenden Dosierungen verabreicht wird, wobei der Körper seine immune Abwehrstrategie ändert und bei erfolgreicher Verminderung der Immunreaktion (Hyposensibilisierung) dem Idealziel der Unempfindlichkeit gegenüber der antigenen Substanz (Desensibilisierung) zustrebt.

In Israel arbeitet ein Forscherteam an der Hypothese, bei MS-Patienten durch eine Hyposensibilisierung gegen das Hauptprotein der Markscheide, das myelobasische Protein = MBP, die Immunreaktion im Ablauf der MS zu vermindern oder zu stoppen. Zur Erinnerung sei nochmals erwähnt, daß man der übersteigerten Abwehrreaktion gegen dieses Selbstantigen bis heute mindestens teilweise die Auslösung und Entwicklung der MS anlastet.

Neueste Forschungsergebnisse haben 1994 allerdings den Beweis erbracht, daß die sogenannten enzephalitogenen Komponenten des MBP bei MS-Patienten leider nicht konstant sind, sondern innerhalb weniger Monate Wandlungen unterliegen, die in keinerlei Zusammenhang zur Krankheitsaktivität oder Verlaufsform stehen. Damit ist berechenbar, daß die Beschädigung durch T-Lymphozyten, die speziell auf das MBP geprägt sind, zwar Teil der Zerstörung der Nervenhüllen ist, hochwahrscheinlich aber nur als Folge einer andersartig primären Beschädigung wirksam wird. Auch bei Menschen ohne jede neurologische Erkrankung findet man gegen MBP sensibilisierte T-Lymphozyten.

Nachdem das israelische Team beim Tiermodell der MS, der EAE, einige positive Ergebnisse mit dieser Methode erzielt hatte, entwickelte man ein synthetisches Myelin-Protein, das Copolymer-1. In Tierversuchen bewies es eine noch bessere Wirksamkeit als sein natürliches Pendant MBP.

Die Gruppe um Howard Weiner in Boston therapiert 30 MS-Patienten, indem diese aus Rindern gewonnenes MBP in Kapselform zu sich nehmen. Der Grundgedanke ist, daß nach der Resorption des MBP die Betroffenen bestimmte T-Lymphozyten (CD 8+-Zellen) bilden, die Myelin-zerstörende T-Lymphozyten mittels des Botenstoffes TGF-beta (transforming growth factor beta) in der Funktion hemmen. Angeblich sind erste Erfolge zu verzeichnen.

Ein erster Bericht über die doppelblind geprüfte klinische Wirksamkeit von COP-1 wurde 1985 vorgelegt und wies aus, daß Patienten, die das Präparat täglich gespritzt bekamen, nach 2 Jahren keine Verschlechterung des Zustandes aufwiesen und sich damit deutlich von der Kontrollgruppe unterschieden. Leider wurden die Aussagen durch Unzulänglichkeiten im Versuchsprotokoll beeinträchtigt.

1991 wurde ein weiterer Versuch begonnen, dessen vorläufige Ergebnisse gemeinsam mit der Jacobs-Studie zum Interferon-Beta veröffentlicht wurden. Im Rahmen einer 2-Jahres-Studie wurde Copolymer-1 unter dem Handelsnamen Copaxone in 11 US-amerikanischen Kliniken an insgesamt 251 MS-Patienten mit schubförmiger Verlaufsform getestet.

Die Finanzierung der Studie teilten sich der israelische Hersteller TEVA Pharmaceutical Industries, der US-Vertreiber Lemmon Company und die National Multiple Sclerosis Society der USA. Die tägliche Darreichung von Copolymer-1 reduzierte statistisch gesichert die Zahl der Schübe.

Die inzwischen publizierten Ergebnisse (Johnson et al. 1995) weisen aus, daß COP-1-behandelte Patienten eine Schubrate von 1,19 ± 0,13, Placebo-Empfänger hingegen 1,68 ± 0,13 aufweisen. Das bedeutet eine Reduzierung der Schubrate von 29 %. Außerdem wurden in der behandelten Gruppe mehr schubfreie Patienten ermittelt, und das durchschnittliche Intervall bis zum ersten Schub nach Behandlungsbeginn war deutlich länger als bei Placebo-Patienten.

Positive Effekte auf die Progressionsrate konnten ebenfalls statistisch gesichert werden. Die Verträglichkeit wurde insgesamt als gut eingeschätzt.

Die Auswertung der Kernspinbefunde ist noch nicht abgeschlossen. Bei chronisch-progredienten MS-Patienten hatten frühere Untersuchungen (Bornstein et al. 1991) einen positiven Trend in der Verzögerung der Krankheitsprogression gezeigt, allerdings ohne statistische Sicherung.

In Summe muß man nach den vorliegenden Befunden objektiv feststellen, daß nach aktuellem Kenntnisstand Copolymer-1 und Interferon-beta bezüglich der therapeutischen Wirkung vergleichbar sind. Das „Schicksal" eines MS-Patienten tatsächlich zu ändern, auch wenn statistisch nachweisbare Effekte unbestreitbar sind, vermögen beide nicht.

Nochmals meine Hypothese: Durch die positive Beeinflussung eines Prozesses, der an der MS-typischen Zerstörung beteiligt ist, kann im Maximalfall nur der spezifische Anteil an der gesamten Krankheitspotenz beseitigt werden. Insofern sind die Ergebnisse mehr Bestätigung der pathogenetischen Deutung der MS (siehe Kapitel 1) als tatsächliche Enttäuschung der therapeutischen Erwartung.

Immunglobuline

Darunter versteht man Eiweißmoleküle im Blutplasma, die als Antikörper an der spezifischen Abwehr des Körpers teilhaben. Sie sind in der Lage, Antigene, d. h. Substanzen, die der Körper als fremd erkennt und abzuwehren versucht, spezifisch zu binden und in Form eines Antigen-Antikörper-Komplexes zu „neutralisieren".

Antikörper werden von Plasmazellen gebildet, die aus den B-Lymphozyten hervorgehen. Man unterscheidet 5 Klassen von Antikörpern, wobei dem Gamma-Globulin (Immunglobulin G) aufgrund des mengenmäßigen Über-

wiegens die größte Bedeutung bei eingeleiteten Abwehrvorgängen zu-
kommt.

In mehreren mangelhaften Pilotstudien wurden Präparate mit humanen
Gamma-Globulinen bereits in den 80er Jahren bei MS-Patienten eingesetzt.
Man versuchte auf verschiedene Art, das immunologische Netzwerk der
Patienten zu beeinflussen. Angeblich kam es zu einer statistisch belegbaren
Verminderung der Progredienz der MS.

Bei der Erprobung einer Immunglobulin-Therapie hat in Deutschland
A. Hilgers aus Düsseldorf seit Mitte der 80er Jahre Erfahrungen gesammelt.
Er geht davon aus, daß, nachdem Funktion und Fehlfunktion des menschlichen Immunsystems in den letzten 10 Jahren meßbar geworden sind, für die
meisten chronisch entzündlichen Erkrankungen eine chronische Immun-
fehlfunktion als gesichert gelte und sie deshalb als Autoimmunerkrankungen qualifiziert würden. Hier sei auch die MS aufgrund pathologischer,
immunologischer und genetischer Faktoren zuzuordnen. Daraus leite sich
ein dringender Bedarf an Therapiestrategien mit minimaler Toxizität, pro-
blemloser Daueranwendung, präventiver Verminderung von entzündlichen
Schüben und möglichst Kompensation von Schäden des Nervensystems
ab.

Unter dem praktischen Aspekt der Immunmodulation und Schubvermin-
derung haben sich nach Meinung des Autors in den letzten Jahren zwei
Substanzen als effektiv erwiesen: intravenöse 7 S-Immunglobuline und
Beta-Interferon. Hilgers verweist auf seine Erfahrungen bei der Anwendung
solcher Immunglobuline (z. B. Purimmun) seit Mitte der 80er Jahre, wobei
auch Kombinationen mit anderen Immunmodulatoren erprobt wurden. Der
Autor verweist auf den – neben vielen bekannten immunregulatorischen
Aspekten der Immunglobuline – vermehrt diskutierten Effekt auf das Zy-
tokinsystem.

Daneben zeigten 7 S-Immunglobuline antiinfektiöse Eigenschaften und för-
derten angeblich auch die Neubildung von Myelin. Die vorläufigen Ergebnisse einer randomisierten Doppelblind-, Placebo-kontrollierten Studie an
einer deutschen Universitätsklinik bestätigen die klinische Wirksamkeit von
intravenösen Immunglobulinen. Die Schubhäufigkeit sei statistisch signifikant reduziert worden. In der Praxis hätte sich ein ambulant durchführba-
res Konzept mit wöchentlich angepaßter niedriger Dosis bei intravenöser
Darreichung bewährt (Hilgers 1994).

Man muß weitere Ergebnisse abwarten, bevor ein Urteil zulässig ist. So logisch der Therapieansatz auch sein mag, er ist grundsätzlich als unspezifisch zu deklarieren. Mit den eingesetzten Antikörpern wird nicht eine Zellart oder ein Antigen mit vermeintlicher Bedeutung für die MS attackiert, sondern aus meiner Sicht wiederum mit der Schrotflinte in den Wald geschossen. Daß dabei eventuell auch Treffer gelingen, ist beim belegten pathogenetischen Hintergrund hochwahrscheinlich. Daraus den Durchbruch für die Therapierbarkeit der MS abzuleiten ist m. E. unwahrscheinlich. Grundsätzlich sympathisiere ich in hohem Maße mit der Ansicht des Autors, daß eine solche Therapie allemal einer immunsuppressiven im Interesse des Patienten vorzuziehen ist.

Leider kann ich die Problemlosigkeit der Maßnahme theoretisch nicht teilen. Spritzt man nämlich einem Patienten die Immunglobuline intravenös, resultiert eine entsprechend hohe Konzentration im Blut, und bei einer durchlässigen Blut-Hirn-Schranke im Schub oder im chronisch aktivierten Zustand könnte es zum massiven Eindringen von Antikörpern ins ZNS kommen. Durch das Zusammenwirken mit vorgeschädigtem Gewebe ergibt sich möglicherweise eine Potenzierung der Aktivität.

Trotzdem kann nur die Summe von Erfahrungen und Studienergebnissen tatsächlich Aufschluß über Nutzen und Risiko erbringen. Hoffnungsvolle Anzeichen sind sowohl tierexperimentell als auch klinisch erbracht.

Monoklonale Antikörper

Grundsätzlich bin ich der festen Überzeugung, daß auf diesem Gebiet die zukünftig größten Fortschritte bei der Therapie der MS erzielt werden, möglicherweise sogar die umfassende und dauerhafte Kontrolle über das Krankheitsgeschehen.

Hierbei werden sehr spezifische Antikörper zielgerichtet eingesetzt, um einen oder mehrere wichtige Krankheitsfaktoren zu regulieren oder zu beseitigen. Bereits Mitte der 80er Jahre berichteten Wissenschaftler der Stanford University über die erfolgreiche Anwendung monoklonaler Antikörper, mit Hilfe derer es gelang, die Lymphozyten auszuschalten, die bei der „tierexperimentellen MS" (EAE) entscheidend sein sollen.

Bei 90 % der EAE-Mäuse konnten die Entmarkungen innerhalb von 72 Stunden aufgehalten werden, und frühere Symptome verschwanden. Bei

anderen Tieren, die monoklonale Antikörper gegen T-Helferzellen vor Auslösung der EAE injiziert bekamen, wurde die Krankheit vollständig ver-
mieden (zitiert bei Rosner / Ross 1993). Spätere Untersuchungen bestätigten
diese Ergebnisse.

Ebenso wurden erste Pilotstudien an MS-Patienten durchgeführt. Ein se-
riöses Problem bei der Anwendung beim Menschen war jedoch, daß bei
wiederholter Gabe dieser Mäuseantikörper bei den Empfängern Abwehrreaktionen im Sinne einer Allergie aufgebaut werden. Deutlich geringer
und seltener sind allergische Reaktionen, wenn man einen kombinierten
Antikörper aus Mäuse- und Menschenanteilen genetisch zusammenbaut.
Solche als Chimäre bezeichnete Antikörper stehen heute zur Verfügung.

Lindsey et al. (1994) von der Stanford University stellten hochinteressante
Ergebnisse einer klinischen Studie der Anwendung von chimären Anti-
CD 4-Antikörpern bei MS-Patienten vor. Es sei erwähnt, daß CD 4+-
Zellen (Helfer / Auslöser-T-Lymphozyten), die gegen den Myelinbaustein
MBP sensibilisiert wurden, eine EAE auslösen können und man ihrer
Wirkung in hohem Maße das Fortschreiten der Zerstörung bei der MS
des Menschen zuschreibt. Folglich ergibt sich die Hypothese, daß durch
entsprechende Antikörper die Zahl der CD 4+-Zellen vermindert und damit
der Krankheitsprozeß abgeschwächt oder gar gestoppt werden kann.

Die Autoren behandelten 21 MS-Patienten (20 chronisch-progrediente Verläufe und ein schubförmiger) überwiegend hoher Schweregrade mit dem
monoklonalen Antikörper cM-T412. In einer früheren Studie hatten diesel-
ben Autoren bereits den Effekt einer einmaligen Verabreichung des Antikörpers untersucht.

Diesmal sollte festgestellt werden, ob die Verminderung der CD 4+-
Lymphozyten auch längeranhaltend zu demonstrieren sei. Dazu bekamen
die Patienten 100 mg des Antikörpers und maximal weitere dreimal im
Abstand von je einem Monat, wenn die Zahl der attackierten Zellen über
den Wert von 300/Kubikmillimeter anstieg. Klinische Kontrollen fanden
vor und nach jeder Infusion sowie im Abstand von jeweils 3 Monaten bis
zu einem Jahr nach der letzten Infusion statt.

Im Ergebnis wurde eine langanhaltende Unterdrückung der CD 4+-Zellzahl
gefunden. Betrug der Ausgangswert durchschnittlich 888 Zellen / Kubik-
millimeter, so sank er einen Monat nach der jeweils letzten Infusion auf
durchschnittlich 246 Zellen, um nach 12 Monaten einen Mittelwert von

335 Zellen zu erreichen. Andere Lymphozyten oder weiße Blutkörperchen blieben unbeeinflußt.

Bei der Mehrzahl der Patienten änderte sich das klinische Bild im Beobachtungszeitraum unwesentlich. Leider zeigten die kernspintomographischen Kontrollen, daß die Gesamtzahl der Herde im ZNS weiter zunahm, wobei ein scheinbar leichter Rückgang der Anteile aktiver Herde verzeichnet wurde.

Grundsätzlich kann man die vorgestellte Studie als wenig erfolgreich betrachten. Und doch hat sie einen enorm hohen Stellenwert. Der Weg ist mit hoher Wahrscheinlichkeit richtig. Das Ziel der Maßnahme offenbar nicht. Die Effekte bezüglich der Verminderung von CD 4+-Zellen und ihre langanhaltende Wirkung waren beeindruckend, veränderten den Krankheitsprozeß jedoch leider unwesentlich.

Das Hauptproblem besteht aus meiner Sicht in dem bei solchen Studien vorherrschenden Grundgedanken, direkt die zellulär-immunologischen Schädigungsmechanismen zu behindern. Bei gründlicher Recherche der vorliegenden Erkenntnisse, wie sie im zweiten Teil des Buches vorgenommen wird, scheint diese Komponente eindeutig überbewertet.

Reduziert man die krankheitstypischen Abläufe auf den zentralen Punkt, dann findet eine Zerstörung im ZNS unabhängig von der Ursache und der Dominanz der immunologischen oder der unspezifischen Entzündung nur dann statt, wenn es zum Zusammenbruch der Blut-Hirn-Schranke gekommen ist. Bei diesem Zusammenbruch sind zwei Faktoren definitiv:

1. **die Veränderung der Endothelfunktion von ZNS-Gefäßen,**

2. **die Bildung von Tumornekrosefaktor-Alpha durch aktivierte Makrophagen bzw. Lymphotoxin (sog. Tumornekrosefaktor-beta) von T-Lymphozyten.**

Beide Tumornekrosefaktoren binden an denselben Rezeptor und setzen damit gleiche Reaktionen in Gang!

Jednock et al. (1992) waren spektakuläre Therapieerfolge beim EAE-Modell durch den Einsatz von monoklonalen Antikörpern gegen Hirnendothelien (innere Schicht der Blut-Hirn-Schranke), speziell gegen die Bindungsmoleküle, an denen die Abwehrzellen vor ihrem Eindringen ins Gehirn anhaften, gelungen. Mindestens vom praktischen Standpunkt ist das Hirnendothel ein richtiges Ziel.

Die Blockierung von eventuell unterschiedlichen Endothelfunktionen durch monoklonale Antikörper sollte unbedingt der Rezeptor für Tumornekrosefaktor sein. Vielleicht gelingt in der Kombination beider Zielorte der entscheidende Durchbruch der MS-Therapie. Die Zukunft wird es weisen!

Transferfaktor

Bei diesem Faktor handelt es sich um einen Extrakt aus weißen Blutzellen, der bei der Dialyse gewonnen werden kann und eine stimulierende, möglicherweise antigenspezifische Wirkung auf Immunreaktionen entfaltet, die durch T-Lymphozyten vermittelt werden.

In den 80er Jahren publizierte Studien an MS-Patienten konnten bei strenger Prüfung keine Therapieeffekte belegen. In Amerika sollen derzeit noch Untersuchungen an eineiigen Zwillingen vorgenommen werden. Bezüglich wertvoller Ergebnisse ist leider Skepsis angezeigt.

Seit der Entdeckung des Transferfaktors im Jahre 1955 wurden eine Vielzahl von Untersuchungen unternommen, aber selbst heute ist immer noch nicht klar, wie er wirkt, ob er spezifisch ist, ob er eine therapeutische Wirkung hat und ob er überhaupt existiert (Klein 1991).

Deoxyspergualin (DSG)

Diese Substanz ist ein Abkömmling von Spergualin, einem natürlich vorkommenden Produkt von Bacillus laterosporus. Sein Haupteffekt scheint in der Hemmung der Reifung von T-Lymphozyten zu zytotoxischen Zellen sowie B-Lymphozyten zu antikörperproduzierenden Zellen zu liegen. Darüber hinaus vermindert DSG die Funktion der Freßzellen, indem die Produktion von vergiftenden Sauerstoffradikalen, zellauflösenden Enzymen und Stickoxiden gehemmt wird.

Die Substanz wurde in Japan entdeckt und von Nippon Kayaku hergestellt. Sie wird inzwischen hauptsächlich in der Transplantationsmedizin zum Zwecke verminderter Abstoßungsreaktionen eingesetzt. Im strengen Sinne handelt es sich bei DSG um einen immunsuppressiven Wirkstoff. Aufgrund vorliegender tierexperimenteller Erkenntnisse zur Wirksamkeit der Substanz, entschloß sich der Arzt und MS-Betroffene Prof. Niels Franke 1989 zu einem Selbstversuch. Die Ergebnisse waren positiv.

Seitdem versucht Franke DSG für viele MS-Patienten zugänglich zu machen. Dazu führte er eine eigene offene Studie durch und publizierte die

Ergebnisse. Die Bemühungen Frankes waren mindestens soweit erfolgreich, daß der europäische Lizenznehmer des Präparates, die Behringwerke, im November 1992 eine erste strenge klinische Prüfung an über 100 MS-Patienten begannen. Aufgrund der dabei erzielten Ergebnisse wurde eine zweite Studie initiiert.

Eine Bewertung ist mir nicht möglich, da mir die Details der Ergebnisse beider Studien nicht vorliegen. Auch liegt für den Außenstehenden die Vermutung nahe, daß man als Vertreter eines anderen Therapiekonzeptes nicht die notwendige Objektivität aufbringt. Soweit mir bekannt, möchte ich die bisherigen Therapieeffekte zusammenfassen:

Bei seiner sogenannten Münchner Studie verabreichte Franke DSG in unterschiedlicher Dosierung an 36 MS-Patienten. Davon hatten 15 Betroffene einen schubförmigen Verlauf, 21 Erkrankte eine chronisch-progrediente MS. Bei strenger Wertung der unübersichtlichen Befunde ergibt sich, daß DSG die beste Wirksamkeit bei schubförmiger Verlaufsform relativ leichterer Schweregrade (bis 3 auf der EDSS-Skala) zu einem früheren Zeitpunkt der MS-Erkrankung hatte. Eine Dosisabhängigkeit der Effekte wurde nicht gefunden.

Ein Großteil der durch obengenannte Kriterien definierten Patienten wies Verbesserungen im klinischen Bild und nach Frankes Angaben auch in den kernspintomographischen Befunden auf. Bei Patienten mit höheren Schweregraden war es mit „dosisabhängiger" Häufigkeit zu Verschlechterungen gekommen, die sich allerdings innerhalb weniger Monate zurückgebildet hätten.

Nach der ersten Behring-Studie verkündete ihr Leiter als Zwischenergebnis, daß in der höchstdosierten Behandlungsgruppe bei 45 % der Patienten eine ermutigende Verbesserung festgestellt worden sei, weitere 35 % seien aus neurologischer Sicht unverändert geblieben. Bei dem Rest wurden krankheitsbedingte Verschlechterungen festgestellt. Allerdings wurde betont, daß nach Auswertung der kernspintomographischen Befunde keine aussagefähigen Unterschiede zwischen den 3 Gruppen feststellbar gewesen seien.

Nach öffentlichen Verlautbarungen der Behringwerke vom Sommer 1994 konnten die positiven klinischen Ergebnisse der ersten Studie im Rahmen der zweiten Studie **nicht** bestätigt werden. Wegen der guten allgemeinen Verträglichkeit solle das beschleunigte Zulassungsverfahren weiter betrieben werden. Sollten diese Mitteilungen in den tatsächlichen Studienergebnissen ihre Bestätigung finden, dann ist der therapeutische Nutzen einer DSG-Behandlung für die Majorität der MS-Patienten in Frage zu stellen. In Anbetracht der großen Hoffnung, die viele Patienten in dieses Mittel setzen, wäre das enttäuschend.

Meine grundsätzlichen Zweifel an der Wirksamkeit immunsuppressiver Therapien hinsichtlich einer Veränderung der Krankheitsprognose mache ich auch bezüglich DSG geltend, werde mich aber gern durch handfeste Therapieerfolge belehren lassen und dann mit Freude korrigieren.

7.4 Unkonventionelle MS-Therapien

Aus der fast unüberschaubaren Vielfalt der „Therapiekonzepte" soll hier nur auf zwei Beispiele eingegangen werden, die argumentativ besprochen und aus meiner persönlichen Sicht bewertet werden, da sie häufig Gegenstand von Anfragen der Patienten sind.

Hyperbare Sauerstofftherapie

Nach der Nomenklatur der Undersea and Hyperbaric Society (HMS) der USA zählt die MS zu den in Forschung befindlichen, aussichtsreichen Indikationen für eine hyperbare Sauerstofftherapie. Dabei atmen Patienten in einer Überdruckkammer bei 2 Atmosphären Umgebungsdruck reinen Sauerstoff ein. Eine Therapie gliedert sich in der Regel in 20 Einzelsitzungen zu je 90 Minuten Dauer, die sich über einen Monat verteilen.

Der überwiegende Teil des im Blut transportierten Sauerstoffs ist an den Blutfarbstoff Hämoglobin gebunden. Nur ein kleiner Teil wird physikalisch gelöst transportiert und hat unter physiologischen Ausgangsbedingungen nur eine untergeordnete Bedeutung. Bei der Überdruckatmung von reinem Sauerstoff steigt der physikalisch gelöste Sauerstoff im Blut stark an und beträgt bei einem Umgebungsdruck von 2 Bar zirka 40 ml/l Blut statt der 3 ml/l Blut unter atmosphärischen Bedingungen. Diese Menge reicht zur Befriedigung des Sauerstoffbedarfs vieler Gewebe aus. Mit der Durchführung einer solchen Maßnahme bei der MS versucht man, den Sauerstoffmangel in MS-Herden und um sie herum zu verringern. Weiterhin sollen entzündliche Ödeme reduziert und immunsuppressive Wirkungen erzielt werden. Eine Minderheit der behandelten MS-Patienten erfährt subjektive Besserungen vor allem von Blasen- und Mastdarmstörungen, die jedoch objektiv nicht belegbar waren.

In klinischen Full-Scale-Studien mit ausreichend langer Nachbeobachtung konnten die anfänglichen Hoffnungen dieser Therapiemaßnahme nicht bestätigt werden. Wegen des hohen Aufwandes, möglicher Nebenwirkungen und fraglicher Effekte sollte auf diese Maßnahme verzichtet werden. Nicht zuletzt existieren auch theoretische Risiken wie z. B. eine verstärkte Sauerstoffradikalbildung oder Störung der Blutgefäßregulation, die vor allem in aktiven Krankheitsphasen berücksichtigt werden müssen.

Enzymtherapie

Dr. Christine Neuhofer aus Österreich hat sich in besonderem Maße dieser Therapieform verschrieben und einen reichhaltigen Erfahrungsschatz angehäuft. 1986 veröffentlichte sie einen Artikel, der summarisch die theoretischen Hintergründe und therapeutischen Erfahrungen von 150 ihrer MS-Patienten mit ausreichend langer Therapiedauer zusammenfaßt.

Ausgehend von der Hypothese, daß MS-Patienten regelmäßig erhöhte Blutspiegel sog. zirkulierender Immunkomplexe (CIC) aufwiesen, die jedoch nicht in direkter Korrelation zum Krankheitsbild stünden, empfiehlt Frau Neuhofer die Einnahme der Enzympräparate **Wobe-Mugos** oder **Wobenzym** in unterschiedlichen Schemata und in Abhängigkeit von der Krankheitsaktivität.

Unter der Enzymtherapie kam es nach Neuhofer zu einem sehr deutlichen Absinken der CIC und einer Besserung des Krankheitsbildes. Dauertherapien mit Cortison oder immunsuppressiven Präparaten behinderten bzw. verhinderten nach Angaben der Autorin eine Wirksamkeit der Enzymtherapie. Cortison-Stoßtherapien hingegen seien ohne negativen Einfluß. Nach den Erfahrungen von Neuhofer läßt sich nach zirka 3 Wochen Enzymtherapie sagen, ob damit klinische Besserungen zu erzielen seien oder nicht.

Von den 150 berücksichtigten Patienten befanden sich 107 im chronisch-progredienten Verlauf, von denen 45 eine wesentliche Verbesserung und 26 eine Stabilisierung erreicht hätten. Nur 12 Patienten zeigten eine Verschlechterung. Noch eindrucksvoller seien die Erfolge beim schubförmigen Verlauf.

Meine persönlichen Erfahrungen beschränken sich auf die Angaben von Patienten, die sich einer solchen Therapie über längere Zeit unterzogen.

Dauerhafte Stabilisierungen waren nicht darunter, wohl aber erkennbar positive Beeinflussungen in akuten Aktivierungszuständen. Es liegt in der Natur der Dinge, daß man immer nur mit den scheinbaren „Mißerfolgen" einer Therapie konfrontiert wird. Derjenige, dem nach subjektivem oder objektivem Ermessen durch eine therapeutische Maßnahme geholfen wird, hält ihr mit seltenen Ausnahmen die Treue.

Nach meiner persönlichen Einschätzung ist der Sinn der Enzymtherapie kaum zu leugnen, ihr Wert jedoch mehr im Sinne einer möglichen begleitenden Therapiemaßnahme zu verstehen. Mindestens ist sie als unschädlich für den Patienten bei zu erwartenden positiven Effekten einzustufen.

Im Herbst 1993 fand ein internationales Symposium über die Pharmakokinetik oraler Enzyme an der Münchner Universität statt. Demnach gilt als Stand des Wissens, daß schon geringe Mengen von Enzymen genügen, um Wirkungen hervorzubringen, die beispielsweise die Wundheilung beschleunigen. Speziell bei Erkrankungen des rheumatischen Formenkreises wird ihre Wirksamkeit hervorgehoben.

Erwähnt werden soll noch die nach ihrem Begründer benannte Nieper-Therapie. Für eine Bewertung fehlt mir intime Sachkenntnis. Nieper propagiert die regelmäßige Anwendung von Calcium-Amino-Äthyl-Phosphat (Calcium-EAP) in Spritzen- und Tablettenform kombiniert mit Phosetamin, Antioxidantien, Vitaminen, Diätempfehlungen und mitunter niedrigdosiertem Cortison. Einige verabreichte Komponenten sind bei dem Grundcharakter der MS als wirksam einzustufen, andere sind widersprüchlich.

Unspezifische Entzündungshemmung

Entzündungsmechanismen, die praktisch bei jeder Art von Entzündung im menschlichen Körper ablaufen, sind auch für die MS von großer Bedeutung. Bisher wurden sie gemäß ihrer Wertigkeit viel zu selten bei den pathogenetischen Überlegungen zur MS berücksichtigt. Entsprechend wurden nur wenige Therapieansätze zielgerichtet praktiziert und bewertet. Im zweiten Teil sind die wissenschaftlichen Hintergründe der Beteiligung unspezifischer Entzündungsreaktionen bei der MS dargestellt.

Leukotriensynthesehemmer:

Seit Anfang der 80er Jahre hat Ingo S. Neu aus Sindelfingen eine Reihe von Artikeln zur Bedeutung der Arachidonsäure bzw. ihrer Stoffwechselprodukte für das entzündliche Geschehen der MS publiziert. Er konnte nachweisen, daß die Blutplättchen von MS-Patienten im Schub eine erhöhte Neigung zur Gerinnselbildung aufweisen und durch das Zusammenwirken von Blutplättchen und anderen weißen Blutkörperchen verstärkt sogenannte Leukotriene gebildet werden. Im Schub wurde bei MS-Patienten ein erhöhter Leukotrien-Spiegel im Hirnwasser dokumentiert.

Diese Leukotriene stellen eine Substanzgruppe mit ausgeprägtesten biologischen Wirkungen dar, die eine Reihe wichtiger Entzündungsreaktionen vermitteln. Nachgewiesene scheinbare Defizite bestimmter Fettsäuren bei MS-Patienten, die im Körper Vorläufer der eigentlichen Entzündungsstoffe sind, zeigen nach Neu den erhöhten Verbrauch bei vorliegender Krankheitsaktivität an. Somit unternimmt Neu den logischen Versuch, durch die Blockierung eines Enzyms, das die notwendige Fettsäure u. a. in Leukotriene umwandelt, zu blockieren und damit die MS-Aktivität zu vermindern.

Ein Medikament, das für die praktische Anwendung verfügbar ist und die notwendigen Bedingungen für eine Wirkung wenigstens teilweise erfüllt, ist Sulfasalazin. Es wird seit Jahren bei chronisch-entzündlichen Darmerkrankungen und bei der rheumatoiden Arthritis eingesetzt. In tierexperimentellen Untersuchungen konnte der Nachweis einer positiven Wirkung bei der EAE erbracht werden. Daraufhin entschloß sich Neu, die Wirksamkeit des Medikamentes bei der MS zu erproben.

Die Ergebnisse der Studie publizierte Neu 1994. 54 Patienten mit einer gesicherten MS wurden über 3 Jahre mit zweimal 2 g / Tag Sulfasalazin behandelt. Die Wirksamkeit wurde einmal jährlich klinisch, subjektiv durch den Patienten und kernspintomographisch beurteilt. 7 Patienten mußten die Therapie wegen Nebenwirkungen abbrechen (allergische Reaktionen, Kopfschmerzen, Verstopfung). Von den restlichen 47 Patienten hatten 30 einen schubförmig-remittierenden Verlauf mit durchschnittlich 2 Schüben pro Jahr vor Behandlungsbeginn.

Von dieser Gruppe hatten während der Behandlung 11 Patienten keinen weiteren Schub, 19 Patienten durchschnittlich nur einen milden Schub pro Jahr, der eine kurzfristige Cortison-Behandlung notwendig machte. Bei den 17 chronisch-progredienten Patienten brachte die Therapie keinen Vorteil.

Für schubförmige Verläufe zeichnet sich damit eine wirklich hoffnungsvolle Therapie ab, deren Erfolge nach meiner Meinung auch in den notwendigen klinischen Studien bestätigt werden.

8 Therapie einer alimentär-diätetischen Entzündungshemmung – Komplexe Ernährungs- und Stoffwechseltherapie

Landläufig werden die Grundzüge dieser Therapieform nach ihrem wichtigsten Protagonisten – und bis zu seinem Tode auch konsequentesten Verfechter – benannt. Fratzer (1989, 1992) publizierte in teilweise ausführlicher Form seine theoretischen Überlegungen und praktischen Empfehlungen zur MS.

Ihm gebührt unstrittig das Verdienst, das vorhandene Material mit den entsprechenden Quellen erschlossen, die wichtigsten Eckpfeiler definiert und zu einem praktikablen Konzept zusammengefaßt zu haben. Erst in der Anwendung einer solchen Therapie ist es möglich, Wichtiges von weniger Wichtigem zu trennen.

Der zunehmende Erkenntnisstand aktualisiert die Empfehlungen, kalkulierbare Neuerungen werden behutsam die therapeutische Strategie ergänzen und möglicherweise zukünftig prägen.

Die Therapie wird durch zwei Säulen getragen. Sie sind gleichermaßen notwendig und bestehen

1. **in der Einnahme von diätetischen- und Vitaminpräparaten**
2. **in der Einhaltung einer linolsäurearmen Diät.**

Mit den unterstützenden Präparaten sollen antioxidative und antientzündliche Effekte erzielt werden.

8.1 Antioxidative Wirkungen

In der modernen Medizin hat sich das Schlagwort vom „oxidativen Streß" eingebürgert. Darunter versteht man all jene Funktionen, die zu einer Steigerung der Bildung freier Radikale oder reaktiver Sauerstoffverbindungen beitragen. Bei den äußerlichen Faktoren werden alltägliche (z. B. bestimmte Nahrungsmittel und Rauchen) von außergewöhnlichen (z. B. Medikamente) getrennt.

Bei den innerlichen Faktoren gibt es eine Reihe von Hinweisen darauf, daß vor allem bei chronisch-entzündlichen Erkrankungen eine vermehrte bis überschießende Radikalbildung stattfindet, die dann maßgeblich zu den jeweils „krankheitsspezifischen" Beschädigungen beiträgt oder führt. Im zweiten Teil wird dargestellt, daß die für die körpereigene Abwehrfunktion bedeutsamen weißen Blutkörperchen, insbesondere die sog. Phagozyten (= Freßzellen), bei Entzündungen ihren Sauerstoffverbrauch enorm steigern, wobei auch die sog. freien Radikale in großer Menge gebildet werden.

Schematisch läßt sich der Vorgang grob vereinfacht wie folgt darstellen:

Stimulation von Freßzellen
↓
Umwandlung von Eiweißmolekülen
durch Enzymaktivierung
↓
„oxidative Explosionen"

Infolge dieses Vorganges werden verschiedene Sauerstoffspezies gebildet (Superoxid-Anion, Peroxid-Anion, Singulet-Sauerstoff, Hydroxyl-Radikal), die als sog. freie Radikale Elektronen von einer Vielzahl von Verbindungen aufnehmen und damit als Oxidationsmittel die Eigenschaften dieser Verbindungen verändern. Grundsätzlich wirken sie giftend.

Nach Miehlke (1994) ist die Schädigung von Kernsäuren, Eiweißen, Kohlenhydraten und Fetten durch Oxidation ein normales Attribut des Lebens mit Sauerstoff.

Gegen diese freien Radikale besitzt der Körper Abwehrmechanismen. Insbesondere vermögen einige Enzyme den Körper effizient zu schützen. Zu den wichtigsten Enzymen zählen die Superoxiddismutase und Glutathionperoxidasen. Diese endogenen antioxidativen Faktoren können in ihrer Potenz nur bedingt verändert werden, beispielsweise durch Zufuhr von Selen und Zink, und werden maßgeblich vom exogenen antioxidativen System (Vitamin E, C, A, Flavonoide u. a.) unterstützt. Die Wirksamkeit des exogenen Systems wiederum ist weitgehend von der Aufnahme abhängig. Beide Systeme sichern gemeinsam den individuell notwendigen Schutz vor oxidativem Streß (Biesalski 1995).

Unter physiologischen, d. h. Normalbedingungen wird die Versorgung des Organismus mit antioxidativen Vitaminen in ausreichender Menge über die Nahrungsaufnahme sichergestellt. Studienergebnisse belegen die vorbeugende Wirkung eines ausreichend hohen Blutspiegels dieser Vitamine. Vor allem konnten präventive Wirkungen bezüglich der Herz-Kreislauf- und Geschwulsterkrankungen belegt werden.

Es zeigte sich, daß bereits Blutspiegel, die 25 bis 30 % unter den „vorbeugenden Schwellenwerten" liegen, mit einer Verdopplung des statistischen
Erkrankungsrisikos einhergehen (Biesalski 1995). Das häufig gebrauchte
Argument, eine gut ausgewogene Ernährung reiche für die täglich notwendige Vitaminaufnahme aus, kann nur für gesunde Erwachsene, die keinem
oxidativen Streß unterliegen, zutreffen.

Bei chronisch-entzündlichen Erkrankungen muß davon ausgegangen wer-
den, daß der Oxidationsschutz im erkrankten Organ oder Gewebe mit
Sicherheit nicht ausreicht. Für diese Situationen ist der Blutspiegel des
Vitamins als einzig verfügbare Meßgröße völlig ungeeignet (s. unten).

Im Rahmen der vorgestellten Therapie wird der überschießenden Sauerstoffradikalbildung, bei schubweise-aktivem oder chronisch-fortschreiten-
dem Entzündungsgeschehen der MS, die Erhöhung des Oxidationsschutzes
durch hochdosierte Vitamin-E-Zufuhr (exogener Schutzeffekt) und Selen-
gabe (endogener Schutzeffekt) entgegengesetzt.

8.1.1 Vitamin E

Die notwendige Indikation zur Vitamin-E-Zufuhr ist durch folgende Faktoren definiert:

**Die MS ist ein chronisch-entzündliches Krankheitsgeschehen mit
deutlicher Aktivierung der Phagozytose und entsprechender Radikalbildung.**

Bei chronisch-entzündlichen Prozessen kommt es infolge des relativ langsamen Transportes der lipophilen Substanz Vitamin E zum lokalen Vitamin-E-
Mangel im betroffenen Gewebe. Der Vitamin-E-Gehalt der Gelenkflüssigkeit
entzündeter Gelenke weist eine um den Faktor 5 erniedrigte Konzentration
gegenüber Blutplasma auf (Literatur bei Miehlke 1994), wohingegen erst
bei Auswertung größerer Fallzahlen mit chronischer Polyarthritis ein signifikanter Abfall des Vitamin-E-Plasmaspiegels von 30 % gegenüber gesunden
Kontrollpersonen nachgewiesen werden konnte.

Das bedeutet außerdem, daß die Blutwerte für Vitamin E nicht – oder nur
unzulänglich – die lokalen pathologischen Verhältnisse reflektieren.

In den Zellmembranen ist D-alpha-Tocopherol (Vitamin E) aufgrund seiner
Fettlöslichkeit das einzige natürliche Antioxidans.

Nach Biesalski (1995) sind Vitamin E-angereicherte Lebensmittel bzw. eine Supplementierung immer dann angezeigt, wenn sich eine gezielte Ernährung nicht dauerhaft realisieren läßt. Da die Vitamin-E-Zufuhr aber vorwiegend über Fette erfolgt und die Patienten eine linolsäuresparende und entsprechend sehr fettarme Ernährung im Therapiekonzept praktizieren müssen, folgt daraus die Notwendigkeit der zielgerichteten Zufuhr.

Vitamin E gehört zu den „Radikal-Fängern" („scavengers"). Für diese Funktion ist die chemische Struktur des natürlichen D- oder RRR-alpha-Tocopherols verantwortlich. Durch Asymmetrie in der verzweigten Seitenkette ergeben sich 8 mögliche Stereoisomere, von denen in der Natur nur das RRR-alpha-Tocopherol vorkommt. Das natürliche D-alpha-Tocopherol wird besonders fest in biologische Membranen eingelagert und besitzt die mit Abstand höchste biologische Wirksamkeit.

In Präparaten, die das vollsynthetische Vitamin-E-Acetat enthalten, handelt es sich praktisch um ein Gemisch aus allen 8 Stereoisomeren des Vitamin E, so daß im sog. DL-alpha-Tocopherolacetat nur ca. 12 % naturidentisch sind. Deshalb ist beim therapeutischen Einsatz von Vitamin E möglichst auf **natürliche Herkunft** zu achten. Es weist in Summe eine etwa um den Faktor 2 erhöhte Wirksamkeit auf (Schmidt und Nikoleit 1991).

Die schützende Wirkung von Vitamin E im chronisch-entzündlichen Geschehen basiert auf zwei entscheidenden Komponenten:

> **Es fängt Sauerstoffradikale ab und wird selbst (teils unumkehrbar) oxidiert. Das oxidierte Vitamin E muß ständig durch neues ersetzt werden.**

Experimentelle Befunde belegen, daß Vitamin E auch in Reaktionen der Stoffwechselwege des Arachidonsäure-Metabolismus eingreift, indem die Aktivität der freisetzenden bzw. umwandelnden Enzyme (Phospholipase, Cyclooxygenase, Lipoxygenase) durch Vitamin E in der Aktivität heruntergeregelt, teilweise auch vollständig gehemmt werden (Miehlke 1994).

Am Beispiel der Phospholipase A2 konnte gezeigt werden (Douglas et al. 1986), daß ein Vitamin-E-Mangel, auch lokal entzündungsbedingt, eine verstärkte Aktivität dieses Vitamin-E-sensitiven Enzyms bedingt.

Aus diesen Wirkungen leitet sich eindeutig der therapeutische Wert durch Eingriff in die Pathogenese chronisch-entzündlicher Erkrankungen ab. Zumindest beim rheumatischen Formenkreis wurde in einer Vielzahl von Studien der tatsächliche Nutzen in der Praxis belegt:

Der Einfluß von Vitamin E auf degenerative Wirbelsäulen- und Gelen-kerkrankung wurde in einer placebokontrollierten Cross-over-Blindstudie untersucht. In über 50 % der Fälle trat eine deutliche, bei einem weiteren Viertel eine mäßige Besserung während der Einnahme auf. Der zusätzliche Verbrauch an Schmerzmitteln ging stark zurück. Die Ergebnisse konnten statistisch gesichert werden (Machtey und Ouaknine 1978).

In einer klinisch kontrollierten Doppelblindstudie bei 56 Patienten mit aktivierter Hüftgelenks- oder Kniearthrose war Vitamin E im Vergleich mit Placebo teilweise statistisch hochsignifikant überlegen. Alle gemessenen Parameter wie Ruhe-, Druck- und Bewegungsschmerz, die Beweglichkeit und die Beurteilung seitens der Ärzte besserten sich. Die zusätzliche Gabe von Antirheumatika konnte durchschnittlich um über 50 % vermindert werden (Blankenborn 1986).

Unter stationären Bedingungen wurden 42 Patienten mit einer chronischen Polyarthritis 3 Wochen entweder mit 1600 IE Vitamin E oder 50 mg Diclofenac pro Tag behandelt. In beiden Gruppen verbesserten sich die rheumatologischen Befunde teilweise hochsignifikant. Es konnten keine Unterschiede zwischen den beiden Behandlungsgruppen gesichert werden (Kolarz et al. 1990).

In einer Langzeitbeobachtung über 5 Jahre mit Bechterew-Patienten zeichneten sich unter Vitamin E ebenfalls positive Verläufe ab. Die Dauermedikation ergab subjektive Erleichterungen und objektive Befundbesserungen. In der Hälfte der Fälle konnte vollständig auf den Einsatz anderer Medikamente verzichtet werden. Nur 25 % der Patienten nahmen gelegentlich Schmerzmittel (Klein und Toloczyki 1992).

Nach Miehlke (1994) sollte Vitamin E grundsätzlich in die Therapie rheumatischer Erkrankungen einbezogen werden. Bei Patienten mit Kontraindikationen (Begleiterkrankungen) gegenüber anderen Antirheumatika stellt Vitamin E das Mittel der ersten Wahl dar. Die empfohlene Tagesdosis liegt in einem Bereich ab 400 IE bis 2.000 IE, wobei in Akutfällen auch höhere Dosen als sinnvoll und tolerierbar erscheinen.

Schlußfolgerung:

Vitamin E ist in hoher Dosierung ein entzündungshemmendes Mittel. Biochemische, pharmakologische und klinisch-rheumatologische Arbeiten haben dies belegt.

In der großen Fülle existierender Literatur (Übersicht bei Kästner und Kappus 1991) sind bisher keine Nebenwirkungen bekannt, die auf die Gabe von Vitamin E zurückzuführen sind. Die aufgetretenen Nebenwirkungen waren leicht und vorübergehender Natur und stehen nicht im zwingenden Zusammenhang mit der Gabe von Vitamin E (Miehlke 1994).

Daraus folgt wiederum, daß es keine Anhaltspunkte gibt, Vitamin E nur in niedriger Dosierung anzuwenden. Insbesondere ist Biesalski (1995) zu widersprechen, wenn er ausführt:

„Obwohl für Vitamin E und C keine Berichte vorliegen, die für hohe Dosen (Vitamin E mehr als 600 IE/Tag, Vitamin C mehr als 1 g/Tag) unerwünschte Nebenwirkungen zeigen, sollten wegen fehlender präventiver Langzeitstudien Dosierungen von Vitamin E mit mehr als 400 IE und Vitamin C über 1 g/ Tag über längere Zeit zur Prävention zunächst nur in kontrollierten Studien eingesetzt werden."

Dieser Einwand ist theoretisch-formeller Natur und nicht durch praktische Erfahrungen unterlegt. Er mag möglicherweise Gültigkeit besitzen für den physiologischen Homunculus des zwanzigjährigen, gesunden Menschen, unter dem Aspekt des vorbeugenden Einsatzes von Vitamin E.

Wird es als Therapeutikum eingesetzt, dann sollte als konkrete Empfehlung für Rheumatiker die Tagesdosis zwischen 400 bis 2.000 IE liegen.

Beim Einsatz von Fischölpräparaten kommt es zusätzlich zum Vitamin-E-Verbrauch (Fratzer und Hebener 1993).

Das Arzneimittelkursbuch gibt für Vitamin-E-Präparate folgende Bewertung ab: *„Modevitamin mit Phantasieindikationen; ein Vitamin-E-Mangel ist beim Menschen nicht nachgewiesen, deshalb fehlt ein gesicherter Nutzen."*

Fazit:

Im Rahmen des Therapiekonzeptes sollten MS-Patienten **täglich und dauerhaft** in Summe etwa 2.000 IE natürliches Vitamin E zuführen. Davon sollten über ein Vitamin-E-Präparat etwa 1.800 IE / Tag aufgenommen werden. Es ist der wichtigste Radikalfänger, hemmt den Prostaglandinstoffwechsel und ist im Rahmen der MS-typischen Krankheitsabläufe eindeutig als therapeutisches Mittel angezeigt.

Bei Langzeitbeobachtungen von bis zu 8 Jahren Daueranwendung hoher Vitamin-E-Dosierungen habe ich keinerlei Nebenwirkungen festgestellt, die dem Vitamin E anzulasten wären.

8.1.2 Selen

Bis Mitte der 50er Jahre war die Bedeutung des Selens als essentielles Spurenelement für den Menschen praktisch unbekannt. Erst danach wurden selenabhängige Enzyme und ihre Bedeutung für den Zellstoffwechsel erkannt und beschrieben.

Im Zusammenhang mit der hier vorgestellten Therapie gewährleisten insbesondere die selenabhängigen Glutathionperoxidasen einen effizienten Schutz gegenüber Sauerstoffradikalen, sowohl auf der Zelloberfläche als auch im Zellinneren. Sie katalysieren die Reduktion von Wasserstoffperoxid, organischen Hydroperoxiden und vor allem Fettsäurehydroperoxiden.

Zur Bildung eines Moleküls dieser Glutathionperoxidasen benötigt der Mensch vier Atome Selen. Das Selen muß zwingend mit der Nahrung zugeführt werden.

Lange Zeit wurde heftig darüber gestritten, in welchem Umfang das Selen denn tatsächlich benötigt würde und inwieweit dieser Bedarf mit der täglichen zugeführten Nahrung gedeckt wird. Die Frage scheint nach heutigem Erkenntnisstand entschieden, zumindest was den bereits vorab erwähnten Homunculus betrifft, der zum Normativ unseres biologischen Denkens geworden ist.

In Deutschland ist der Selengehalt der Böden vergleichsweise niedrig, derjenige der tierischen und pflanzlichen Nahrung jedoch nicht. Als Nahrungsmittel mit hohem Selengehalt gelten z. B. Fisch, Eigelb, Huhn und Schwein, insbesondere Innereien.

Bei der Diskussion um die Notwendigkeit und den Sinn einer zusätzlichen Selenzufuhr wird ausschließlich der Aspekt eines Selenmangels als Entscheidungsgrundlage berücksichtigt, d. h. der ursächliche Zusammenhang zwischen einer zu geringen Selenzufuhr und der Entstehung spezieller Erkrankungen.

Derlei Selenmangelerkrankungen trifft man in bestimmten Regionen der Welt, so z. B. in China eine Herzmuskelschädigung (sog. Keshan-Krankheit) oder aber Knochen- und Gelenksschädigungen mit teilweise starker Gelenksdeformation (sog. Kashin-Krankheit), die auf einem Selenmangel beruhen. Da in China festgestellt wurde, daß eine täglich zugeführte Selenmenge von 15 bis 20 µg ausreicht, um vor solchen Erkrankungen zu schützen, definiert sich der allgemeine Standpunkt eher dahingehend, daß hohe Selendosierungen unnötig seien.

Gestützt wird diese Annahme auch durch Befunde aus Finnland, wonach der ehemals relativ niedrige Selenspiegel der Bevölkerung durch eine Selenanreicherung der Düngemittel innerhalb von 10 Jahren etwa verdoppelt werden konnte.

Folgende Empfehlungen können heute für die entwickelten Industrienationen als repräsentativ angesehen werden:

Der National Research Council der USA empfiehlt für Männer eine tägliche Selenzufuhr von 70 µg, für Frauen 55 µg.

Die Deutsche Gesellschaft für Ernährung empfiehlt bis zu 100 µg Selen täglich.

Mit tierischen Eiweißen nehmen die Frauen in der Bundesrepublik angeblich durchschnittlich 38 µg und die Männer 76 µg zu sich. Dieser Umstand definiert die Schlußfolgerung, daß die Selenzufuhr mit der Nahrung ausreichend sei.

Insbesondere verweisen Siegers und Mitarbeiter (1994) auf eigene Befunde, nach denen im Bereich einer Normalversorgung mit Selen und entsprechendem Selenspiegel im Blutplasma von oberhalb 30 µg/l die Glutathionperoxidaseaktivität physiologische Normwerte erreicht. Daraus folgt wiederum, daß dieses wichtige selenabhängige Enzymsystem eine Supplementierung oberhalb dieses Bereiches nicht erfordert.

Allerdings weisen die Autoren auch auf zwei Studien hin, in denen gezeigt wurde, daß eine längerfristige Behandlung mit Selen über vier bis acht Monate sowohl den Selenblutspiegel als auch die Glutathionperoxidaseaktivität anzuheben vermochte. Dabei handelt es sich um einen m. E. sehr wichtigen Befund. Er bedeutet schlichtweg, daß durch eine längerfristige Selensupplementierung die „innerliche" enzymatisch vermittelte Schutzfunktion gegen Sauerstoffradikale angehoben werden kann.

Für den kerngesunden, jungen Durchschnittsmenschen läßt sich aus den vorhergehenden Ausführungen logisch folgern, daß dieser eines solchen zusätzlichen Schutzes nicht bedarf. Aber auch Siegers und Mitarbeiter weisen darauf hin, daß zuverlässige Untersuchungen an Patienten mit besonders hohen Belastungssituationen (Schwangerschaft, Stillzeit) sowie definierten Erkrankungen (Erkrankungen des rheumatischen Formenkreises, Schilddrüsenerkrankungen, Kardiomyopathien und Krebserkrankungen) kaum verfügbar sind.

Genau hier liegen aber die (hypothetischen) Indikationsbereiche für eine gezielte Selenzufuhr. Immer dann, wenn ein Krankheitsgeschehen als chronisch anzusehen ist und die Beschädigung im jeweils betroffenen Gewebe maßgeblich durch die Bildung von Sauerstoffradikalen mitgetragen wird, insbesondere bei chronisch-entzündlichen Prozessen, definiert sich logisch der Bedarf der Selensupplementierung.

So zeigen nach Siegers und Mitarbeiter umfangreiche epidemiologische Studien über die Folgen eines Selenmangels einen Zusammenhang zwischen niedrigen Selenblutspiegeln und einer größeren Häufigkeit von Herz-Kreislauf-Erkrankungen (Herzmuskelschädigung, Arteriosklerose, Herzinfarkt), rheumatischen Erkrankungen sowie Tumorerkrankungen.

Bei einer Vielzahl von biologisch-medizinischen Phänomenen ist Mangel jedoch nicht allein eine Folge der verminderten Zufuhr eines bestimmten Stoffes, sondern häufig gerade in dessen höherem Verbrauch infolge einer krankhaften Störung oder extremer Stoffwechselbelastung begründet.

Fratzer (1992) publizierte eine Arbeit, wo u. a. die Selenspiegel von 70 MS-Patienten bestimmt wurden und eine signifikante Abnahme der Blutspiegel aufwiesen. Dabei zeigte sich, daß bei ausgeprägter Krankheitsaktivität, hohem Behinderungsgrad und langer Erkrankungsdauer die deutlichsten Absenkungen im Selenblutspiegel gefunden wurden. Wenn die Arbeit wegen der relativ geringen Stichprobenzahl auch nur bedingt aussagefähig ist, so dokumentiert sie doch nachdrücklich die oben diskutierten Zusammenhänge.

Ein gravierendes Problem bei der Selensubstitution ist die Frage der Dosierung.

Selen besitzt im Gegensatz zu anderen Spurenelementen eine relativ geringe therapeutische Breite, d. h. der Unterschied zwischen einer therapeutischen und der toxischen Dosis ist verhältnismäßig klein. Bereits ab der zehnfachen empfohlenen Tagesdosis von 50 µg Selen wird die „Vergiftungsschwelle" erreicht.

Zu den auffälligen Symptomen zählen Verfärbung der Fingernägel, Haarausfall, Gerinnungsstörungen sowie ein nach Knoblauch riechender Atem.

Siegers und Mitarbeiter (1994) zitieren folgende Dosierungen als sicher im Hinblick auf das Vermeiden toxischer Wirkungen:

Als maximale Einmaldosis beim Erwachsenen 0,05 mg Selen/kg Körpergewicht. Das hieße für einen 70 kg schweren Menschen als einmalige Einnahme immerhin 3,5 mg oder 3.500 μg.

Bei der Gabe über längere Zeit sollten 5 μg Selen pro Tag und pro kg Körpergewicht nicht überschritten werden. Daraus leitet sich für den 70 kg schweren Menschen eine Tagesdosis von 350 μg ab. Jedenfalls sollte die Toxizitätsschwelle von 500 μg pro Tag bei langfristiger Gabe nicht überschritten werden, wobei auch die über die Nahrung zugeführte Selenmenge zu berücksichtigen ist.

Die Empfehlungen von Fratzer und meine eigene Erfahrungen ergeben folgende sinnvolle Verfahrensweise für MS-Patienten:

In den ersten 6 Monaten der Therapie führen die Patienten **täglich** 400 μg Selen in Form eines Selenhefepräparates zu. Nach dieser Zeit wird die Dosis durchschnittlich auf 300 μg täglich reduziert. Grundsätzlich sollte der Selenspiegel etwa das Doppelte des sog. Normwertes erreichen. Es empfiehlt sich, in etwa halbjährlichen Abständen den Selenspiegel zu kontrollieren und die individuelle Dosierung entsprechend festzulegen.

Ich konnte bei einer kleinen Anzahl der Patienten Nebenwirkungen feststellen. Vereinzelt kam es zu Haarausfall, der nach Dosisreduzierung nicht mehr auftrat. Andere unerwünschte Symptome traten nicht auf, wobei die Beobachtungszeit bei einigen Patienten deutlich über 5 Jahre beträgt.

8.2 Antientzündliche Wirkungen

Wir kennen heute viele Entzündungsursachen und unterschiedliche Entzündungsformen. So groß die Vielfalt auch sein mag, in einem Punkt sind sich doch alle Entzündungen gleich. Zur Ausprägung der Entzündungsreaktionen und entsprechender Symptome benötigt der Körper die hochungesättigte Arachidonsäure. Der obligate chemische Vorläufer dieser Fettsäure in der Natur ist die Linolsäure. Beide Fettsäuren sind praktisch als Baustein in allen Zellumhüllungen unseres Körpers relativ stabil verankert.

Entwickelt sich nun eine beliebige Entzündung im Körper, dann wird die Arachidonsäure durch das Enzym Phospholipase A2 freigesetzt. Danach übernehmen die Enzyme Cyclooxygenase und Lipoxygenase die Umwandlung in Entzündungsstoffe (Prostaglandine und Leukotriene), die wiederum für entzündungstypische Symptome, wie z. B. Rötung, Schwellung, Schmerz sowie das Eindringen von Abwehrzellen in das entzündete Gewebe, verantwortlich zeichnen.

Der Logik folgend, ergeben sich hieraus Möglichkeiten, Entzündungsreaktionen abzuschwächen oder zu blockieren:

- Einschränkung der Zufuhr von Arachidon- und/oder Linolsäure mit der Nahrung,

- ernährungstechnische Verdrängung eines Teils dieser Fettsäuren aus Zellmembranen,

- Blockierung der enzymatischen Freisetzung der Arachidonsäure,

- Blockierung der Arachidonsäure-umwandelnden Enzyme,

- Unterdrückung der Wirksamkeit freigesetzter Arachidonsäureprodukte.

Ein Gutteil dieser Möglichkeiten wird in der heutigen Medizin durch wirksame Medikamente zum Nutzen der Patienten praktisch genutzt. Wie dies auch mit „sehr einfachen" Stoffen hochwirksam umgesetzt werden kann, sollen nachfolgende Erläuterungen mitteilen.

8.2.1 Omega-3-Fettsäuren („Fischöl")

Die Öle und Fette, die wir mit der Nahrung aufnehmen, sind Verbindungen aus Glycerin und Fettsäuren. Öle enthalten im Gegensatz zu Fetten vorwiegend ungesättigte Fettsäuren, d. h. in ihrem Molekül findet man sog. Doppelbindungen. Nach der Stellung dieser Doppelbindungen unterscheidet man

Omega-3-,
Omega-6- und
Omega-9-Fettsäuren.

Fische weisen einen hohen Gehalt an mehrfach ungesättigten Omega-3-Fettsäuren auf, entsprechend hoch ist ihre Konzentration in Fischölen. Insbesondere betrifft dies Eicosapentaensäure (EPA), Docosahexaensäure (DHA) und Docosapentaensäure (DPA). Omega-3-Fettsäuren gelten als essentiell, d. h. sie müssen mit der Nahrung zugeführt werden.

Bereits seit Jahrzehnten vermutete man aus Beobachtungen an Arktisbewohnern, daß der Verzehr von fetten Seefischarten (Lachs, Makrele, Thunfisch u. a.) einen günstigen Einfluß auf Fettstoffwechselstörungen besitzt und sich daraus das seltene Auftreten entsprechender Folgeerkrankungen (z. B. Herzinfarkt) ableiten könnte. Außerdem führten Untersuchungen an Grönland-Eskimos bereits 1930 zu der erstaunlichen Erkenntnis, daß rheumatische Erkrankungen unter dieser Bevölkerung trotz widriger äußerer Bedingungen ausgesprochen selten sind. Auch hier wurde eine hypothetische Verbindung zur fischreichen Ernährung diskutiert.

Ähnliche und durchaus begründete Überlegungen werden auch bei der MS angestellt, um die im Kapitel „Häufigkeit und epidemiologische Besonderheiten der MS" vorgestellten Befunde zu deuten, wonach beispielsweise Eskimos und norwegische Lappen kaum, Japaner deutlich seltener als Bewohner anderer Industrienationen an MS erkranken.

Inzwischen gibt es eine Fülle von biochemischen Erkenntnissen zur Wirkung von Omega-3-Fettsäuren, die ihren gezielten therapeutischen Einsatz bei den obengenannten oder vergleichbaren Erkrankungen längst aus dem Stadium der Zwielichtigkeit herausgeführt haben. Allerdings sorgen widersprüchliche Studienergebnisse immer wieder für Meinungsstreit, und bis heute gilt lediglich eine Senkung einer Blutfettfraktion (Triglyceride) bei einer hohen Omega-3-Fettsäurezufuhr als offiziell gesichert.

Dabei lassen Ergebnisse kontrollierter klinischer Studien keinen Zweifel mehr daran, daß es durch die Aufnahme bestimmter mehrfach ungesättigter Fettsäuren möglich ist, die Fettsäuremuster in Zellmembranen gezielt zu verändern und damit eine therapeutisch bedeutsame Verminderung der Bildung von Entzündungsstoffen zu erzielen („down regulation"). Hierzu ist über lange Zeiträume eine regelmäßige Zufuhr beispielsweise von EPA erforderlich. Die hier zugrunde liegenden biochemischen Mechanismen sind plausibel und wurden durch verschiedene Untersuchungen bzw. Studien bestätigt.

Das Grundanliegen des therapeutischen Einsatzes von „Fischölen" besteht in der Verdrängung der für die Entzündung absolut notwendigen Arachidonsäure bzw. der Beeinflussung ihrer Umwandlung zu entzündungsvermittelnden Stoffen. Die Erläuterung dieser Zusammenhänge wird in der Einführung zum Diätkapitel vorgestellt.

Insbesondere besitzt die EPA eine ausgeprägte entzündungshemmende Potenz. So konnte Adam (1985) zeigen, daß bei Patienten mit rheumatischem Krankheitsbild die Zufuhr von Omega-3-Fischölen innerhalb von 12 Wochen zu deutlichen Veränderungen der Fettsäuremuster in den Hüllen roter Blutkörperchen führt. Die prozentualen Anteile der DHA und DPA nahmen weniger zu als derjenige von EPA, obwohl sie etwa in gleichen Mengen zugeführt wurden.

Dies wertete Adam als Hinweis darauf, daß EPA einen ähnlich bevorzugten Stoffwechselweg wie die erwähnte Arachidonsäure hat. Diese Annahme stützt sich auf die gleiche Kettenlänge und Struktur (mit Ausnahme einer zusätzlichen Doppelbindung der EPA). Deshalb unterscheiden sich die biologischen Abbauprodukte dieser beiden Fettsäuren chemisch zwar nur in einer Doppelbindung, dafür um so gravierender in ihrer Beteiligung im Entzündungsprozeß. Die längerkettigen DHA und DPA werden offenbar in größerem Umfang oxidiert, d. h. auch zur Energiegewinnung verwertet.

Trotzdem muß darauf verwiesen werden, daß auch die DHA im Gesamtkonzept der MS-Therapie eine wichtige Bedeutung hat. Zum einen entstehen aus dieser Fettsäure nach einer entzündungsbedingten Freisetzung aus Zellmembranen keine Entzündungsstoffe, da sie durch die verantwortlichen Enzyme nicht umgewandelt werden kann. Zum anderen wird über DHA das Vitamin E besonders fest als Oxidationsschutz in Zellmembranen eingebaut.

Wird bei einer Entzündungsreaktion EPA freigesetzt, so entstehen daraus Prostaglandine und Leukotriene, die nur schwach entzündungsfördernd sind und über das Thromboxan A3 sogar der Verklumpung von Blutplättchen entgegenwirken können. Zur Verdeutlichung soll folgendes Schema dienen:

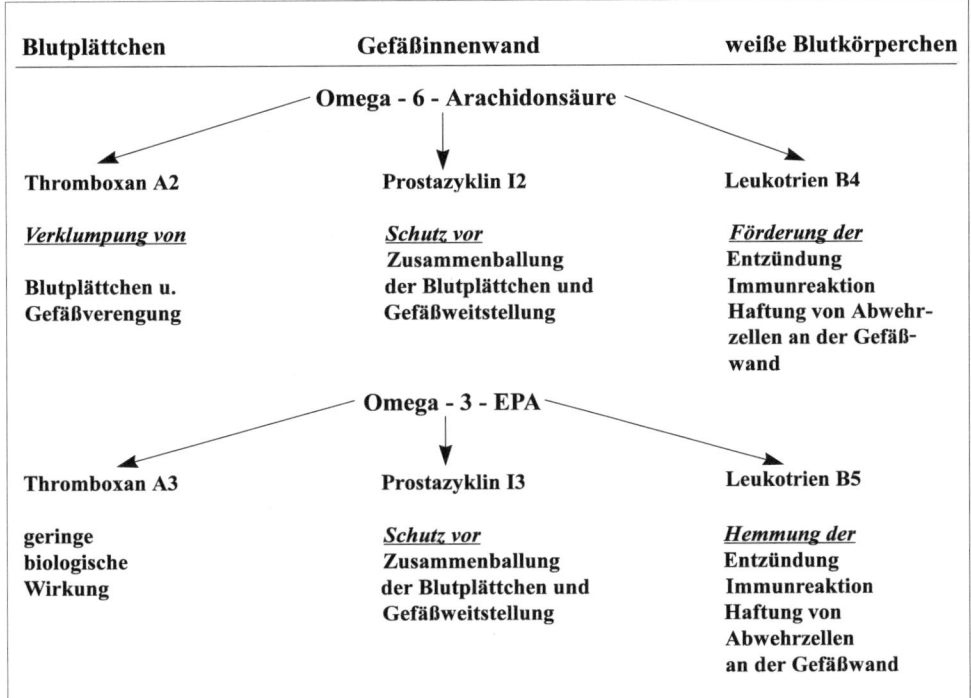

Blutplättchen	**Gefäßinnenwand**	**weiße Blutkörperchen**

Omega - 6 - Arachidonsäure

Thromboxan A2	Prostazyklin I2	Leukotrien B4
Verklumpung von	*Schutz vor* Zusammenballung der Blutplättchen und Gefäßweitstellung	*Förderung der* Entzündung Immunreaktion Haftung von Abwehrzellen an der Gefäßwand
Blutplättchen u. Gefäßverengung		

Omega - 3 - EPA

Thromboxan A3	Prostazyklin I3	Leukotrien B5
geringe biologische Wirkung	*Schutz vor* Zusammenballung der Blutplättchen und Gefäßweitstellung	*Hemmung der* Entzündung Immunreaktion Haftung von Abwehrzellen an der Gefäßwand

(Dieses Schema ist in seiner Originalform veröffentlicht in: *Pathophysiologie des Menschen*, Hrsg.: Hierholzer / Schmidt; VCH, Verlagsgesellschaft, 1991; S. 38.5.)

Anzumerken bleibt, daß es sich bei den dargestellten Zusammenhängen faktisch um Lehrbuchwissen handelt. Die Anwendung dieses Prinzips bei unterschiedlichen Gruppen entzündlicher Erkrankungen bedarf nur der Einsicht, Bereitschaft und Überprüfung in der Praxis.

EPA vermag nicht nur im Verdrängungswettbewerb mit Arachidonsäure das Entzündungsgeschehen zu verringern, sondern hemmt auch die beiden Enzyme, welche die Umwandlung von Arachidonsäure in Entzündungsstoffe steuern. Als dritter und keineswegs drittrangiger Faktor kommt hinzu, daß die Aufnahme von Omega-3-Fettsäuren die Synthese der Zytokine Tumornekrosefaktor-alpha (TNF) und Interleukin-1 unterdrückt, die von besonderer Bedeutung bei der Auslösung bzw. Vermittlung der immunologischen Entzündungsreaktion sind.

Speziell beim Krankheitsbild der Multiplen Sklerose ist die überragende und zentrale Bedeutung von TNF-alpha für die ablaufenden Krankheitsmechanismen hochwahrscheinlich.

Zusammenfassend lassen sich die Wirkungen der Omega-3-Fischöle im Entzündungsgeschehen wie folgt darstellen:

- Sie verdrängen den Entzündungsbrennstoff Arachidonsäure.

- Bei ihrem enzymatischen Abbau entstehen Botenstoffe, die nur schwache Entzündungsreaktionen vermitteln bzw. solchen teilweise sogar entgegenwirken.

- Grundsätzlich hemmen sie die Enzyme, die den Abbau zu Entzündungsstoffen regulieren.

- Sie unterdrücken die Bildung hochaktiver Botenstoffe und damit die Immunreaktion.

Aus diesen beschriebenen Wirkungen definieren sich auch die bisherigen Anwendungsbereiche der Omega-3-Fischöle, von denen einige vorgestellt werden:

Rheumatischer Formenkreis:

Adam (1985, 1993, 1994) konnte mehrfach zeigen, daß die Zufuhr von Fischöl bei chronischer Polyarthritis zu einer Verbesserung der klinischen Symptomatik führt. Die Schmerzen, Morgensteifigkeit und Gelenkschwellungen gingen zurück, die Griffstärke nahm zu.

Bei den erfaßten Laborparametern erscheint besonders wichtig, daß Patienten unter einer zwölfwöchigen Fischöleinnahme eine eindeutige Verminderung der im Urin bestimmten Prostaglandinmetabolite, der Leukotriene und des TNF-alpha aufwiesen. Für Prostaglandinmetabolite und TNF waren die Unterschiede zu den Vorversuchswerten statistisch signifikant.

Aus meiner Sicht ist hiermit ein eindeutiger Beweis für die Verminderung der Entzündungsreaktionen bei einer chronisch entzündlichen Erkrankung durch Omega-3-Fischöle geführt.

Entsprechende therapeutische Hypothesen bei vergleichbaren Krankheitsbildern, nicht zuletzt bei der Multiplen Sklerose, als unwissenschaftlich und „mit weniger als geringer Wahrscheinlichkeit hilfreich" zu kommentieren disqualifiziert den „Gutachter".

Chronische Darmerkrankungen (Colitis ulcerosa):

Überprüft man Darmspülungen von Patienten dieses Krankheitsbildes, so findet man stark erhöhte Konzentrationen von Leukotrien B4 und Prostaglandin E2. Die Konzentration dieser Stoffe steht in eindeutiger und enger Verbindung zur Krankheitsaktivität.

Stenson und Mitarbeiter (1992) überprüften in einer streng geführten klinischen Studie die diätetische Ergänzung mit EPA bei Beibehaltung der Basistherapie an 18 Patienten. Es kam zu einer statistisch belegbaren Reduktion der Leukotrien-B4-Konzentration, zu einer signifikanten Besserung quantitativer Parameter der Beurteilung von Gewebsschnitten und zu einer eindeutigen Zunahme des Körpergewichtes. Patienten, die Cortison in der Basistherapie erhielten, konnten die mittlere Dosis um mehr als 50 % senken. Als zusätzliche begleitende Therapiemaßnahme ist damit das Fischöl aus Sicht der Autoren eindeutig zu empfehlen.

Multiple Sklerose:

In einer britischen Doppelblindstudie mit 290 MS-Patienten wurde trotz des gravierenden Mangels fehlender Diätempfehlungen ein statistisch positiver Trend zugunsten einer regelmäßigen Zufuhr von Omega-3-Fettsäuren festgestellt (Bates et al. 1989).

Fratzer (1992) publizierte die Ergebnisse von 60 MS-Patienten, bei denen 2,1 g Omega-3-Fischöl in Kombination mit den hier vorgestellten Antioxidantien und einer linolsäurearmen Diät behandelt wurden. Trotz der relativ kleinen Probandenzahl sind die Ergebnisse doch beeindruckend:

Bei 31,7 % der Patienten zeigten sich erhebliche Verbesserungen der Kernspinbefunde, wobei eine Übereinstimmung mit der klinischen Befundbesserung in 73,3 % der Fälle vorlag. Weitere zirka 13 % der Patienten wiesen deutliche Verbesserungen des klinischen Befundes bei praktischer Konstanz des MRT–Befundes auf.

Fratzer empfiehlt die Einnahme von 2.100 mg Omega-3-Fischölen, wobei er betont, daß diese Menge bei der Einhaltung eines Verzehrverbotes für linolsäurehaltige Nahrungsmittel ausreicht, eine kompetetive Hemmung des Arachidonsäurestoffwechsels zu gewährleisten.

Nach Adam (1994) ließ sich für die Fischölfettsäuren eine Dosis-Wirkungsbeziehung aufstellen. Unter der Behandlung mit EPA in einer Dosierung von 18 bis 27 mg/kg Körpergewicht war die Besserung der klinischen Symptome bei Patienten mit chronischer Polyarthritis weniger eindrucksvoll als unter einer Dosierung mit 36–45 mg/kg Körpergewicht Omega-3-Fischöl, was zu den obenerwähnten Ergebnissen führte.

Dabei muß angemerkt werden, daß diese eindrucksvollen, auch labortechnisch meßbaren Veränderungen noch deutlicher waren, wenn die Patienten zusätzlich eine besondere Diät unter Vermeidung der Arachidonsäure einhielten.

Aus meinen eigenen Erfahrungen halte ich die von Fratzer gegebene Empfehlung bei Einhaltung entsprechender Diätvorschriften für ausreichend sicher. Für einen 50 kg schweren Menschen würde diese Empfehlung bedeuten, daß pro kg Körpergewicht täglich zirka 42 mg Omega-3-Fischöl zugeführt werden.

Das bedeutet, daß nach den bekannten Dosis-Wirkungsbeziehungen bei Patienten mit einem höheren Körpergewicht oder in Situationen schwer kontrollierbarer Diätvorschrift (z. B. Urlaub) oder bei Therapiebeginn bzw. starker Krankheitsaktivität die Tagesdosis auf 2.800 bis 3.500 mg/Tag erhöht werden kann.

Immer wieder entbrennt die Diskussion darüber, ob es sich bei den Fischölen um Lebens- oder Arzneimittel handelt. Aus den bisher gemachten Vorbemerkungen wird deutlich, daß sie tatsächlich beides sein können. Da der genaue Tagesbedarf dieser hochungesättigten Fettsäuren nicht bekannt ist, wird er durch Schätzung auf etwa 350 bis 400 mg pro Tag beziffert.

Demgemäß hat die Deutsche Gesellschaft für Ernährung festgestellt, daß eine Mangelversorgung in der Bevölkerung in der Regel nicht besteht. Empfohlen wird aber der Verzehr von Fisch, etwa zwei Mahlzeiten pro Woche. Dieser Empfehlung kann uneingeschränkt zugestimmt werden für alle, die leidlich gesund sind und bleiben möchten.

Für einen Patienten, dem die Omega-3-Fischöle therapeutisch Hilfe leisten sollen, zumal wenn es sich, wie bei der Multiplen Sklerose, mindestens im chronischen Verlauf um ein Krankheitsgeschehen ohne wirksame „etablierte" Therapie handelt, ist diese Empfehlung keinesfalls ausreichend. Trotzdem bedienen sich Krankenkassen immer wieder dieses Arguments, wenn es darum geht, den Antrag eines Patienten auf Kostenübernahme abschlägig zu entscheiden.

Die Kostenübernahme würde demnach gleichbedeutend sein mit der Bezahlung einer Rechnung im Fischrestaurant. Selbst die Justiz hat sich inzwischen in einer Urteilsbegründung dieser Argumentation bedient. Manchen mag es befremden, andere werden ungläubig den Kopf schütteln.

Für mich ist eine solche einseitige und unhaltbare Argumentation praktizierter Zynismus, vor allem, wenn ein Betroffener bereits einschlägige, positive und meßbare Ergebnisse erzielt hat und nun aus kostentechnischen Gründen und eigener wirtschaftlicher Not seine Therapie abbrechen muß.

Auch Adam vertritt den Standpunkt, daß eine hohe Zufuhr von Omega-3-Fischölen am besten durch die Zufuhr von Fischöl-Kapseln erreicht werden kann. Aus meiner Sicht ist das Hauptproblem, die täglich notwendige Zufuhr in solch hoher Konzentration zu ermöglichen. Derlei ist mit der Nahrung weder zumut- noch vertretbar, da bei solch einseitiger Ernährung zwangsläufig gravierende Veränderungen des Fettstoffwechsels und nichtkalkulierbare Schadstoffbelastungen in Kauf genommen werden sowie wegen der unvermeidbaren Zufuhr unerwünschter Fettsäuren die Diät praktisch undurchführbar wird.

Bei der Vielzahl der am Markt befindlichen Omega-3-Fischölpräparate ist es scheinbar schwierig, die richtige Wahl zu treffen. Berücksichtigt man jedoch die empfohlene tägliche Versorgung mit etwa 2.100 mg Omega-3-Fettsäuren, so schränkt sich die Zahl der empfehlenswerten Präparate unter der Berücksichtigung der sog. Patientencompliance (d. h. die Bereitschaft des Patienten, eine entsprechende Zahl von Kapseln zur Deckung des Tagesbedarfs einzunehmen), der Produktqualität (Schadstoffarmut und ausreichender Oxydationsschutz mit Vitamin E) sowie Aspekten der Wirtschaftlichkeit (Kosten pro Tag) drastisch ein. Unter diesen Gesichtspunkten verlieren auch die als Arzneimittel zugelassenen Fischölpräparate (z. B. Ameu, Eicosapen, Maxepa) deutlich an vordergründiger Attraktivität.

8.2.2 B-Vitamine und Schalentierextrakte

Soweit bekannt, spielen die verschiedenen B-Vitamine keine Rolle in den Krankheitsmechanismen der Multiplen Sklerose. Trotzdem erscheint ihr Einsatz gerechtfertigt.

Einige der Vitamine des B-Komplexes haben Einfluß auf die Funktion des Nervensystems. So kann zum Beispiel ein Mangel an Vitamin B1 (Aneurin,

Thiamin) in Kombination mit einem Mangel an anderen B-Vitaminen zu einer Erkrankung führen, die den Namen Beri-Beri trägt.

Dieses Krankheitsbild tritt seit dem Altertum bei der hauptsächlich von Reis lebenden Bevölkerung ostasiatischer Länder auf und nahm in erschreckendem Umfang zu, als die Reiskörner von ihren Hüllen (Silberhäutchen) maschinell befreit wurden. Durch das „Polieren" des Reises werden Vitamine und Spurenelemente entfernt. Die Krankheit wird unter anderem durch eine Entzündung des peripheren Nervensystems charakterisiert mit entsprechend typischen Symptomen wie Mißempfindung oder Lähmungen.

Vitamin B12 ist von überragender Bedeutung bei der Synthese von sogenannten Kernsäuren im menschlichen Körper. Damit übt es entscheidenden Einfluß auf die normale Zellteilung aus. Bei Mangelzuständen sind in allererster Linie die Zellen mit einer hohen Neubildungsrate, insbesondere die roten Blutkörperchen, betroffen. Dadurch kann es zu einem schlechteren Sauerstofftransport im Körper mit Auswirkungen auf das Nervensystem kommen.

Viel wichtiger erscheint der Umstand, daß Vitamin B12 an der Bildung von Myelinscheiden im Nervensystem beteiligt ist und bei einem Defizit nur mangelhafte Myelinscheiden gebildet werden.

Nun ist in unseren Breiten ein Vitamin-B-Mangel relativ selten anzutreffen. Auch ist die MS eine Erkrankung des zentralen, nicht des peripheren Nervensystems. Aber gerade das periphere Nervensystem besteht aus den Leitungsbahnen, über die das Zentralnervensystem Informationen über die unterschiedlichsten Sinneswahrnehmungen empfängt und die Steuerung der Körperfunktion, einschließlich der Bewegungsabläufe, ausübt.

Wenn es nun, wie bei der MS, zu herdförmigen Beschädigungen im ZNS kommt, so resultieren ggf. auch entsprechende Funktionsausfälle. Unser Gehirn verfügt aber über ausgeprägte regenerative Fähigkeiten, die auch und besonders im funktionellen Sektor angesiedelt sind.

Es ist möglich, bei vorhandenen Restfunktionen neue Bewegungsstrategien zu erlernen und damit mindestens teilweise neurologische Funktionsausfälle zu kompensieren. Bei diesem Prozeß der sogenannten neurophysiologischen Bahnung erweisen krankengymnastische und physiotherapeutische Übungen wichtige Dienste. Grundvoraussetzung für den Erfolg solcher Maßnahmen ist aber das Vorhandensein funktionierender Leitungsbahnen. Deshalb macht der prophylaktisch-therapeutische Einsatz von B-Vitaminen Sinn.

Die eigentliche antientzündliche Wirkung wird über das gefriergetrocknete Fleisch der grünlippigen Meeresmuschel (Perna Canaliculus) erzielt. Diese Muschel ist bisher einzigartig in ihren Wirkungen und gedeiht ausschließlich in bestimmten Regionen Neuseelands. Ihr Fleisch enthält neben Spurenelementen, Vitaminen und wertvollen Aminosäuren vor allem die sog. Glukosaminoglykane, die Teil der Grundsubstanz jedes Bindegewebes sind.

Bei dieser speziellen Muschel sind die Glukosaminoglykane von einer schützenden Hülle von Aminosäureverbindungen umgeben (sog. Chelatform). Deshalb können sie auch „unbeschadet" im Verdauungstrakt bis in den Darm gelangen und dort die Darmschleimhaut durchdringen, wodurch die Voraussetzung gegeben ist, spezifische Wirkungen im Organismus zu erzielen. Sie fördern die Regeneration bindegewebiger Strukturen. Darüber hinaus entfalten sie eine beträchtliche antientzündliche Wirkung.

Miller und Wu (1984) untersuchten die entzündungshemmende Wirkung der grünlippigen Meeresmuschel. Dabei gingen sie von der bekannten Tatsache aus, daß sog. Prostaglandinsynthesehemmer (z. B. Aspirin und Indomethacin) den Eisprung und die Schwangerschaft der Ratte verlängern. Diese Eigenschaft führte zu einem neuen tierexperimentellen Modell, mit Hilfe dessen die hemmende Wirkung verschiedener Substanzen auf die Prostaglandin-Biosynthese geprüft werden kann. Die Aussagefähigkeit des Modells gilt in der Literatur als belegt.

Die erhobenen Befunde (statistisch sichere Verzögerung der Fruchtentwicklung und Geburt) werteten die Autoren als sicheren Nachweis, daß der Muschelextrakt bei Aufnahme über das Verdauungssystem pharmakologisch aktiv ist. Bereits in Vorstudien war anhand des im Rahmen eines anderen tierexperimentellen Modells künstlich ausgelösten Pfotenödems die antientzündliche Wirkung des Extraktes der grünlippigen Meeresmuschel auffällig.

Aufgrund der nunmehr erzielten Ergebnisse erschien es nach Meinung der Autoren als sicher, daß eine Prostaglandinsynthesehemmung mittels inaktiver oder weniger aktiver Analogkomponenten durch den Extrakt ausgelöst wird. Vorausgesetzt, der Muschelextrakt blockiert wirklich die Prostaglandinsynthese bzw. die Wirksamkeit einzelner Prostaglandine (wahrscheinlich Prostaglandin E2), ergeben sich daraus vielfältige Anwendungsmöglichkeiten.

Das Problem bei der Anwendung synthetischer entzündungshemmender Mittel besteht darin, daß sie auch Neben- bzw. unerwünschte Wirkungen entfalten und damit ihre langfristige Anwendung, z. B. bei der Therapie rheumatischer Erkrankungen, äußerst problematisch ist. Selbst wenn es nur gelänge, mittels einer natürlichen und, soweit bekannt, nebenwirkungsfreien Substanz die Dosis der notwendigen Antirheumatika zu reduzieren, würde sich damit ein wertvoller Nutzen definieren.

Gibson und Mitarbeiter veröffentlichten die Ergebnisse einer Studie, im Rahmen derer sie 66 Patienten des rheumatischen Formenkreises über 3 Monate mit dem Extrakt der grünlippigen Meeresmuschel therapiert hatten. Dabei handelte es sich um eine randomisierte Doppelblindstudie, die nach allgemeiner Auffassung den exakten Wirknachweis einer Substanz erbringt.

Sämtliche Patienten standen auf der Warteliste der orthopädischen Abteilung des Victoria-Krankenhauses Glasgow und warteten auf eine gelenkchirurgische Operation, d. h., es handelte sich um schwere und weitestgehend austherapierte Fälle. Die Bewertung der Ergebnisse erfolgte nach allgemein akzeptierten klinischen Kriterien sowie aussagefähigen Laborparametern. Bei den Laborparametern konnten keine Veränderungen statistisch gesichert werden.

Bei den klinischen Parametern wiesen nach insgesamt 6 Monaten Studienendauer 76 % der Patienten mit rheumatoider Arthritis eine eindeutige Besserung der Beschwerden auf. In bezug auf Schmerz, Steifigkeit und Griffstärke war der Muschelextrakt genauso wirksam wie Gold, allerdings ohne dessen Nebenwirkungsrate.

Leider ist die verfügbare und zuverlässige Literatur zur Wirksamkeit der grünlippigen Meeresmuschel rar. Einer der Gründe hierfür dürfte sicherlich darin zu sehen sein, daß Präparate, die den Extrakt beinhalten, als Diät- bzw. Nahrungsergänzungspräparate und nicht als Arzneimittel am Markt verfügbar sind.

Meine persönliche Empfehlung findet sich in der Zusammenfassung dieses Therapieteils. Es gibt eine Reihe von Präparaten mit grünlippiger Meeresmuschel, jedoch muß man bei besonders günstigen Preisen die originäre Herkunft argwöhnisch beurteilen. In der Kombination mit den genannten B-Vitaminen sind in Deutschland meines Wissens nur 2 Präparate erhältlich, wobei das eine nicht alle Inhaltsstoffe exakt deklariert, sondern Komponenten unter dem Sammelbegriff Enzyme ausweist.

Das von mir verwendete Präparat beinhaltet zusätzlich das Coenzym Q10. Auch bei dieser Substanz handelt es sich um einen „umstrittenen Wirkstoff". Insbesondere wird der Streit darüber geführt, ob Q10 als Vitamin oder Coenzym einzustufen sei. Unser Körper ist nämlich in der Lage, Coenzym Q10 in der Leber herzustellen, woraus die Deutsche Gesellschaft für Ernährung schlußfolgert, daß es durch diese Eigenproduktion einer Zufuhr von Q10 mit der Nahrung nicht bedürfe. Wie dem auch sei.

Hochqualifizierte Untersuchungen haben eindeutig ergeben, daß mit zunehmendem Alter der Gehalt an Coenzym Q10 in besonders stoffwechselaktiven Organen (Lunge, Herz, Bauspeicheldrüse, Nebennieren) drastisch absinkt. Gerade aber bei Herzmuskelschwäche haben sich eindeutige Hinweise auf eine Verbesserung der Herzfunktion durch die therapeutische Gabe von Coenzym Q10 ergeben.

Unabhängig von diesen Überlegungen gilt als unbestreitbar:

• Coenzym Q10 ist ein Elektronentransportsystem der Atmungskette, spielt also eine Rolle bei der Bereitstellung von Energie in den Mitochondrien aus der Reduktion von Sauerstoff.

• Coenzym Q10 leitet zum einen Energie in der Zelle weiter und zeigt außerdem eine antioxidative Wirkung, indem es freie Radikale abfangen und so die Mitochondrienmembran schützen kann.

8.3 Diät

In den vergangenen Jahrzehnten ist die Ernährung zunehmend thematisiert worden und hat im Bewußtsein vieler Menschen einen festen Platz eingenommen. Insbesondere bei den Herz-Kreislauf-Erkrankungen hat der Erkenntniszuwachs zu gravierenden Veränderungen der Ernährungsgewohnheiten geführt. Die Schwierigkeit besteht vor allem darin, daß längere Zeiträume erforderlich sind, um Auswirkungen solcher diätetischen Maßnahmen auf die Erkrankungshäufigkeit, Todesrate oder Lebenserwartung der Gesamtbevölkerung beurteilen zu können.

Bei den Diäten, die für die unterschiedlichsten Zielgruppen und Anwendungsbereiche angeboten werden, gibt es vernünftige und obskure, hilfreiche und schädliche. Immer dann, wenn Neuland betreten wird und die Grundlagenmedizin möglicherweise noch nicht tief genug in die Hintergründe eines Zustandes oder Krankheitsbildes vorgedrungen ist, definiert sich die größte Gefahr, daß auch Ernährungsempfehlungen gegeben werden, die günstigstenfalls dazu geeignet sind, den Betroffenen zu disziplinieren und zu maßregeln.

Daraus erklärt sich auch die Skepsis der Schulmedizin, wenn bei einer schweren Erkrankung, wie der MS, jemand den Patienten eine strenge Ernährungsgewohnheit vorschlägt und ausdrücklich zu deren Einhaltung auffordert. Die Einstellung vieler Kollegen bringen Rosner / Ross (1993) in ihrem Buch über die MS auf den entscheidenden Punkt, indem sie formulieren:

> *„Und schließlich sollten Sie sich vor Randfiguren der Medizin hüten, die nur auf Profit bedacht sind. Wenn jemand Diätpläne und Reisen in Kliniken im Ausland propagiert, schöpfen Sie Verdacht."*

Immerhin geben die Autoren im weiteren Text eine Übersicht bekannter Diätempfehlungen, bei deren Kommentar die Hürde der freundlich belächelnden Bewertung jedoch nicht übersprungen wird. Selbst die Diät nach Evers, die immerhin in deutschsprachigen neurologischen Lehrbüchern Erwähnung findet, oder die Diät nach Swank werden gleichrangig mit hochfragwürdigen Diäten genannt.

Immerhin gab die renommierte medizinische Fachzeitschrift *The Lancet* das Podium ab, auf dem Swank und Dugan (1990) die Ergebnisse einer extremen Niedrigfettdiät mit weniger als 20 g Fettaufnahme pro Tag über einen Zeitraum von 34 Jahren an 144 MS-Patienten publizierten. Es wurde eine Abnahme der Krankheitsprogression und Sterberate gegenüber Patienten mit fettreicher Ernährung nachgewiesen, die auch der statistischen Überprüfung standhielt.

Nun ist diese Diätempfehlung sicherlich als extrem einzustufen und für die Mehrheit der Betroffenen kaum praktikabel. Jedoch entbindet dieser Umstand nicht von der Verpflichtung, den Wahrheitsgehalt der Ergebnisse zu akzeptieren, die besondere Bedeutung wegen der sehr langen Studiendauer anzuerkennen und die möglichen naturwissenschaftlichen Gründe dieses Ergebnisses zu hinterfragen.

Grundlagen

Aus den Ausführungen dieses Buches zur Bedeutung des Fischöls im Therapiekonzept wurden bereits wesentliche biochemische Zusammenhänge angedeutet bzw. klar.

Vereinfacht ausgedrückt: Verschiedenartigste Entzündungen in unserem Körper haben einen definierten Brennstoff – die Arachidonsäure. Sie ist eine hochungesättigte Fettsäure und ein Syntheseprodukt des tierischen Organismus. Arachidonsäure wird aus der essentiellen Fettsäure Linolsäure durch biochemische Veränderungen und Kettenverlängerung aufgebaut.

In einem einfachen Schema läßt sich der Syntheseweg wie folgt darstellen:

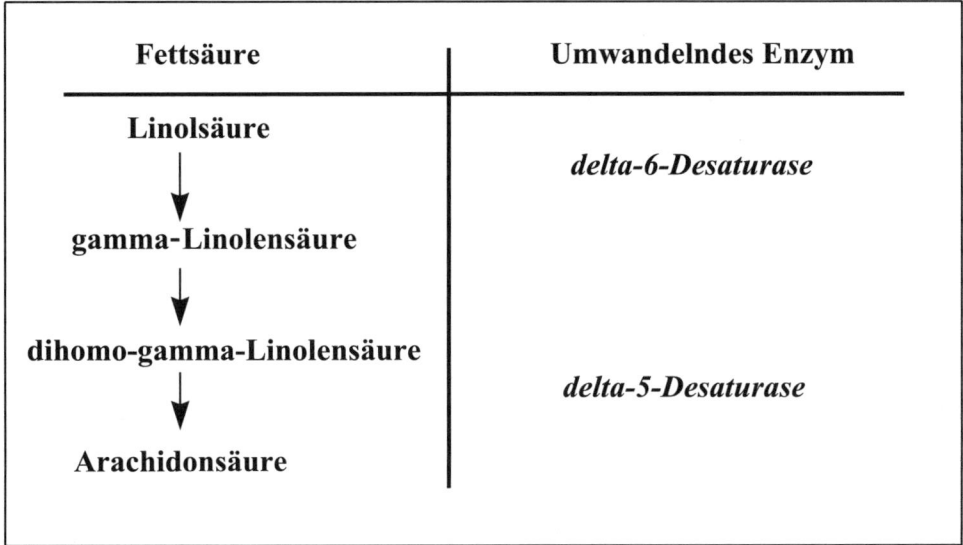

Aus dieser Arachidonsäure, die in den Umhüllungen der Körperzellen chemisch gebunden ist, vermag unser Körper „nützliche" Botenstoffe (Mediatoren) zu bilden, die beispielsweise an der Regulation der Kreislauffunktion oder der Blutgerinnung beteiligt sind. Er bildet aber auch Stoffe, die von hervorragender Bedeutung für den Ablauf von Entzündungsreaktionen sind. Voraussetzung dieser biochemischen Umwandlung von Arachidonsäure in Botenstoffe ist ihre Freisetzung aus den Zellmembranen durch das Enzym Phospholipase A2.

Der weitere Abbau zu Botenstoffen vollzieht sich unter natürlichen Bedingungen quasi automatisch und unaufhaltsam. Deshalb spricht man bei diesem biochemischen Reaktionsablauf bildhaft auch von der **Arachidonsäurekaskade**:

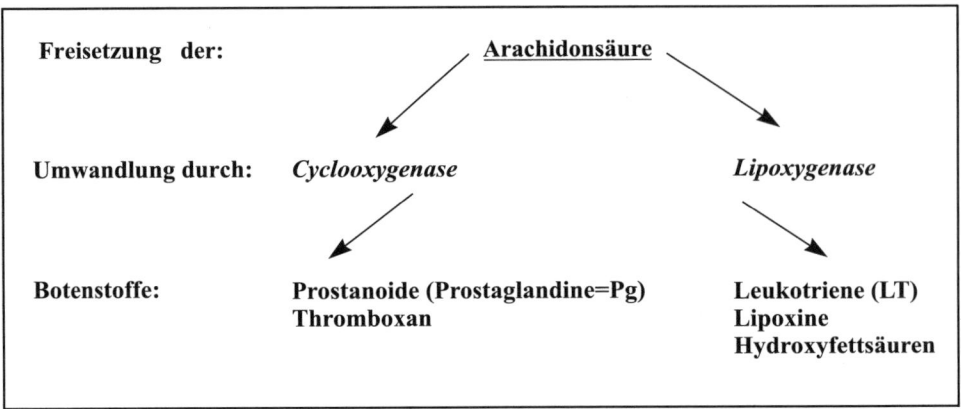

Die dabei freigesetzten Botenstoffe vermitteln die Entzündungsreaktion und sind auch für äußerlich erkennbare Entzündungszeichen verantwortlich:

Prostanoid- und Leukotrien-vermittelte Entzündungszeichen

Botenstoff	Effekt	Zeichen
PG E2, PG I2	Gefäßerweiterung	rubor (= Rötung)
PG E2	Durchblutungssteigerung und Fieber	calor (= Wärme)
PG E2, PG I2, LT B4	übersteigerte Schmerzempfindlichkeit	dolor (= Schmerz)
PG E2, PG I2, LT C4 LT D4, LT E4	Erhöhung der Durchlässigkeit von Blutgefäßen und Ödem	tumor (= Schwellung)

Die Bedeutung der Arachidonsäure für entzündliche Erkrankungen ist bewiesen. Ergeben sich daraus Konsequenzen für mögliche und praktikable Veränderungen der Ernährungsgewohnheiten für Patienten mit chronisch-entzündlichen Erkrankungen? Diese Frage ist mit einem eindeutigen **Ja** zu beantworten.

Die Arachidonsäure, die unser Körper verstoffwechselt, bezieht er aus zwei Quellen:

- Wir können Arachidonsäure auf dem oben beschriebenen Syntheseweg aus Linolsäure herstellen.

- Da unsere Nahrung in der Regel Produkte tierischen Ursprungs einbezieht, nehmen wir auch entsprechende Mengen dieser Fettsäuren auf.

Nach Adam (1994) soll der Syntheseweg von Linolsäure zu Arachidonsäure im tierischen und menschlichen Organismus nur im Bedarfsfall aktiv sein, da er energetisch zu aufwendig ist und unerwünschte Begleitreaktionen verursacht.

Daraus wiederum läßt sich schlußfolgern, daß die ernährungsbedingte Zufuhr von Arachidonsäure die entscheidende Größe für deren Verfügbarkeit im menschlichen Körper ist. Nach den Ausführungen Adams werden mit der in den Industrienationen üblichen fleischreichen Kost täglich 200–400 mg Arachidonsäure aufgenommen.

Der Bedarf an Arachidonsäure liegt aber unter 0,1 mg / Tag. Die überschüssige Zufuhr bewirkt ein Ansteigen der Arachidonsäure in den Körperzellen, da Arachidonsäure im Gegensatz zu anderen Fettsäuren kaum zur Energiegewinnung verwendet wird. Demnach werden nur etwa 10 % der zugeführten Arachidonsäure zu Wasser und Kohlendioxid unter Freisetzung von Energie oxidiert.

Die Befunde von Adam und weitere experimentelle Arbeiten und Studien sind eindeutig und bestätigen die logische Erwartungshaltung: Reduziert man die mit der Nahrung zugeführte Arachidonsäure, so vermindert sich ihr Gehalt in den Körperzellen, und entsprechend weniger entzündungswirksame Stoffe werden gebildet.

Die Resultate der klinischen und labortechnischen Besserungen bei Patienten des rheumatischen Formenkreises sind aus meiner Sicht brillant, eindeutig und wissenschaftlich exakt erhoben. Entsprechende Untersuchungen haben auch bestätigt, daß alle biochemischen und klinischen Veränderungen statistisch gesichert ausgeprägter waren, wenn die betreffenden Patienten eine vegetarische Ernährungsweise mit reichlich Milchprodukten und nicht mehr als 2 Fleischmahlzeiten pro Woche praktizierten.

Jedem MS-Patienten kann man solche Ernährungsweise wärmstens empfehlen, **mit einer Einschränkung**. Aus theoretischen Überlegungen und meßbaren biochemischen Kenngrößen ergibt sich scheinbar die Empfehlung, daß eine erhöhte Linolsäurezufuhr zusätzlich positive Auswirkungen auf die Verfügbarkeit der Arachidonsäure im Körper hat und so auch entzündungshemmend wirkt.

Hier aber werden meine Empfehlungen anders sein, nämlich Linolsäure in der Nahrung einzuschränken, obwohl die wissenschaftliche Beweiskette derzeit das Gegenteil plausibel macht.

Im folgenden werde ich versuchen, diesen scheinbar unvernünftigen Standpunkt zu begründen.

1. Es mag durchaus so sein, daß die stoffwechseltechnische Herstellung von Arachidonsäure aus Linolsäure energetisch aufwendig ist und vielleicht nur im Bedarfsfall aktiviert wird. Es gibt aber praktisch keine andere Möglichkeit der Synthese dieser Fettsäure in der Natur, d. h. der obligate Vorläufer der Arachidonsäure ist die Linolsäure. Nur der tierische Organismus (entsprechend auch der menschliche) vermag Arachidonsäure aus der essentiellen Linolsäure aufzubauen.

Möglicherweise greift der menschliche Organismus tatsächlich nur in besonderen Situationen auf diesen Syntheseweg zurück, da er bei entsprechenden Ernährungsgewohnheiten seinen Bedarf an Arachidonsäure überreichlich aus der Nahrungskette deckt. Wie die Verhältnisse aber unter chronischen Entzündungsbedingungen definiert sind, ist für mich eine offene Frage. Bei einem massiven Verbrauch der Arachidonsäure durch Entzündung kann der Verfügbarkeit der Linolsäure in den Zellmembranen im Sinne eines Substratnachschubes entscheidende Bedeutung zukommen.

2. MS-Patienten weisen im Blut und Liquor cerebrospinalis erniedrigte Konzentration ungesättigter Fettsäuren auf. Besonders stark ist dieses „Defizit" bei der Linol- und Arachidonsäure ausgeprägt sowie den noch höher ungesättigten Omega-3-Fettsäuren. Untersuchungen zur Resorptionsfähigkeit der Betroffenen für Fettsäuren zeigten eine normale Linolsäureaufnahme (Neu 1983).

Untersuchungen zum Fettsäuremuster an der unbeschädigten weißen Substanz von Patienten, die an MS verstorben waren, wiesen ähnliche Veränderungen wie im Blut und Liquor auf (Neu und Woelk 1982). Somit kann keine Aufnahme- und Verwertungsstörung essentieller Fettsäuren bei MS-Kranken vorliegen. Vielmehr könnte ein erhöhter Verbrauch Ursache des scheinbaren Defizits sein.

Das in akuten Entzündungssituationen (= Schub) festgestellte „Defizit" an Linol- und Arachidonsäure bei MS-Patienten könnte somit direkte Folge des entzündlichen Prozesses sein. Damit handelt es sich wahrscheinlich um einen Selbstschutzmechanismus zur Begrenzung des Entzündungsvorganges (Neu 1992).

3. Adam (1985, 1985) hat hochinteressante Befunde über die Aufnahme von Linolsäure im Rahmen einer kontrollierten Diätstudie und die Ausscheidung von Abbauprodukten der Prostaglandine vorgelegt. Es konnte eindeutig nachgewiesen werden, daß bei gesunden Frauen, die sich einer sehr großen Linolsäurezufuhr in ihrem Diätprogramm unterzogen, in bestimmten Blutfetten der Gehalt an Linolsäure stark anstieg und die Arachidonsäure beeindruckend vermindert wurde. Die logische Konsequenz dieser Veränderung würde m. E. automatisch eine Abnahme der Entzündungsfähigkeit durch die Verringerung der aus Arachidonsäure entstehenden Entzündungsstoffe nach sich ziehen.

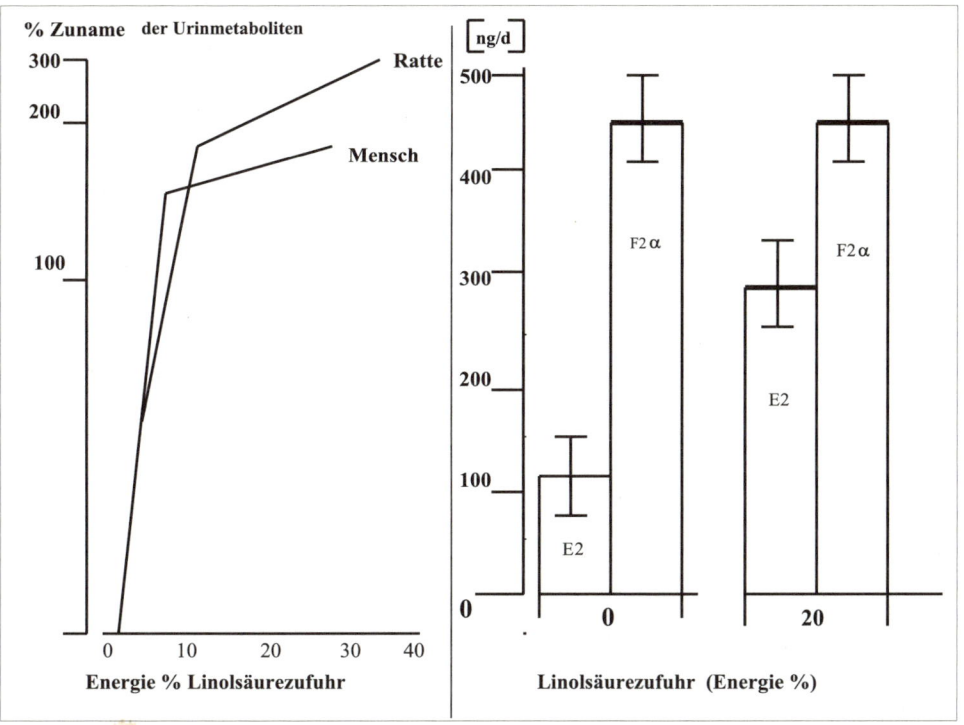

Bei der Überprüfung dieses Zusammenhanges ergab sich jedoch ein Befund, den Adam in den vorstehenden zwei Grafiken zusammenfaßte.

Aus diesen Befunden geht eindeutig hervor, daß die Menge der Prostaglandinabbauprodukte um so größer ist, je reicher die Nahrung an Linolsäure war. Die Übereinstimmung mit tierexperimentellen Befunden, bei denen logischerweise nichtkontrollierbare Diätfehler ausgeklammert werden können, ist hochgradig.

Untersuchte man nun einzelne Prostaglandine auf ihre Veränderungen bei einer Diät, so blieb das kreislaufwirksame Prostaglandin F2-alpha auch ohne Linolsäurezufuhr praktisch unverändert, das entzündungstechnisch wichtige Prostaglandin E2 hingegen zeigte eine massive Verringerung der Ausscheidung bei Ausschluß der Linolsäure aus der Nahrungskette.

Für mich gibt es daraus nur eine logische Konsequenz: Trotz der eindeutig belegten Tatsache, daß bei einer hohen Linolsäurezufuhr Veränderungen der Fettsäureverteilung resultieren, die entzündungshemmend sein müßten, wird die Ausscheidung von Folgeprodukten der Arachidonsäure gesteigert. Auch wenn ich keine Erklärung dieses scheinbaren Widerspruches parat habe, so werde ich MS-Patienten weiterhin empfehlen (aus meiner Sicht: empfehlen müssen), die Linolsäurezufuhr in ihrer Ernährung drastisch einzuschränken.

Im übrigen formulierte auch Adam (1985) in der Bewertung seiner Befunde: „Bei Ratten wurden erhöhte Konzentrationen im Plasma und auch eine höhere Ausscheidung an Prostaglandinmetaboliten im Urin unter linolsäurereicher Fütterung gemessen. Der Vergleich unserer Werte mit diesen Befunden zeigt bei der Ratte und beim Menschen eine annähernd gleichartige Stimulierbarkeit der Prostaglandinbiosynthese durch die Linolsäurezufuhr." In der Interpretation zusätzlich vorgenommener Untersuchungen heißt es dann:

„Durch diesen Befund wird die Bedeutung der oralen Linolsäurezufuhr für die Prostaglandinbiosynthese gestützt."

4. Im Umgang mit den folgenden Diätempfehlungen schöpfe ich aus der umfangreichen Erfahrung einer großen Zahl von MS-Patienten, die das Gesamtkonzept praktiziert haben und noch praktizieren. Diese Erfahrungen kann, darf und will ich nicht ignorieren:

- **Nur die konsequente Einhaltung der linolsäurearmen Diät gewährleistet den Therapieerfolg.**

- **Diätfehler führen innerhalb von Tagen bis Wochen zu einer Verschlechterung des Krankheitsbildes.**

- **Je konsequenter und dauerhafter ein Patient die Ernährungshinweise befolgt, desto schneller und massiver reagiert er auf Fehler bei der Linolsäurezufuhr.**

Aus den vorangestellten theoretischen Erörterungen und Überlegungen wird, wie ich hoffe, ersichtlich, warum die nun vorzustellenden Diätempfehlungen gegeben werden. Niemand ist frei von Irrtum, und sollten Erkenntnisse andere Schlußfolgerungen nach sich ziehen, dann werde ich mich gern und mit Sicherheit korrigieren.

Aus aktueller Sicht kann ich nur nochmals wiederholen: Das Konzept funktioniert, und für veränderte Empfehlungen muß ein hohes Sicherheitsmaß gelten, das kalkulierbar mindestens vergleichbare Resultate ermöglicht.

Aus den hervorragenden Arbeiten von Adam mit der exakten Beweisführung bezüglich der Bedeutung der Arachidonsäureaufnahme in der Nahrung ergibt sich zwingend die Notwendigkeit, soweit praktikabel, diesem Umstand im Rahmen der linolsäurearmen Ernährung Rechnung zu tragen.

8.4 Kurze Anmerkungen zur praktischen Durchführung einer linolsäurearmen Ernährung

Die Grundvoraussetzung, die schwierige Anfangs- und Lernphase der Diät zu meistern, ist die Einsicht in die Notwendigkeit und die Bereitschaft zu verzichten. Nur mit Disziplin, Willen und Vernunft werden die Betroffenen den Anforderungen gewachsen sein. Man sollte nicht von heute auf morgen versuchen, sich und seine Ernährung in einem Kraftakt umzukrempeln. Auch hier liegt, wie bekanntlich bei vielen Dingen im Leben, in der Ruhe die Kraft.

Es geht nicht darum, kurzzeitig spektakulär voranzukommen, wie das mit Heilfasten durchaus möglich ist, sondern in eine praktikable Form einer langfristig begleitenden Ernährungsgewohnheit förmlich hineinzuwachsen. In den ersten Monaten wird die Diätwaage der unverzichtbare Wegbegleiter des Betroffenen sein. Über dieses Hilfsmittel werden Sie erlernen, in wieviel Gramm eines Nahrungsmittels welche Menge Linolsäure enthalten ist.

Bisher mußten Sie über derlei nicht nachdenken, schon gar nicht über etwas, das, wie im Fall der Linolsäure, ansonsten als sehr gesund gilt. Versuchen Sie einfach ihre Ernährungssituation mit derjenigen Logik einer Kohlenhydratdiät beim Diabetiker zu vergleichen.

Oberste Prämisse im Ernährungsplan hat die Fettarmut. Egal, um welche Lebensmittel es sich handelt, sie sollten stets mager bzw. fettarm sein.

Aus der Erfahrung vieler MS-Patienten, die diese Ernährung praktizieren, hat sich als zuverlässig erwiesen, daß die tägliche Zufuhr an Linolsäure in der dauerhaften Anwendung **1.800 mg/Tag nicht überschreiten** sollte. Aus diesem Grund werden Sie den Verzehr von Produkten mit einem hohen Linolsäuregehalt einschränken müssen oder manchen Lebensmitteln gänzlich entsagen.

Durch die zusätzliche Berücksichtigung der Arachidonsäure verkomplizieren sich die Dinge, jedoch nur unwesentlich. Generell enthalten pflanzliche Produkte keine Arachidonsäure, es sei denn, sie wurde bei verarbeiteten Lebensmitteln in irgendeiner Form zugesetzt. In Milch und Milchprodukten sind gemäß ihrer tierischen Herkunft kleine Arachidonsäuremengen enthalten.

Je fettärmer diese Produkte sind, desto verschwindend geringer ist auch der Arachidonsäuregehalt. Als wirklich **problematischer Sektor** sind **Fleisch- und Fleischwaren** zu betrachten, da sie mehr oder weniger reich an Arachidonsäure sind. Die pauschale Empfehlung kann nur lauten, daß möglichst nur 2 Fleischmahlzeiten pro Woche eingenommen werden. Da dies im Rahmen der Gesamtdiät durchaus Schwierigkeiten in der Praktikabilität verursachen kann, sollte man höchstens nur jeden zweiten Tag Fleischgerichte zu sich nehmen.

Anwendung von Fetten

Margarinen, insbesondere Diätmargarinen, und pflanzliche Öle sind extrem reich an Linolsäure. Auf diese Produkte werden Sie verzichten müssen. Die folgenden Beispiele verdeutlichen das Problem:

Diätmargarine enthält 46,3 g oder 46.300 mg Linolsäure in 100 g, d. h., bereits 4 g Margarine würden Ihre Tagesmenge Linolsäure erschöpfen. Sojaöl enthält 53.400 mg Linolsäure pro 100 g, Weizenkeimöl 55.800 mg

Linolsäure in 100 g, und in 100 g Schweineschmalz sind immerhin noch 8.600 mg Linolsäure und 1.700 mg Arachidonsäure enthalten. Die Zahlen sprechen für sich!

Versuchen Sie als Streichfett Butter zu verwenden (**bei äußerster Sparsamkeit**). Zum Braten kann gereinigtes Kokosfett empfohlen werden, ebenfalls nur in minimalsten Mengen. Es gilt: Je weniger, desto besser! Versuchen Sie auch andere Zubereitungsformen häufiger bis regelmäßiger zu praktizieren. Beim Dünsten oder Grillen bzw. der Verwendung eines „heißen Steins" benötigen Sie kein zusätzliches Fett. Inzwischen gibt es eine ausreichend große Auswahl von Töpfen und Pfannen, bei denen zum Braten kein zusätzliches Fett erforderlich ist.

Bei der Salatzubereitung wird man statt Öl beispielsweise Joghurt verwenden. Die Palette der am Markt verfügbaren ölfreien Salatdressings bietet genügend Abwechslung.

Ölfrüchte tragen ihren Namen aus gutem Grund. Folgende Aufstellung soll das verdeutlichen:

Frucht	Linolsäure in mg/100 g
Walnuß	34.100
Erdnuß	13.900
Sojabohne	8.650
Kakaopulver (schwach entölt)	670

Auf Nüsse sollten die Patienten weitestgehend verzichten. Ebenso sollte Schokolade möglichst seltenen Gelegenheiten vorbehalten bleiben, dann auch nur in kleinen Mengen. Für Milchschokolade wird ein Durchschnittswert von 845 mg Linolsäure pro 100 g angegeben.

Diesbezüglich lohnen durchaus eigene Recherchen. Schreiben Sie verschiedene Hersteller an, und Sie werden die erstaunliche Auskunft erhalten, daß durchaus bekannte Markennamen mit Linolsäureanteilen zwischen 400 und 500 mg pro Tafel angeboten werden. Trotzdem soll dieser Hinweis keinesfalls als Aufforderung zum Schokoladeessen mißdeutet werden.

Er soll jedoch verdeutlichen, worum es geht. Ihre Tagesmenge Linolsäure sollte die Vorgabe möglichst nicht überschreiten. Was Sie schlußendlich in diesem eng vorgegebenen Rahmen tatsächlich konsumieren, bleibt Geschmack und Präferenzen vorbehalten.

Damit man sich überhaupt unter den genannten Konditionen einigermaßen kalorisch-vernünftig ernähren kann, sollte auf manchen Genuß zugunsten eines Lebensmittels verzichtet werden. Letztlich definiert immer nur die Menge eines linolsäurehaltigen Produkts, wie groß das Problem tatsächlich ist. Wenn Sie Speisen für die Familie zubereiten, dann werden Sie nur einen Teil der darin enthaltenen Linolsäure zu sich nehmen und nicht die Summe der in den Ingredienzen enthaltenen Linolsäure.

Milch- und Milchprodukte werden ein fester Bestandteil Ihrer Ernährung bleiben! Hierbei definiert der Fettgehalt, ob Sie unbegrenzt und unbedenklich verzehren dürfen oder aber die Produkte in Ihr Tageskalkül einbeziehen müssen. Folgende kleine Tabelle vermittelt einen Eindruck (entnommen aus Adam, 1994):

Lebensmittel (je 100 g verzehrbarer Anteil)	Arachidon- säure (mg)	Linolsäure (mg)
Kuhmilch (3,5 % Fett)	4	100
entrahmte Milch	0	0
Molke, süß	0	0
Speisequark (20 % Fett i. Tr.)	5	100
Speisequark, mager	0	0
Camembert (60 % Fett i. Tr.)	34	600

Verwendung von Proteinen

Für eine gesunde Ernährung ist die ausreichende Versorgung mit Proteinen unverzichtbar. Dazu zählen auch die obengenannten Milchprodukte. Bei der Verwendung von Fleisch ist grundsätzlich auf die obenerwähnten Regeln zu achten. Auf jeden Fall sollten ausschließlich magere Fleischqualitäten unter Vermeidung von Schweinefleisch und höchstens jeden zweiten Tag verzehrt werden.

Grundsätzlich gehört Fleisch zu einer ausgewogenen Ernährung, da Eiweiße pflanzlichen Ursprungs von etwas geringerer biologischer Wertigkeit sind. Außerdem enthalten Hülsenfrüchte vergleichsweise hohe Linolsäurekonzentrationen.

Als durchaus empfehlenswert können angeführt werden:

Fleischsorten (100 g)	Arachidon-säure (mg)	Linolsäure (mg)
Kalbfleisch (Filet)	55	160
Kalbfleisch (Keule)	25	100
Kalbsniere	30	60
Rindfleisch (Filet)	40	80
Rindfleisch (Roastbeef)	35	70

(Die Werte sind „Der kleine Souci-Fachmann-Kraut", 1991, entnommen.)

Darüber hinaus können mit Einschränkung auch mageres Pferdefleisch, mageres Lammfleisch, mageres („trockenes") Wild sowie Geflügelbrust mit einem Linolsäureanteil von durchschnittlich etwa 100 mg/100 g empfohlen werden.

Auch bei Fleisch- und Wurstwaren ist der Verzehr zu beschränken und sollte ausschließlich extreme Magerstufen berücksichtigen.

Sehr zu empfehlen sind zwei oder mehr Fischmahlzeiten pro Woche, wobei Frischfisch oder tiefgekühlte Produkte gleichermaßen empfehlenswert sind. Fisch liefert nicht nur wertvolles Eiweiß, sondern zusätzlich Omega-3-Fischöle. Dabei zeichnen sich viele Fischsorten durch geringe oder fehlende Linolsäureanteile aus, so z. B. Heilbutt (0 mg), Seehecht (0 mg), Flunder (13 mg), Dorsch (4 mg), Scholle (6 mg). Leider enthalten viele Fischsorten relativ große Arachidonsäuremengen, die in diesem speziellen Fall vernachlässigbar sind, weil sie durch die hohe Konzentration an Omega-3-Fischölen ausgeglichen werden.

Eier sollten wegen extremer Linol- und Arachidonsäurewerte soweit als möglich nicht mehr zum Ernährungsprogramm gehören und nur bei der Speisenzubereitung sparsam Verwendung finden!

Verwendung von Kohlenhydraten

Es sollten möglichst komplexe Kohlenhydrate verzehrt werden. Empfehlenswert sind Kartoffeln, Reis und Hartweizennudeln ohne Ei. Bei allen Getreidearten sind die Hüllen um das Korn besonders linolsäurereich. Aus diesem Grund sollten Vollkornprodukte möglichst gemieden werden.

Eines der großen Diätprobleme ist das Brot! Getreide ist relativ reich an Linolsäure, auch das geschälte Korn. Roggen hat im Vergleich zu Weizen den geringeren Linolsäureanteil. Deshalb sollten Betroffene möglichst dunkle Brotsorten bevorzugen.

Obst und Gemüse wird weiterhin ein zentraler Bestandteil der Ernährung sein. Vorsicht ist nur bei wenigen Sorten (z. B. Sprossen, Avocado oder, wie bereits erwähnt, Hülsenfrüchten) geboten.

Die leicht resorbierbaren Kohlenhydrate, insbesondere Zucker, sollten zurückhaltend verzehrt werden, wie dies im übrigen auch jedem anderen Menschen zu empfehlen ist. Es muß jedoch unterstrichen werden, daß weder Zucker noch Honig oder Süßstoff Linolsäure beinhalten. Entsprechend ist das „Linolsäureproblem" bei Marmeladen und Konfitüren ausschließlich durch den jeweiligen Fruchtanteil definiert und in der Regel zu vernachlässigen.

Weitere Hinweise

- Auf Gebrauchsgifte wie Nikotin und Alkohol sollten die MS-Betroffenen gänzlich verzichten, egal, in welcher Form oder Konzentration.

- Ansonsten gelten alle Getränke als grundsätzlich erlaubt, auch Kaffee und Tee. Selbstverständlich ist hierbei immer die individuelle Bekömmlichkeit oder das Vorhandensein weiterer Erkrankungen zu berücksichtigen.

- Gewürze und Kräuter gelten als unbedenklich.

Diese Hinweise können nur skizzenhaft die allgemeinen Regeln umreißen. Bekanntlich liegt die Tücke im Detail. Lassen Sie sich durch anfängliche Schwierigkeiten nicht entmutigen. Wenn man eine Fremdsprache erlernt, so benötigt man auch das entsprechende Vokabular. Auch dabei ist viel Mühe und Geduld aufzuwenden, um zu einem lohnenden Ergebnis zu gelangen.

Meine Erfahrung im Umgang mit MS-Betroffenen und diesen Ernährungsempfehlungen belehrt mich immer wieder, daß der Anfang sehr schwer ist und mancher Patient in Sorge war, „ihm könnten eventuell Schwimmhäute wachsen". Meist wird die anfangs scheinbar kaum zu bewältigende Ernährungsumstellung innerhalb kürzerer Zeiträume zu einem ganz normalen

Bestandteil des Alltags. Gesellen sich dann erste Erfolge im Befinden hinzu, verliert sich auch meist der letzte Rest innerer Ablehnung.

In näherer Zukunft hoffe ich, unter Einbeziehung von Ernährungswissenschaftlern einen erschöpfenden Leitfaden für die Ernährungstherapie zur Verfügung stellen zu können. Vorläufig darf ich auf eine gelungene Ernährungsbroschüre zu diesem Thema verweisen: **H. Derichs, Leitfaden zur Ernährungsplanung für MS- und Rheuma-Patienten**, die beim Autor bestellt werden kann. Allerdings gilt auch für dieses sehr anwenderfreundliche Büchlein genau wie für alle anderen, daß die Angaben in den verfügbaren Nährwerttabellen leider häufig differieren und damit mangelhafte Verbindlichkeit aufweisen.

8.5 Zusammenfassung

Das Konzept der hier vorgestellten Therapie wird regelmäßig abwertend bis vernichtend kritisiert, und die „Meinungsbildner" wissen sich im Einklang mit Lehrbuchtexten.

Ich selbst habe im Auftrag etwa 2.000 MS-Patienten auf diese Therapie eingestellt und bei einem Großteil die Entwicklung begleitet. Darunter befanden sich überwiegend chronisch-progrediente Krankheitsverläufe, deren „Schicksal" prognostisch besiegelt schien. Der Mehrzahl dieser Patienten wurde nachweislich und zweifelsfrei geholfen, und das verpflichtet, nach möglichen Erklärungen für die Wirksamkeit zu suchen.

Die große Irritation für sachkundige Kollegen besteht im wesentlichen darin, daß eine „unspezifische Maßnahme", die sich auf Diätetika, Vitamine und Diät stützt, den vermeintlich „spezifisch-autoaggressiven" Krankheitsprozeß einer MS beeinflussen soll.

Im Theorieteil des Buches habe ich zu belegen versucht, daß die Autoimmunität in der Pathogenese der MS vermutlich weniger bedeutsam als allgemein angenommen ist und somit eher weniger spezifische Entzündungsmechanismen dominieren.

Aus meinen praktischen Erfahrungen kann ich nur betonen: Die Therapie wirkt und hilft regelmäßig!

Wer immer die wissenschaftliche Basis in Frage stellt, ignoriert die vorgelegten Fakten. Sie machen plausibel, warum die Therapie geeignet ist, MS-Patienten zu helfen. Trotzdem bin auch ich noch immer überrascht darüber,

wie regelmäßig und berechenbar positive Entwicklungen im Krankheitsgeschehen erreicht werden.

**Unabdingbare Voraussetzungen für den Erfolg ist die Bereitschaft des
Patienten, die Empfehlungen streng und dauerhaft zu befolgen.**

Für die im Grundkonzept der Therapie verankerten Wirkstoffe sind eine
Vielzahl von Präparaten am Markt verfügbar. Auf einige Kriterien der
Produktanforderungen bin ich bereits eingegangen, woraus sich die Liste
der empfehlenswerten Produkte rigoros einschränkt. Aktuell bietet eine
Firma die gesamte Palette der notwendigen Diät- und Vitaminpräparate
in exzellenter Qualität, mit umfangreicher Langzeiterfahrung und unter
Berücksichtigung der Wirtschaftlichkeit an. Die im nachfolgenden Dosier-
schema genannten Produkte sind über Apotheken oder direkt bei der **Seviton GmbH**, Hohen-Sülzen, zu beziehen.

Dosierempfehlung

Stoffklasse	Präparate	Merkmale	Dosierung		
			morgens	mittags	abends
Omega-3-Fischöl	EPA metidranso	70% Fettsäuren + 90 IE Vit.E	–	3	–
Vitamin E	Lipo E	D-alpha-Toco-pherol ca. 600 IE / Kapsel	–	3	–
Selen	Sevinorm	100 µg Selen pro Kapsel	2	–	2
Muschelfleisch mit B-Vitaminen + Coenzym Q 10	Seapower	300 mg gefrier-getr. Muschel-extrakt	2	–	3

Mit dieser Empfehlung ist nur ein grober Rahmen abgesteckt. Wie bei der
Einzelbeschreibung der Stoffklassen bereits ausgeführt wurde, sind individuelle Anpassungen möglich oder notwendig. Je nach Bedarf sind zusätzlich andere Spurenelemente (z. B. Zink, Magnesium, Kalzium), Enzympräparate (z. B. Wobenzym) oder symptomatische Medikamente angezeigt.

**Grundsätzlich sollte die Therapie durch einen Arzt geführt und betreut
werden!**

9 Symptomatische Therapien und begleitende Therapiemaßnahmen

Darunter versteht man die Summe aller medikamentösen, physiotherapeutischen und sonstigen Maßnahmen, die aufgrund ihrer Wirksamkeit eine Verbesserung von Symptomen erreichen, die in vielgestaltiger Form zum Krankheitsbild der MS gehören. Es handelt sich dabei um sinnvolle, nützliche und im Einzelfall notwendige therapeutische Hilfestellungen.

Rosner und Ross (1993) schreiben in diesem Zusammenhang:

„Bis ein Mittel gefunden wird, um den Verlauf der Multiplen Sklerose zu beeinflussen, besteht die beste Strategie darin, die Symptome in den Griff zu bekommen und vorhandene Probleme zu bessern. Man kann mit Medikamenten, Physiotherapie, technischen Hilfsmitteln und dem guten, alten gesunden Menschenverstand eine Menge erreichen, um jedem einzelnen Patienten zu helfen. Die Behandlung fällt je nach Stadium und Schwere der Krankheit unterschiedlich aus, aber das Ziel bleibt das gleiche: dem Patienten ein so normal wie mögliches Leben zu gestatten. Jedes einzelne Symptom kann für sich angegangen werden, und alles, was sich bei MS abspielt, ist behandelbar. Allerdings lassen sich einige Symptome besser lindern als andere."

Jeder Arzt, der die Behandlung oder Betreuung eines MS-Betroffenen führt bzw. begleitet, wird positive Erfahrungen bezüglich des Nutzens symptomatischer Therapien mitteilen können. Viele Kollegen und Betroffene werden aber gleichermaßen bestätigen, daß vor allem bei einer chronischen Krankheitsentwicklung das organische Fortschreiten des Leidens die Effizienz solcher Hilfstherapien immer mehr einschränkt, d. h. dem Betroffenen immer weniger Linderung zuteil wird.

Oberste Prämisse in allen Therapiestrategien muß deshalb die konsequente, effiziente und möglichst dauerhafte Beherrschung bzw. Kontrolle des Entzündungsgeschehens sein. Genau diesbezüglich erweisen Cortisone eine unvergleichliche Hilfestellung. Leider vermögen auch sie nicht, zumindest nicht dauerhaft, das Fortschreiten der Erkrankung aufzuhalten.

Genau hier erweist sich das vorgestellte Konzept einer komplexen Ernährungs- und Stoffwechseltherapie als besonders wertvoll. Ist das eigentliche Therapieziel, nämlich einen definitiven, meßbaren und möglichst dauerhaften Stillstand in der Entzündungsaktivität der MS herbeizuführen, erreicht, so führt das bereits regelmäßig zu einer beständigen Verbesserung der

Symptome. Genau dann aber werden zusätzliche symptomatische Therapiemaßnahmen bei meist geringerer Dosierung ungleich bessere Unterstützung
gewähren.

Es kann nicht Sinn und Inhalt dieses Buches sein, die einzelnen Möglichkeiten symptomatischer Therapien zu erläutern. Dafür gibt es exzellente
neurologische Lehr- und Handbücher. So gut sie auch sein mögen, sie zeigen nur die Richtung. Den Weg muß jeder Arzt durch eigene Erfahrungen
finden.

Für den Patienten wiederum gibt es aus meiner Sicht keine andere vernünftige Möglichkeit, als sich mit seinen Problemen an den Arzt seines Vertrauens zu wenden, der dann gemeinsam mit dem Patienten versucht,
die wirksamste und verträglichste Medikation und Dosierung individuell
anzuwenden. Nur so kann optimaler Nutzen für den Patienten resultieren.
Pauschale Empfehlungen sind meist nicht möglich. Was dem einen geholfen
hat, muß für den anderen nicht zwingend nützlich sein.

Außer den auf die MS zugeschnittenen symptomatischen Therapien wird
es eine Vielzahl von Gelegenheiten geben, wo die Gesundheit durch un-
terschiedlichste Gründe und Umstände beeinträchtigt ist. Hier ist bei MS-
Patienten besondere Umsicht und auch Vorsicht bei der Anwendung einiger
Medikamente geboten.

In trefflicher Weise hat Fratzer in seinem Buch *Schach der MS* (1990) eine
Auflistung problematischer Medikamente oder Wirkstoffe publiziert, die im
folgenden zitiert wird. Bei einigen macht der Erkenntniszuwachs erklärbar,
warum sie zu Krankheitsaktivierungen führen oder diese unterstützen. Bei
den meisten gibt es nach wie vor keine vernünftige Hypothese, warum sie
auf die MS quasi spezifische Nebenwirkungen entfalten. Hier muß man
einfach die unermüdliche Beobachtung des erfahrenen Arztes in Rechnung
stellen, der mit Akribie versucht, diese als Empfehlung weiterzugeben.

Nicht empfehlenswerte Präparate:

a) Penicillinpräparate und deren Abkömmlinge wie halbsynthetische Breit-
   spektrumpenicilline
b) Chloramphenicole
c) Cephalosporine
d) Cortisonpräparate als Langzeitmedikation
e) Zytostatisch wirksame Mittel wie Azathioprin (Imurek) oder Cyclophosphamid (Endoxan) o. ä.

f) Schmerzmittel mit narkotischer Wirkung und Schmerzmittel mit ASS = Acetylsalicylsäure

g) Nichtsteroidale Antirheumatika

h) H2-Blocker

i) Anaesthetica

j) Psychopharmaka wie Beruhigungsmittel, Schlafmittel

k) Hormonpräparate – Östrogene, Anti-Baby-Pille

l) Lebendimpfstoffe

Im weiteren bietet Fratzer auch therapeutische Alternativen an:

a)–c) Tetracycline moderner Bauart, etwa Doxycycline, Minocyclin, Sulfonamide, Erythromycine und Makrolide

d)   Cortisonpräparate wie Methyl-Prednisolon und Dexamethason in kurzfristiger und hochdosierter Form

f)   Einfache Schmerzmittel wie Paracetamol

h)   Magenpräparate aus dem Bereich der Antacida in Tabletten-Gelform, möglichst mit nur kurzfristigem Einsatz

j)   Pflanzliche Sedativa, etwa Johanniskrautextrakte

k)   Mechanische Verhütungsmittel, jedoch keine IUP = Spirale. Bei letzterer besteht die Gefahr, daß der Kontrollfaden zu einer „Infektionsschiene" für Gebärmutter und Adnexe wird.

Zur Erläuterung der obigen Aufstellung und zur Vermeidung von Mißverständnissen muß hinzugefügt werden, daß die „Problempotenz" der aufgeführten Arzneimittel höchst unterschiedlich ist. Bei vielen muß man einfach darauf verweisen, daß es bei ihrer Anwendung häufiger zu Verschlechterungen oder Schüben gekommen ist oder, umgekehrt gesagt, solche Verschlechterungen in einem zeitlich und wahrscheinlich kausalen Zusammenhang zur Einnahme entsprechender Medikamente standen.

Kurz und bündig: Nicht jede Anwendung führt zwangsläufig zu einer Verschlechterung, nur ist die Möglichkeit eines solchen Zusammenhanges zu beachten und wenn möglich zu berücksichtigen. Ähnliches gilt für die Anwendung von Hormonpräparaten.

Völlig anders verhält es sich mit der Acetylsalicylsäure. Hier muß man dringend von der Anwendung abraten, auch wenn das höchst verwunderlich erscheint. Die ASS ist nämlich als sog. Prostaglandinsynthesehemmer ein exzellentes Arzneimittel und müßte demgemäß etwas Nützliches bei der Behandlung der MS-Entzündung sein. Leider ist sie es tatsächlich nicht.

ASS blockiert vornehmlich ein Enzym der Arachidonsäure-Umwandlung, nämlich die Cyclooxygenase. Das hat zur Folge, daß beispielsweise weniger Thromboxan A2 gebildet wird und sich damit die Gefahr einer Thrombose verringert. Genau diese Eigenschaft definiert ihren prophylaktischen Einsatz bei Erkrankungen der Herzkranzgefäße. Außerdem wird bei einer Blockierung der Cyclooxygenase nichts an der freigesetzten Menge Arachidonsäure verändert, die nun zwangsläufig im Rahmen des zweiten Abbauweges über die Lipoxygenase verstoffwechselt wird.

Das heißt, daß deutlich mehr Leukotriene freigesetzt werden, die wiederum dafür sorgen, daß noch mehr Entzündungszellen ins betroffene Gewebe eindringen können bzw. angelockt werden. Dieser Mechanismus ist unter anderem auch für die Auslösung des sog. Analgetikaasthmas verantwortlich, d. h., daß im Zusammenhang mit einer solchen Arzneimitteleinnahme ein asthmatischer Anfall durch übersteigerte Reaktionsfähigkeit der Bronchialmuskulatur unter Leukotrienfreisetzung beim Asthmatiker ausgelöst werden kann. Das soll nur ein Beispiel dafür sein, wie sehr es notwendig ist und gleichermaßen lohnt, beim Einsatz unterschiedlicher Arzneimittel auf den überlegten Ratschlag des sachkundigen Arztes zu vertrauen.

10 Schubauslösende Faktoren

In diesem Punkt gehen die Meinungen weit auseinander. Einige Publikationen betonen die eher zufällige Verbindung zwischen äußeren Ereignissen und der zeitlichen Nähe des Beginnes der Erkrankung oder eines Schubes.

Rüttinger (1990) verweist diesbezüglich darauf, daß es im sozialen Entschädigungsrecht die Möglichkeit gibt, daß ein Zusammenhang rechtlich (nicht wissenschaftlich) anerkannt wird, z. B. wenn die MS in einer bestimmten zeitlichen Kopplung mit Belastungen während des Kriegsdienstes auftritt.

Selbstverständlich entsteht die Multiple Sklerose nicht durch äußerliche Umstände, zumindest nicht ausschließlich. Unstrittig können aber eine Vielzahl von Faktoren das Krankheitsgeschehen aktivieren und damit auch Schübe auslösen. Wer sich hinter dem Argument fehlender wissenschaftlicher Beweise für die schubauslösende Wirkung einzelner solcher Faktoren verschanzt, sollte sie zumindest nicht als unbedenklich anpreisen, wenn Erfahrungen eine Häufung erkennen lassen.

Rosner und Ross (1993) führen dazu aus:

„Die Wissenschaft ist sich allerdings einig, daß eine Verletzung einen neuen Schub auslösen kann. [...] Wenn einer Verletzung innerhalb von zwei oder drei Wochen ein neuer Schub folgt oder sich alte Schäden verschlechtern, kann akzeptiert werden, daß diese ein auslösender Faktor war. [...] Interessanterweise gilt für amerikanische Kriegsveteranen die Regel, MS als dienstbedingte Erkrankung anzuerkennen, wenn sie bis zu sieben Jahren nach Entlassung aus der Armee auftritt."

Im weiteren geben die Autoren Verhaltensregeln, die der Vermeidung von Verletzungen dienen sollen. Außerdem erörtern sie ausführlich, daß insbesondere Operationen und Narkosen, Impfungen, Virus- und andere Infektionen, körperliche Anstrengungen und Erschöpfung Schübe auslösen können. Als eher zweifelhaft werden die Auswirkung einer Schwangerschaft, vor allem nach der Geburt des Kindes, äußere Temperatureinflüsse oder etwa die Bedeutung von emotionalem Streß beurteilt.

Poser und Schäfer (1992) betonen, daß psychischer Streß kein ursächlicher Faktor sein kann, aber als Auslösemechanismus in Frage komme. Als praktische Konsequenz daraus ergebe sich, daß MS-Patienten empfohlen werden sollte, psychische Belastungssituationen, sofern möglich, zu meiden.

Aus diesen wenigen aufgeführten Meinungen ersieht man bereits, wie kontrovers die Diskussion geführt wird. Sicherlich wird ein nicht unmaßgeblicher Faktor für den eigenen Standpunkt sein, wie oft man bei präziser Befragung von Patienten einen Zusammenhang zwischen besonderen Ereignissen oder Faktoren und dem Beginn eines Schubes mitgeteilt bekommt. Der exakte wissenschaftliche Beweis für einen solchen Zusammenhang ist regelmäßig nicht oder nur unter großen Schwierigkeiten und besonders strenger vorausprognostizierender Studienplanung möglich.

Folgende Überlegungen möchte ich meiner eigenen Meinung zu potentiellen schubauslösenden Faktoren voranstellen:

Zwischen dem Immunsystem und dem Zentralnervensystem, vornehmlich der hormonellen Steuerung durch das ZNS (sog. neuroendokrines System), gibt es einen Informationsaustausch, der sich in beide Richtungen vollzieht. Menschliche Lymphozyten können nach einer Stimulation eine Reihe von Steuerhormonen bilden, welche die Funktion wichtiger endokriner Drüsen beeinflussen (z. B. Steuerhormone für die Nebennieren, die Schilddrüse oder Keimdrüsen). Die Immunzellen ihrerseits verfügen über Sensoren (Rezeptoren) für diese Hormone. Damit beeinflussen die neuroendokrinen Hormone die Funktion der Lymphozyten und verändern die Immunantwort.

Lymphozyten verfügen auch über Rezeptoren für sog. Endorphine. Diese Hormone üben in unserem Organismus eine Vielzahl von Funktionen aus und sind von besonderer Bedeutung bei der Schmerzwahrnehmung, für das allgemeine Stimmungsbild und beispielsweise für das Lustempfinden. Diese Endorphine verstärken die Entstehung zellzerstörender Lymphozyten (zytotoxische T-Lymphozyten). Die von Lymphozyten gebildeten Botenstoffe des Immunsystems (Lymphokine und Interferone) vermögen ihrerseits die neuroendokrinen Gewebe in ihrer Funktion zu modifizieren (Weinert und Blalock 1987).

Vornehmlich bei depressiven Stimmungsbildern verändern sich der Endorphinstoffwechsel und die gesamte neuroendokrine Steuerung entscheidend.

Dabei kommt es zu deutlichen Effekten auf die immune Abwehrfähigkeit. Diese Wirkungen konnten anhand zuverlässiger tierexperimenteller Untersuchungen belegt werden. Als Erklärung für diese Effekte nimmt man an, daß die Endorphin-Rezeptoren an den T-Lymphozyten möglicherweise einen aktivitätshemmenden Einfluß auf die immunen Abwehrzellen ausüben. Dies könnte erklären, warum Depressionen häufig mit

„psychosomatischen" Krankheiten einhergehen und auch (im Tierversuch) Tumorwachstum erhöhen und Infektionsabwehr reduzieren (Bierbaumer und Beckmann 1991).

Auch das sog. autonome Nervensystem, das weitestgehend unabhängig vom Zentralnervensystem funktioniert und viele Körperfunktionen steuert, könnte über die Innervation lymphatischer Organe (Milz, Thymus, Lymphknoten) eine immunregulative Rolle spielen. Nervenfasern dringen auch in die Lymphzellhaufen des Lymphgewebes ein. Lymphozyten besitzen Rezeptoren für die Botenstoffe des autonomen Nervensystems.

So konnte experimentell gezeigt werden, daß die sog. Streßhormone Adrenalin und Noradrenalin in niedrigen Dosen die zytotoxischen T-Lymphozyten anregen, hohe Dosen hingegen hemmend wirken (Berg und Mitarbeiter 1991).

Zu einem weiteren Aspekt, den Infektionen:

Wie ausführlich dargelegt wurde, sind bestimmte T-Lymphozyten, die speziell gegen Bausteine der Myelinhüllen gerichtet sind, ein wichtiger Teil der zerstörenden Mechanismen bei der MS. Bei einem Kontakt mit Myelinbausteinen werden sie entsprechend aus dem Ruhe- in den Aktivitätszustand überführt um sodann zielgerichtet zerstörend zu wirken.

Wucherpfennig und Mitarbeiter (1991) konnten nachweisen, daß gegen Myelin sensibilisierte T-Lymphozyten auch ohne die Anwesenheit des sog. MBP in Aktivität überführt werden können, danach ins Gehirn eindringen und einen entzündlichen Prozeß auslösen. Als mögliche Mechanismen werden die Mimikry-Hypothese (vor allem bei Virusinfektionen, siehe Einleitung) und die Aktivierung durch sog. Superantigene (z. B. „Bakteriengift", Staphylokocken-Enterotoxin B) diskutiert. Damit besteht die Möglichkeit, im Rahmen einer quasi „unspezifischen" Infektion mit diesen Krankheitserregern eine „spezifische" autoimmune Antwort auszulösen. Sind nämlich erst einmal einige T-Lymphozyten aktiviert, so vermögen sie weitere ruhende, in ihrer Nachbarschaft befindliche T-Lymphozyten in Aktivität zu versetzen.

Ich habe die Fakten angeführt, damit auch der Laie ermessen kann, wie vielfältig und unspezifisch unser Immunsystem in Aktivität versetzt wird und damit, zumindest hypothetisch, teilweise handfest auf die MS Einfluß nehmen kann. Der Kenntniszuwachs der letzten Jahre ist sehr groß, doch wissen wir noch immer zuwenig über dieses Zusammenwirken einzelner Steuerungssysteme des Organismus.

Aus der Erfahrung des häufigen Zusammentreffens von einwirkendem Faktor und einer Aktivierung der MS-Entzündung halte ich folgende Probleme für besonders wichtig:

1. **Psychische Streßfaktoren:** Einschneidende familiäre Ereignisse wie Tod eines Familienangehörigen oder Scheidung; Probleme im Beruf oder in der Familie; wirtschaftliche Not und Vereinsamung; psychische Aktivierung im Zusammenhang mit offiziellen Terminen: Prüfungen, Gerichtsterminen, Hochzeit, Ehejubiläen, gutachterliche Prüfungen (jetzt gehäuft nach Besuchen der Verwaltungsgremien in Sachen Pflegeversicherung) und andere.
2. **Körperlicher Schaden:** Verletzung (oft auch relativ geringfügiger Ausprägung); Unfälle (besonders mit schweren Frakturen); operative Eingriffe, insbesondere mit Vollnarkosen; zahnärztliche Behandlungsmaßnahmen.
3. **Infektionen und allergologische Probleme:** Virusinfektionen (grippale Infekte und Infektionen der oberen Atemwege); bakterielle Infektionen (von der banalen Zahnwurzelentzündung bis zu schweren septischen Zuständen); chronische Beherdung (insbesondere im Kiefer-Zahn-Bereich, in den Nasennebenhöhlen oder wiederkehrende Blaseninfekte, chronische Pilzerkrankungen); fiebrige Infekte; aktivierte Allergien; Hyposensibilisierungen bei Allergien (insbesondere bei Dosisfehlern); Impfungen, besonders mit Lebendimpfstoffen.
4. **Schwangerschaft und Hormonhaushalt:** In seltenen Fällen massive Schübe vor allem in der Frühphase der Schwangerschaft, selten unmittelbar nach Geburt des Kindes, häufiger nach Kaiserschnittentbindungen, relativ häufig etwa drei bis sechs Monate nach der Geburt (hier besteht eventuell ein Zusammenhang zur großen körperlichen Belastung der Mutter), seltener zyklusgekoppelte Aktivierungen (mitunter mit hoher Schubfrequenz), bei Injektionen von Hormonpräparaten wegen Störungen während der Wechseljahre.
5. **Physikalische und chemische Faktoren:** Zu große Wärmebelastung (besonders bei intensiver Sonneneinstrahlung im Kopfbereich); Erschöpfungszustände nach intensiven körperlichen Belastungen; Schwermetallvergiftungen (häufiger im Zusammenhang mit der Entsorgung von Amalgam); Arzneimittelanwendungen (s.: Symptomatische Therapien und begleitende Therapiemaßnahmen).

Die hier aufgeführte Auflistung ist keinesfalls erschöpfend. Ich habe auch ausschließlich Faktoren benannt, die mir mehrfach in einem ursächlichen

Zusammenhang zum Beginn der Erkrankung bzw. eines Schubes auffällig waren, mithin schubauslösenden bzw. -befördernden Charakter hatten.

Einen besonders kuriosen Fall will ich hier noch erwähnen: Ein Patient berichtete mir, daß er auf Anraten eines MS-Betroffenen etwa ein Kilogramm Walnüsse verspeist habe. Am nächsten Tag hätte ein massiver Schub begonnen. Nun scheint mir der ursächliche Zusammenhang schlichtweg unmöglich. Allerdings muß auch auf dem Hintergrund der ernährungsphysiologischen Erörterungen eine Schrittmacherfunktion bei vorhandener latenter Aktivität als hochwahrscheinlich angenommen werden.

Die Zukunft wird erweisen, wie viele der oben angeführten Faktoren schlichter Unsinn sind – d. h. ausschließlich zufälligerweise im zeitlichen Zusammenhang mit Schüben registriert wurden – oder in sich tatsächlich das Potential tragen, die MS-spezifische Entzündung zu aktivieren.

Ein Hinweis muß zwingend gegeben werden: Viele der angeführten Einzelbeispiele können auch kurzzeitige Verschlechterungen der Symptomatik provozieren, ohne daß im Hintergrund ein Schub abläuft. Vor allem ist die Wärmeempfindlichkeit bei vielen MS-Patienten teilweise extrem ausgeprägt. Sollten Sie im Zweifel sein, konsultieren sie einen sachkundigen Arzt. Meist ergeben sich bereits aus der Befragung zuverlässige Hinweise.

Tritt nämlich eine Symptomatik erstmalig auf und verstärkt sich oder breitet sich innerhalb einiger Tage aus, dann ist ein Schub wahrscheinlich. Handelt es sich hingegen um eine leichtere bis mäßige Verschlechterung bereits vorhandener oder früher aufgetretener Symptome, so darf man in der gegebenen Situation Gelassenheit bewahren.

11 Allgemeine Empfehlungen für MS-Patienten

Es ist unmöglich, alle Teilbereiche zu erfassen. Ich werde mich auf diejenigen konzentrieren, die mir aus dem Umgang mit Betroffenen als besonders wichtig erscheinen.

Der Patient und seine Erkrankung

Sobald ein Patient mit der Realität einer gesicherten MS-Diagnose konfrontiert wird, bricht für die meisten Betroffenen eine Welt zusammen. Auf einen Schlag ist die gesamte noch verbliebene Unschuld dahin. Sofern man überhaupt Bekanntschaft mit dem Krankheitsbild gemacht hat, denkt man meist an die schweren Fälle, die im Rollstuhl versuchen, sich mühsam durch die Welt zu bewegen.

Die noch schwereren Fälle kennt man gar nicht. Die Visionen sind düster, und dabei hatte man noch soviel vor, und alles war so gut. In dieser Situation brauchen sie dringend Menschen an ihrer Seite, die zu ihnen stehen und ihnen Mut zusprechen. Der Hoffnungslosigkeit, die sich häufig in der ersten Phase der Krankheitsbewältigung breitmacht, muß mit allen verfügbaren Mitteln begegnet werden.

Es gibt eine solide Basis für die Hoffnung:

1) Ein Teil der MS-Patienten hat das Glück eines günstigen Verlaufes. Das bedeutet, daß irgendwann einmal die Diagnose gestellt wurde, vielleicht hatte man auch einen oder mehrere Schübe, aber letztendlich ist man ohne nennenswerte Behinderungen alt geworden. Man darf sich über jeden dieser Fälle freuen. Wenn die Diagnose gestellt wird, ist es praktisch unmöglich, irgendeine Vorhersage für die Entwicklung der Erkrankung zu treffen. Erst der Verlauf wird vorsichtige Prognosen gestatten.

2) Der übergroße Teil der Patienten hat mindestens in den ersten Krankheitsjahren oder -jahrzehnten einen schubförmigen Verlauf, d. h., auf kurze Phasen der Krankheitsaktivität folgen längere oder lange Phasen der spontanen Krankheitsruhe. Schübe kann man überwiegend hocheffizient behandeln, sog. Restsymptome sind durch symptomatische Therapien gut kontrollierbar.

3) Die Verlaufsform der Erkrankung (schubförmig oder chronisch) ist eigentlich nur wichtig für die scheinbare Vorhersagbarkeit der Prognose.

Beiden Verlaufsformen kann mit Hilfe der ausführlich dargestellten komplexen Ernährungs- und Stoffwechseltherapie realistisch geholfen werden. Damit beseitigt man zwar nicht die MS. Jedoch gelingt es bei der übergroßen Zahl der Patienten, den Verlauf zu stoppen und das weitere Fortschreiten zu verhindern. Bei etwa der Hälfte der Patienten werden dauerhafte Verbesserungen erreicht, die mitunter „bescheiden", nicht selten auch spektakulär bis unglaublich erscheinen. Wenn das gelingt, verliert die Krankheit, auch und gerade für den Betroffenen, ihre Schicksalhaftigkeit.

4) Die Erkenntnisse der Molekularbiologie eröffnen buchstäblich neue Horizonte, auch im Wissen über die MS. Sie eröffnen aber noch ungeahntere Möglichkeiten zukünftiger Therapien. Mit den monoklonalen Antikörpern bzw. der Züchtung von Rezeptoren für Botenstoffe, die wiederum an Antikörper gekoppelt werden, zeichnen sich in der Schulmedizin Therapien ab, die in wenigen Jahren für die klinische Anwendung zur Verfügung stehen werden. Ich bin sicher, daß sich damit die Behandlung der MS revolutionieren wird und viele Betroffene die Hilfe am eigenen Leib erfahren werden.

Bis dahin müssen Sie sich fügen oder Ihr Schicksal in beide Hände nehmen. Egal, ob Sie sich gedulden oder aber kämpfen, Sie werden Ihre Krankheit als Teil Ihres Lebens akzeptieren müssen.

Der Patient und sein Arzt

Grundlage jeder zwischenmenschlichen Beziehung ist das Vertrauen. Das gilt besonders für das Arzt-Patienten-Verhältnis bei der MS. Der Grundstein für einen vertrauensvollen Umgang miteinander wird bei der Diagnosestellung gelegt. Niemals sollte ein Arzt die Diagnose unbedacht hinausposaunen, z. B. nach einer Kernspintomographie. Erst wenn die Diagnose nach strengem Regelwerk als sicher gilt, ist darüber zu entscheiden, ob man sie dem Patienten mitteilt. Mitunter wird sie als Erleichterung empfunden, nachdem vorher die Zeit der Ungewißheit noch quälender war.

Ich vertrete die Meinung, daß ein Patient grundsätzlich einen Anspruch auf „seine" Diagnose hat und man nur in äußerst seltenen Fällen die Offenlegung unterlassen sollte. Je besser und umfassender der Patient aufgeklärt ist, desto weniger Angst wird er leiden. Das Ansinnen des Arztes sollte auf Partnerschaft gerichtet sein und motivieren, schulmeisterliches Kommandieren schadet.

Für den Patienten wiederum ist es unerläßlich, den Arzt seines Vertrauens zu finden. In aller Regel gelingt das nicht im ersten Anlauf. Versuchen Sie es weiter. Sie brauchen die fachkompetente, aber auch menschliche Zuwendung dringend. Wenn Sie ihn gefunden haben, dann seien Sie bitte auch nachsichtig. Kein Arzt kann Wunder tun! Wenn man gemeinsam versucht, etwas zu bewegen, dann wird es auch gelingen.

Familie und Beruf

Diese Bereiche sind von unermeßlichem Wert für die Krankheitsbewältigung und von enormer Bedeutung für die Krankheitsentwicklung. Das positive Umfeld hilft viel, das negative schadet um so mehr.

Ihre Familie wird möglicherweise lernen müssen, auf Ihre Einschränkungen Rücksicht zu nehmen. Sie wiederum sollten sich davor hüten, die Familie mit Ihrer Krankheit zu tyrannisieren.

Leider trennen sich nicht selten die „gesunden" Partner von den MS-Betroffenen, besonders wenn die Behinderung fortschreitet. Ich kenne aber eine weit größere Zahl von Ehen, bei denen die Krankheit beide Partner noch fester bindet. Freuen Sie sich über Zuwendungen und Liebe, und begegnen Sie diesen nicht mit falschem Mißtrauen. Der andere kann gewiß nichts dafür, daß Sie an MS erkrankt sind.

Sollten sich Probleme in der Beziehung zum Partner oder den Kindern einstellen, dann versuchen Sie, diese baldmöglichst zu lösen. Dauerärger können Sie sich nicht leisten.

MS ist nach heutigem Wissensstand eine Erkrankung, die auch auf einer erblichen Veranlagung basiert. Der Anteil dieser erblichen Belastung an der Krankheitsentwicklung ist aber eher untergeordnet, d. h., daß ausgerechnet Ihre Kinder an MS erkranken, ist nur wenig mehr wahrscheinlich, als daß es die Kinder Ihrer Nachbarn betrifft. Sollte ein Kinderwunsch vorliegen, dann steht der Realisierung nur wenig im Wege.

Vernünftigerweise sollte man MS-Patientinnen empfehlen, bei sehr hoher Schubaktivität oder sehr instabiler Krankheitssituation möglichst nicht schwanger zu werden. War eine Patientin jedoch über Jahre stabil, so reduziert sich die Wahrscheinlichkeit eines Schubes im Zusammenhang mit der Schwangerschaft auf ein Minimum.

Versuchen Sie, im Berufsleben Dauerbelastungen, vor allem Überlastungssituationen, zu meiden. Falls Ihre Kollegen über Ihre Krankheit informiert sind, begehen Sie nicht den Fehler, durch 150 % Leistung Ihre Vollwertigkeit zu beweisen. Sie müssen mit den Ihnen verfügbaren Möglichkeiten sorgsamer haushalten als andere.

Körperliche Belastung und Training

Sofern Sie keine Einschränkungen in Bewegungsfunktionen aufweisen, werden Sie sich nicht von anderen Mitmenschen unterscheiden. Treiben Sie Sport, und erleben Sie Freude an der Bewegung. Auch hierbei gilt, daß einzig Ihre körperliche Fitneß über das Maß der Belastung entscheidet.

Nutzen Sie Ihre Möglichkeiten; respektieren Sie Ihre Grenzen!

Besonders empfehlenswert sind Sportarten, die nicht nur die Muskelkraft erhöhen, sondern auch das Gleichgewicht trainieren und den Kreislauf konditionieren, z. B. Radfahren und Schwimmen. Vermeiden Sie generell Erschöpfungszustände, die langwierige Regenerationsphasen erfordern.

Sollten Ihre Bewegungsfunktionen bereits eingeschränkt sein, so nutzen Sie den verfügbaren Spielraum. Physiotherapie und Krankengymnastik sind hilfreich und nützlich. Auch dabei sollten Sie über das Maß der Belastung entscheiden und nicht den möglicherweise überzogenen Ansprüchen oder Plänen des Therapeuten Folge leisten.

Seelisches Gleichgewicht

Bewahren Sie sich trotz der Erkrankung Ihren Optimismus. Man muß nicht dauernd an die MS denken, sondern kann wie jedermann Freude an den kleinen oder großen Dingen des Alltags finden. Besonders wichtig ist, daß der Betroffene nicht in eine Isolierungssituation gerät. Dafür müssen Sie allerdings auch bereit sein, mit Menschen Ihrer Umgebung offen und möglichst unbeschwert umzugehen.

Möglicherweise entfernen sich Menschen von Ihnen, die Sie zu Ihren Freunden zählten. Solcher Verlust schmerzt, aber Sie werden andere Menschen kennenlernen! Haben Sie teil am gesellschaftlichen Leben. Für viele Betroffene sind Selbsthilfegruppen eine zweite Heimstatt geworden. Andere Patienten sind besser außerhalb solcher Gruppen aufgehoben. Sie allein treffen die Entscheidung darüber!

MS-Patienten müssen lernen, sich zu entspannen, vor allem Unwichtiges nicht überzubewerten. Dieser Lernprozeß dauert je nach Mentalität und Temperament mitunter Jahre. Dabei können sog. Entspannungstherapien eine wichtige Hilfe sein (z. B. Autogenes Training, Yoga oder Feldenkrais-Methode). Die individuelle und dauerhafte Hilfestellung bei der Stabilisierung des seelischen Gleichgewichts durch derlei Methoden ist nach meiner Erfahrung weit nützlicher als eine psycho-therapeutische Behandlung, die wohl nur in Einzelfällen wirklich notwendig und angezeigt ist.

Nutzen Sie Ihren Urlaub zur Entspannung. Vergessen Sie bei der Urlaubsplanung nicht, daß extreme klimatische Belastungen zum Problem werden können. Wählen Sie möglichst angenehme Klimazonen und Jahreszeiten für den Urlaub aus. Vergessen Sie auch nicht, für genügend Abkühlung zu sorgen und den Laubschatten der prallen Sonne vorzuziehen. Möglicherweise benötigen Sie für ein fernes Reiseziel zusätzliche Schutzimpfungen. Auch hier ist gut abzuwägen, ob nicht doch ein Kompromiß gefunden werden kann.

Allgemeine Hinweise

Jeder sollte über einen ausreichenden Impfschutz verfügen. Auch MS-Patienten können nicht darauf verzichten. Trotzdem sollten die Risiken immer gegeneinander abgewogen werden. In Phasen der Krankheitsaktivität oder immunsuppressiver Therapien sollten Impfungen unterbleiben.

Ein häufig diskutiertes Problem sind Schwermetallbelastungen, insbesondere das buchstäblich in aller Munde befindliche Amalgam. Schwermetallvergiftungen können Schäden am Nervensystem verursachen, sowohl an der Myelinscheide als auch an den Nervenfasern. Aber nicht jeder Mensch, der Amalgam im Mund hat, ist zwangsläufig gefährdet. Dieser Standpunkt wäre unsinnig.

Trotzdem ist MS-Patienten durchaus zu raten, eine solche Belastung eventuell untersuchen zu lassen. Falls sie tatsächlich vorliegt, so sollte eine umgehende und umfassende Sanierung erfolgen, die dann regelmäßig von einer Ausleitungstherapie gefolgt wird. Besteht aber keine erkennbare Belastung, so sollten entsprechende Füllungen erst bei einer notwendigen Erneuerung ausgetauscht werden. Nach der Entfernung aller Amalgamplomben sollten Sie mit Ihrem Zahnarzt über das definitiv belastungsärmste Ersatzmaterial sprechen und bei entsprechenden finanziellen Möglichkeiten auch bevorzugen.

Unbedingt ist die Sanierung chronischer Beherdungen zu empfehlen. Damit wird regelmäßig ein wichtiger Beitrag zur Beruhigung der Krankheitssituation geleistet.

Betrachten Sie die obigen Ausführungen als Empfehlung und keinesfalls als Maßregelung. Wenn Sie manch kleine Vorsichtsmaßnahme praktizieren, wird Ihnen möglicherweise manch größere Einschränkung erspart bleiben.

Medizinisches Hintergrundwissen

12 Medizinische Definition der MS

Die beiden gebräuchlichen Namensgebungen der Erkrankung, Encephalomyelitis disseminata und Multiple Sklerose, umreißen bereits das Kernproblem. Wie trage ich in einer Definition der variablen Dynamik von pathophysiologischen und pathomorphologischen Prozessen Rechnung, die letztlich aus einer Entzündung des Zentralnervensystems (ZNS) Narben entstehen lassen?

Rüttinger (1990) beschreibt die Multiple Sklerose als eine entzündliche Entmarkungserkrankung des Zentralnervensystems, die in Schüben oder seltener auch chronisch fortschreitend verläuft und zu einer Beeinträchtigung der Mark- oder Myelinscheiden an vielen Stellen der weißen Substanz von Gehirn und Rückenmark führt.

Nach Wucherpfennig et al. (1991) ist die Multiple Sklerose eine entzündliche Erkrankung des Zentralnervensystems, die durch fokale T-Zell- und Makropheninfiltrate in der weißen Hirnsubstanz charakterisiert ist.

Söderström et al. (1994) definieren die MS als entzündliche, demyelinisierende Erkrankung des ZNS unbekannter Ätiologie.

Alle angeführten Definitionen betonen den Entzündungscharakter der Erkrankung.

Dudel und Toyka (1991) unterstreichen den multifokalen Entzündungscharakter der MS, im Rahmen dessen bemarkte Axone im ganzen ZNS befallen sind und die Multiple Sklerose zum Prototyp einer Myelinopathie zentraler Leitungsbahnen wird.

Nach Fratzer (1990) ist die Multiple Sklerose eine primär entzündliche Erkrankung des ZNS bislang ungeklärter Herkunft. Sie zählt zu den wichtigsten Entmarkungskrankheiten, d. h., sie zerstört die Markscheiden der Nerven im Gehirn und Rückenmark, was die Ursache der neurologischen Ausfallmuster darstellt. Während sich Fratzer hierbei noch am allgemein akzeptierten Standpunkt orientiert, sieht er die MS später als primär chronische Entzündung des zerebralen Gefäßsystems, infolge derer es zu einem Zusammenbruch der Blut-Hirn-Schranke kommt. Entsprechend ordnet der Autor die MS dem rheumatischen Formenkreis zu.

Im Vorgriff auf weitere Ausführungen wird versucht, die MS folgendermaßen zu definieren:

Die Multiple Sklerose ist eine chronische Entzündung des Zentralnervensystems. Sie wird auf der Basis einer genetischen Prädisposition entzündlich-immunologisch ausgelöst, wobei extrazerebralen Faktoren („slow virus infection") und/oder der Sensibilisierung durch zerebrales MBP (basisches Myelinprotein) bzw. der Wirkung seiner enzephalitogenen Komponenten entscheidende Bedeutung beigemessen wird.

Nach einer endothelvermittelten primären Schädigung der Blut-Hirn-Schranke kommt es durch fokale Hirnödeme im Zusammenwirken mit zellulären (T-Lymphozyten) und humoralen (Gamma-Interferon) Abwehrmechanismen zu einer Beschädigung der Myelinscheiden bzw. Oligodendrozyten sowie Aktivierung der Makro- und Mikroglia. Im weiteren Verlauf unterliegt der Krankheitsprozeß durch einen gezielten, jedoch relativ unspezifischen Angriff des Immunsystems auf das ZNS-Parenchym den Merkmalen einer Autoimmunerkrankung. Infolge zunehmender Chronizität (weitere Aktivitätsphasen = „Schübe" oder chronisch-progredienter Verlaufstyp) nehmen die Fähigkeit zur Remyelinisierung ab und die gliösen Reaktionen zu, was zur Ausbildung von Narben wachsender Zahl und wachsenden Ausmaßes führt.

Infolge der dauerhaften Verlangsamung bzw. Unterbrechung der elektrischen Leitungsfähigkeit demyelinisierter Axone strebt das klinische Bild einem zunehmenden Defektstadium zu, dessen vielfältige äußere Erscheinung von der Zahl und Lokalisation der Herde abhängt. Bei sog. günstigen Verläufen („gutartig") kommt es entweder zu bisweilen jahrzehntelangen Remissionen, oder nach einzelnen Aktivitätsphasen folgt eine vollständige Rückbildung der Symptome, so daß auch nach langjährigen Krankheitsverläufen kaum neurologische Symptome vorliegen.

13 Ätiologie der MS

Niemand kann heute mit Bestimmtheit die Ursachen für diese Erkrankung benennen. Aus den vorliegenden Forschungsergebnissen kristallisieren sich allerdings einige Faktoren als relevant heraus, die im folgenden besprochen werden sollen.

13.1 Genetische Disposition

Die bisher solidesten Beweise für die genetische Komponente bei der MS wurden durch eine kanadische Studie aus dem Jahre 1986 erbracht. Bei der Untersuchung zeigte sich, daß bei fast 26 % von eineiigen Zwillingen beide MS hatten, wenn die Krankheit bei einem von beiden auftrat, aber nur bei 2,6 % von zweieiigen Zwillingen beide erkrankten. Die Studie zeigte außerdem, daß in einigen Fällen der gesunde eineiige Zwilling MS-Schäden aufwies, obwohl die Krankheit nie Symptome verursacht hatte (zitiert bei Rosner / Ross 1993).

Zwillingsuntersuchungen haben gezeigt, daß die Wahrscheinlichkeit, an MS zu erkranken, 533 bzw. 259mal höher ist, wenn ein Zwilling bereits an MS leidet.

In den letzten Jahren wurden Befunde erhoben, nach denen sich MS-Patienten durch Besonderheiten sogenannter Leukozyten-Antigene von anderen Individuen unterscheiden. Es wurde eine Häufigkeitszunahme für HLA-A3 (human leucocyte antigen) und HLA-B7 festgestellt. HLA-DW2 findet sich in etwa 20 % der Normalbevölkerung und bei MS in 65 % der Fälle. Das krankheitsdisponierende Gen ist eng mit dem HLA-D-Lokus gekoppelt.

Diese Befunde gelten für MS-Betroffene der kaukasischen Rasse sowie für solche in Nordeuropa und Nordamerika. Bei Juden und Arabern soll das krankheitsdisponierende Gen für MS in der Nähe des HLA-DR4-Genortes zu lokalisieren sein (Schmidt et al. 1992). HLA-DR2 kann bei der Auslösung der Krankheit beteiligt sein und findet sich sowohl bei der schubförmig-remittierenden als auch der primär chronisch-progredienten Verlaufsform. Zusätzliche MHC-Klasse-II-Antigene könnten dagegen die Krankheitsprogression determinieren (Wucherpfennig et al. 1991).

Nach Brostoff et al. (1993) haben etwa 15 % der MS-Patienten einen betroffenen Verwandten, in der Regel ein Geschwister, und bis zu 70 % der eineiigen Zwillinge können konkordant erkrankt sein. Mehrere Gene scheinen für die Krankheitsempfänglichkeit verantwortlich zu sein. Besonders in Nordeuropa wurde eine Assoziation zwischen MS und HLA-DR2 gezeigt.

Auch Hartung et al. (1988) schreiben dem Haplotyp HLA-DR2 (und HLA-DWQ1) besondere Bedeutung zu. Bisher konnte jedoch bei MS-Patienten noch keine spezifische Sequenz für DR2 ausfindig gemacht werden. Auch T-Zell-Rezeptoren weisen Fragmente auf, die ein erhöhtes Erkrankungsrisiko vermitteln.

Als weitere genetisch prädisponierende Faktoren gelten Besonderheiten der Immunglobuline Klasse G und Entzündungsregulatoren. Diese nicht gekoppelten Gene ergänzen sich gegenseitig und sind maßgeblich für die Krankheitsempfänglichkeit verantwortlich, sofern sie bei einem Individuum auftreten.Über das relative MS-Risiko bekannter genetischer Besonderheiten gibt die von Brostoff et al. (1993) publizierte Tabelle Auskunft:

Relatives Risiko der multiplen Sklerose
in Assoziation mit bekannten Suszeptibilitätsgenen

Geniocus	Chromosom	Relatives Risiko
HLA-Klasse II		
DPw4	6	5,4*
DQw1	6	10,5
DR2,4 oder 6	6	3,4
T-Zell-Rezeptor		
Alpha-T	14	11,0
Beta-T	7	3,0
Immunglobulin		
Gm3 : γ3	14	3,5
Entzündungsregulation		
Pi (M3)	14	3,0
Geschwister		20,0
Identischer Zwilling		500

Beschriebene rassische Besonderheiten werden maßgeblich durch die geographische Lage des Lebensraumes mit beeinflußt.

Andere HLA-Typen sind Marker für die Dignität der Erkrankung. Meyer-Rienecker et al. (1982) ermittelten, daß bei Patienten mit dem HLA-A25 und HLA-B18 die Krankheit relativ langsam fortschreitet und die neurologischen Defekte nur mäßige Schweregrade erreichen.

Familienstudien deuten nicht auf ein Mendel-Vererbungsmuster hin. Genetische Faktoren sind also belegt, reichen jedoch nicht aus, eine MS zu verursachen. Es wird eine genetische Anfälligkeit für MS vererbt, aber nicht die Krankheit selbst. Deshalb ist es richtig, bei der MS nicht von einer Erbkrankheit zu sprechen, grundsätzlich aber falsch, die erbliche Prädisposition in Abrede zu stellen.

13.2 Viren

Die Hypothese, daß die Entmarkungskrankheiten vom Typ der Multiplen Sklerose durch ein infektiöses Agens hervorgerufen werden, ist eine der Grundlagen für Ätiologieforschungen (Jänisch et al. 1990).

Die Identifizierung eines viralen Erregers als ursächliches Agens für einen Krankheitsprozeß beruht auf dessen Isolierung von erkrankten Patienten und dem Nachweis von Immunreaktionen gegen dieses Virus. In den letzten 45 Jahren wurden zahlreiche Viren bei MS Patienten isoliert, ohne allerdings die kausale Verknüpfung nachweisen zu können. Eine entsprechende Zusammenstellung findet sich bei ter Meulen (1992).

Mit der Einführung entsprechender Labortests konnten zur Identifizierung eines ätiologischen Agens bei MS auch virale Antikörper analysiert werden. Seit den Untersuchungen von Adams und Imagawa im Jahre 1962 zur Häufigkeit von Masernantikörpern im Liquor cerebrospinalis konnten bei MS-Patienten erhöhte Antikörpertiter gegen folgende Viren nachgewiesen werden: Masern; Mumps; Parainfluenza I, II und III; Influenza A, B und C; Herpes simplex; Varizella Zoster; Röteln; Vakziniavirus; Respiratory Syncytialvirus; Coronavirus; Adenovirus; Epstein-Barr-Virus; Paramyxovirus SV5 und T-Zell-Leukämievirus Typ I (HTLV-1).

Bei einigen MS-Patienten wurden gleichzeitig erhöhte Antikörpertiter gegen mehrere (bis zu 11) verschiedene Erreger, einschließlich Bakterien, in Serum und Liquorproben beobachtet. Nachweisbare Antikörper fluktuieren im Laufe der Erkrankung, doch korrelieren sie weder mit der klinischen Symptomatik noch mit dem Krankheitsverlauf.

In zahlreichen Studien konnten keine erhöhten viralen Antikörper bei MS-Patienten gegenüber Kontrollen nachgewiesen werden, d. h., bisher gibt es kein einheitliches Bild hinsichtlich der Immunreaktionen gegen verschiedene virale Erreger bei MS-Patienten.

Weiterführende Untersuchungen sollten durch die Analyse der Immunglobuline im Liquor mögliche Zielantigene und damit ätiologische Faktoren demaskieren. Diesbezüglich wurden besonders die oligoklonalen Immunglobuline als Maßstab der lokalen Antikörperproduktion im ZNS auf das Vorliegen viraler Antikörper untersucht.

Es konnte gezeigt werden, daß bei MS-Patienten im Durchschnitt nicht mehr als 10 % der oligoklonalen Immunglobuline im Liquor Virusspezifität aufweisen. Dabei wurden nicht nur Antikörper gegen Masernviren sondern auch gegen Mumps, Röteln, Herpes simplex oder Varizella Zoster gefunden. Welche Antigenspezifität jedoch die Mehrzahl aller oligoklonalen Immunglobuline im Liquor cerebrospinalis bei MS-Patienten hat, ist nach wie vor ein ungelöstes Problem (zu den aufgeführten Befunden von Virusantikörpern bei MS siehe ausführliche Literaturangaben bei ter Meulen 1992).

Unter den genannten Viren finden Masernviren besonders großes Interesse. Ein entscheidender Grund hierfür ist, daß die Masernviren eine Erkrankung verursachen, die als subakute sklerosierende Panenzephalitis (SSPE) bezeichnet wird und zahlreiche Ähnlichkeiten und Analogien zur MS aufweist. Zum anderen gelingt bei MS-Patienten der Nachweis von Antikörpern gegen Masernviren mit hoher Regelmäßigkeit.

Nach Jänisch et al. (1990) scheinen zwei Argumente für die kausale Bedeutung der Masernviren bei der Auslösung der MS zu sprechen:

1) Bei Patienten mit MS werden oft auffällig hohe Titer von Masernantikörpern im Blut und Liquor cerebrospinalis gefunden. Deshalb wird vermutet, daß das Masernvirus an der Entmarkung beteiligt ist. Die hohen Antikörpertiter können aber auch die Folge einer übersteigerten Bereitschaft des Organismus zur Antikörperbildung sein. Das würde die Vermutung stützen, daß Hyperimmunreaktionen eine Rolle in der Pathogenese der MS spielen. Nicht erklärbar ist die Feststellung, daß Personen mit MS im Durchschnitt die Masern in einem höheren Lebensalter durchgemacht haben als Kontrollpersonen ohne MS (Sullivan et al. 1984).

2) Unter Kranken mit MS soll Hundehaltung weiter verbreitet sein als in der Durchschnittsbevölkerung. Deshalb wurde an eine kausale Bedeutung des Erregers der Hundestaupe, eines masernähnlichen Virus, gedacht. Neuere Untersuchungen erbrachten jedoch keine Zusammenhänge zwischen der Haltung von Hunden und der Erkrankung der Tiereigner an MS (Anderson et al. 1984; Sullivan et al. 1984).

Außer nach humoralen Immunreaktionen wird bei MS-Patienten seit vielen Jahren auch nach virusspezifischen, zellulären Immunreaktionen gesucht, da dieser Abwehrmechanismus entscheidend für die Überwindung einer Virusinfektion durch Eliminierung infizierter Zellen im Organismus ist (ter Meulen 1992). Die publizierten Arbeiten sind jedoch widersprüchlich.

Ausgenommen hiervon sind einige Untersuchungen zum Nachweis von zytotoxischen T-Lymphozyten gegen maserninfizierte Zielzellen. CD4+-masernspezifische T-Lymphozyten wiesen im Vergleich zu Lymphozyten von gesunden Kontrollkollektiven eine geringere Aktivität auf. Ob diese Reduktion der virusspezifischen CD4+-Zellpopulation Folge einer eventuell vorliegenden Masernviruspersistenz ist oder dadurch hervorgerufen wird, daß diese spezifische Zellpopulation sich im Zentralnervensystem befindet, ist unbekannt (McFarland und Dhib-Jalbut 1989).

Vorübergehend stand eine neue Virusgruppe im Zentrum der kausalen MS-Forschung. 1985 brachten Forscher am Wistar-Institut in Philadelphia einen Retrovirus in die Diskussion, den humanen T-Zell lymphotropen Virus I (HTLV-1), der bei bis zu einem Drittel der MS-Patienten vorkommt. Japanische Wissenschaftler fanden zudem Antikörper gegen dieses HTLV-1 im Blut von 11 von 46 MS-Patienten. Diese Befunde erregten großes Aufsehen, da man in der Öffentlichkeit befürchtete, daß das Virus mit dem Erreger von AIDS (HTLV-III) in Verbindung stehe (Rosner und Ross 1993). Diese Beobachtungen konnten jedoch von anderen Arbeitsgruppen in Nordamerika und Europa nicht bestätigt werden. Alle untersuchten MS-Patientenkollektive unterschieden sich nicht von Kontrollgruppen, so daß die Hypothese einer möglichen MS-Assoziation zu humanen Retroviren serologisch nicht aufrechterhalten werden kann (ter Meulen 1992).

Zusammenfassend kann man feststellen, daß bisher kein Virus als kausal verantwortlich für die MS nachgewiesen wurde. Unbestreitbar haben solche Virusinfektionen eine wichtige bis entscheidende Bedeutung für die Entwicklung des Krankheitsprozesses. Die primär direkte virale Attacke auf das ZNS-Parenchym bei der Entstehung der MS muß nach den vorliegenden Befunden als eher zweifelhaft beurteilt werden.

Möglicherweise haben Virusinfektionen für die Pathogenese der MS im Sinne einer überschießenden Abwehrreaktion des Organismus oder der Auslösung von fehlgesteuerten systemischen Immunantworten ihre zentrale Bedeutung, ohne daß im Einzelfall auch eine Krankheitsinduktion ausgeschlossen werden kann.

14 Pathogenese

Die Mechanismen, die zum Krankheitsbild führen, sind ebensowenig eindeutig geklärt wie die Ursachen, die den Prozeß in Gang setzen. Sinnvollerweise werden heute die möglichen Schädigungsmechanismen durch Virusinfektionen, die Beteiligung von Autoimmunmechanismen sowie, leider zu selten, die Auswirkungen der „unspezifischen" Komponente des Entzündungsgeschehens diskutiert.

Grundsätzlich muß man von einem autoimmun vermittelten Krankheitsgeschehen ausgehen, doch wie sich die bisher bekannten Pathomechanismen zu einer Kausalkette verknüpfen lassen, bietet gleichermaßen Anlaß und Spielraum für eine unkonventionelle Interpretation. Bei allen denkbaren pathogenetischen Varianten gibt es doch ein zentrales, gemeinsames und damit entscheidendes Bindeglied: die Blut-Hirn-Schranke.

14.1 Slow-virus-Infektion

Die Annnahme, daß die Multiple Sklerose ätiologisch und pathogenetisch in einem engen Zusammenhang mit einer Virusinfektion stehen könnte, beruht vor allen Dingen auf epidemiologischen Untersuchungen (ter Meulen und Stephenson 1983). Diese Studien weisen darauf hin, daß der Patient vor seiner Pubertät mit einem infektiösen Agens Kontakt gehabt haben muß, da sich nur so die zahlreichen epidemiologischen Daten konzeptionell vereinigen lassen.

Weitere Unterstützung erfährt die Hypothese einer verzögerten pathogenetischen Einflußnahme von Virusinfektionen auf die Entstehung der MS durch Untersuchungen, bei denen es gelang, durch Inokulation von Hirngewebe von MS-Patienten auf Schafe bei den Tieren mit einer Latenz von 18 Monaten die Skrabie, eine den Schafen eigene übertragbare Erkrankung des ZNS, auszulösen (zit. bei Mumenthaler 1986).

In den letzten 25 Jahren wurden die Ätiologie und wesentliche Teilaspekte der Pathogenese einiger anderer chronisch entzündlicher Entmarkungserkrankungen aufgeklärt:

- Progressive multifokale Leukenzephalopathie (PML): Subakute, demyelinisierende Erkrankung bei Patienten mit gestörtem immunologischem

Reaktionsvermögen aufgrund chronischer Erkrankung oder immunsuppressiver Therapie. Es gelang, aus PML-infizierten Gehirnen zwei serologisch unterschiedliche Papovaviren (SV40-PML-Virus und JC-Virus) zu isolieren (ter Meulen 1992).

- Progressive Röteln-Panenzephalitis: Seltene chronisch entzündliche ZNS-Erkrankung bei Kindern und jugendlichen Erwachsenen, die durch das Röteln-Virus hervorgerufen wird (ter Meulen und Hall 1978; Watanabe und Preskorn 1976).

- Tropische spastische Paraparese (TSP): Chronisch entzündliche, schleichend progrediente ZNS-Erkrankung, die in tropischen Gebieten anzutreffen ist (Roman 1988). Etwa 80 % der TSP-Patienten weisen spezifische humorale Reaktionen gegen das HTLV-1-Virus auf.

- Postinfektiöse Enzephalomyelitiden: Sie stellen Komplikationen bei akuten Masern, Mumps, Varizellen, Influenza oder Röteln dar, doch werden sie auch nach bakteriellen Infektionen, Immunisierungen, z. B. mit Tollwut-Vaccine, nach Gabe von Medikamenten oder Applikation von Serumproben beobachtet.

Die Erforschung der aufgezählten Erkrankungen ist insofern wichtig, als sich daraus Prinzipien aufzeigen, wie Viruswirtsinteraktionen zu entzündlichen zentralnervösen Veränderungen führen, was unzweifelhaft zum besseren Verständnis der Vorgänge bei MS beiträgt.

Besonders reich an MS-Analogien ist das Krankheitsbild der subakuten sklerosierenden Panenzephalitis (SSPE). Bei dieser Erkrankung handelt es sich um eine langsame Virusinfektion, die durch Masernviren hervorgerufen wird und bei 90 % der Erkrankten langsam fortschreitet. Die Latenz bis zum Krankheitsausbruch wird im Mittel mit 8 Jahren angegeben (Jänisch et al. 1990). Nach ter Meulen (1992) schwanken die Inkubationszeiten zwischen akuter Maserninfektion und der SSPE zwischen 1 und 30 Jahren.

Während es bei Lokalisierung des Krankheitsprozesses im unteren Hirnstamm meist zu schnellen Verschlechterungen kommt, findet man bei etwa 5 % der Betroffenen eine spontane Ausheilung oder rezidivierende Krankheitsverläufe mit mehrjährigen Intervallen (Risk et al. 1978).

In der Frühphase der Erkrankung finden sich im mikroskopischen Bild perivaskuläre Lymphozyten- und Plasmazellinfiltrate im Hirngewebe. Die Gefäßpermeabilität ist gestört, so daß zeitweilig im Entzündungsgebiet ein Ödem auftritt (Jänisch et al. 1990).

Möglicherweise hängt das mit Ablagerungen von Immunkomplexen (Masernantigen und Ig G, Ig M, C 3) zusammen, die bei SSPE in Hirnkapillaren subendothelial an den Basalmembranen nachgewiesen wurden (Sotrel et al. 1983). In der grauen Substanz finden sich Neuronenuntergänge, seltener fleckförmige Nekrosen. In der weißen Substanz entwickeln sich diffuse Entmarkungen. Durch die ausgeprägete Astrozytose führt der Prozeß schließlich zu einer Fasergliose.

Bei der SSPE findet man exzessiv hohe Antikörpertiter gegen das Masernvirus. Etwa 10–20 % des gesamten Serum-Ig G sind masernvirusspezifisch (Mehta et al. 1977). Allerdings konnten keine viralen Antikörper gegen das Matrixprotein (M-Protein) nachgewiesen werden. Das ist ein überraschender Befund, da gegen alle anderen Masernstrukturproteine eine Hyperimmunreaktion vorliegt.

Die im Liquor cerebrospinalis auftretenden Immunglobuline erscheinen als oligoklonale Banden, die bis zu 95 % Masernantikörper darstellen. Bis auf das M-Protein, reagieren diese Antikörper mit allen Strukturproteinen des Masernvirus (Lit. bei ter Meulen 1992). Daraus schließen Shapshak et al. (1985), daß es sich beim SSPE-Virus um ein Masernvirus handelt, bei dem es durch Blockierung der entsprechenden Genexpression nicht zur Produktion von M-Protein kommt. Das soll, wie vergleichende Tierversuche bei Verwendung von Masernviren mit und ohne M-Protein gezeigt haben, die Ursache für die lange Latenzzeit (slow virus infection) sein (Jänisch et al. 1990).

Diese Ausführungen legen die Vermutung nahe, daß auch bei der MS auf analoge Weise eine Slow-Virus-Infektion den Prozeß auslösen oder befördern könnte. Allerdings muß deutlich unterstrichen werden, daß bei der SSPE die Ätiologie auch durch den Nachweis von Masernvirus-infizierten Hirnzellen als geklärt angesehen werden kann.

14.2 Mimikry und Kreuzreaktion

Eine weitere Hypothese, die ebenfalls auf die virale Kausalität Bezug nimmt und gleichzeitig den Bogen zur autoimmunen Komponente des MS-Geschehens spannt, ist das molekulare Mimikry. Das Hauptpostulat der Mimikry-Hypothese besagt, daß Mikroben der Erkennung zu entkommen versuchen, indem sie Selbst-Antigene, d. h. körpereigene Antigene, nachahmen.

Wenn jedoch die Selbst- und Nicht-Selbst-Antigene zwar ähnlich, jedoch nicht identisch sind, könnte der Wirt immunologisch auf die mikrobiellen Antigene reagieren. Diese Antwort könnte die immunologische Toleranz durchbrechen und zu einem Angriff auf Wirtsgewebe führen. Der mikrobielle Eindringling mag dann beseitigt sein, jedoch könnte sich die begonnene Immunantwort weiter fortsetzen und zu einer Autoimmunerkrankung führen. Der Prozeß würde sich dann selbst fortpflanzen, wenn der Angriff auf das Gewebe Selbst-Antigene freisetzt, die die Antwort weiterstimulieren (Klein 1991).

Die Abwehrreaktionen gegen homologe Peptidsequenzen von Antigenen eines infektiösen Agens und denjenigen von Wirtszellproteinen werden als immunologische Kreuzreaktion bezeichnet. Für eine Reihe von Erkrankungen konnten solche Sequenzhomologien nachgewiesen werden.

Interessanterweise ergaben sich auch konkrete Hinweise für eine vermeintliche Bedeutung von Kreuzreaktionen für die Entstehung der MS. Wie im nächsten Kapitel noch ausgeführt wird, mißt man einem Strukturprotein der Myelinscheide, dem basischen Myelinprotein (MBP), eine zentrale Bedeutung im immunologischen Angriff auf das ZNS-Parenchym bei der MS bei.

In Studien konnte gezeigt werden, daß ein Peptid der Hepatitis-B-Virus-Polymerase eine Autoimmunantwort induziert. Diese führt zu einer Gewebsverletzung, ähnlich der Antwort auf das basische Myelinprotein oder MBP, mit dem dieses Protein eine antigene Determinante gemeinsam hat (Klein 1991). Diebezüglich könnte eine weitere Sequenzhomologie, nämlich zwischen dem P3 des Masernvirus und MBP, für immunologische Kreuzreaktionen im Rahmen des MS-Geschehens bedeutsam sein.

Nach ter Meulen et al. (1984) stellen immunologische Kreuzreaktionen gegen Virus- und Zellantigen, z. B. Masernvirus und MBP, den häufigsten Mechanismus einer indirekten virusinduzierten Schädigung dar. Das Virusantigen vermag sich ggf. mit der Zellmembran des Wirtsgewebes auf physikalischem Wege so fest zu verbinden, daß der gebildete Komplex vom Immunsystem als „fremd" empfunden wird, obwohl körpereigenes Gewebe enthalten ist. Zelluläre Immunreaktionen gegen Virusantigen in den infizierten Zellen können zum Gewebsuntergang führen, ebenso die Bildung von Virus-Antikörper-Komplexen auf der Oberfläche von Markscheiden und Gliazellen (bystander effect).

Erwähnung finden sollen zwei weitere Übereinstimmungen in Peptidsequenzen zwischen mikrobiellen Erregern und Wirtsproteinen. Beim humanen Zytomegalievirus IE2 findet sich eine Sequenzhomologie mit dem HLA-DR-Molekül (human leucocyte antigen), und das P3 des Masernvirus weist eine weitere gemeinsame Peptidsequenz mit dem Corticotropin auf. Ob sich damit Zusammenhänge zur Immunpathologie bei der MS konstruieren lassen, muß für die letztgenannten Beispiele derzeit unbeantwortet bleiben.

14.3 Autoimmune und autoaggressive Prozesse

Im Rahmen der MS-typischen Demyelinisierungen wird dem veränderten immunologischen Abwehrverhalten der betroffenen Patienten die ausschlaggebende Rolle in der Pathogenese der MS zugeschrieben. Die Fülle der Befunde, die dafür sprechen, ist überwältigend, und entsprechend ordnet man die Multiple Sklerose den Autoimmunerkrankungen zu.

Unbestreitbar liegt bei der Erkrankung eine autoimmune Reaktion gegen das Zentralnervensystem vor. Doch wann sich dieser „Angriff" im Verlaufe der Krankheitsentwicklung tatsächlich zielgerichtet am ZNS vollzieht und ob das überhaupt in dem Maße spezifisch geschieht, wie es überwiegend postuliert wird, d. h., wie sich in der komplizierten Kausalkette Ursache und Konsequenz definieren, muß dringend angezweifelt werden. Nicht zuletzt sollten uns die völlig unbefriedigenden immunsuppressiven Therapieergebnisse ermahnen und veranlassen, die scheinbar schlüssige Sicht der Vorgänge in Frage zu stellen und, falls möglich, neu zu bewerten.

Nach Klein (1991) haben Autoimmunerkrankungen als gemeinsames Charakteristikum, daß sich multiple Faktoren zusammenfinden müssen, um das Immunsystem gegen körpereigenes Gewebe zu aktivieren.

- An erster Stelle steht die genetische Prädisposition. Das Muster der Vererbung ist immer komplex, woraus folgt, daß mehrere Gene daran beteiligt sind.

- Die zweite Gruppe von Faktoren besteht aus verschiedenen exogenen Agentien, wobei Viren die wahrscheinlichsten Kandidaten für diese Rolle sind.

- Die Selbst-Komponenten ihrerseits bilden die dritte Gruppe von Faktoren, die an der Induktion der Autoimmunität beteiligt sind. Sie sind wahrscheinlich nicht, wie man einst glaubte, die primären Induktoren der Erkrankung, aber sicherlich das erste Ziel. Sie können modifiziert (z. B. durch Medikamente) oder in immunogene Produkte gespalten werden oder einfach in ihren versteckten Stellen innerhalb der Zelle oder innerhalb eines Organs, das normalerweise für Lymphozyten unzugänglich ist, exponiert werden.

- Die vierte Gruppe schließlich enthält physiologische Faktoren. Da viele Autoimmunkrankheiten ältere Individuen befallen, muß es einige mit dem Alterungsprozeß assoziierte Veränderungen geben, die für die Dysfunktion des Immunsystems verantwortlich sind. Die Prävalenz vieler Autoimmunerkrankungen für das weibliche Geschlecht legt die Vermutung nahe, daß auch Hormone dazu beitragen können.

Nach diesen von Klein aufgeführten allgemeinen Kriterien wird man unter Berücksichtigung der in den vorhergehenden Kapiteln erläuterten Sachverhalte die MS eindeutig den Autoimmunerkrankungen zuordnen müssen.

Zwangsläufig ergeben sich die Fragen:

Welche Strukturen sind denn primäres Ziel der immunen Abwehrreaktion, über welche Mechanismen vollzieht das Abwehrsystem die Zerstörung im ZNS, und ist der gesamte Mechanismus mindestens in einzelnen Komponenten krankheitsspezifisch?

Als primäres Angriffsziel gilt nach herkömmlicher Auffassung die Myelinscheide. Eine wesentliche Besonderheit der Markscheiden im ZNS ist, daß sie erst in der postnatalen Zeit gebildet werden. Deshalb kann sich keine Immuntoleranz gegen Markscheiden herausbilden, und die Myelinscheide gehört zu den sog. angeborenen Autoantigenen. Trotzdem können die autoimmunen Erkrankungen des ZNS nicht als Reaktion auf ein Fremdantigen verstanden werden. Es können verschiedene Strukturelemente des Myelins antigen wirksam werden.

Lipidbausteine des ZNS wie Galaktozerebroside, Sphingolipide und Ganglioside stellen aus immunologischer Sicht Haptene dar, die durch Proteine, Fremdseren, Bakterien und Viren zu Vollantigenen komplettiert werden (Frick 1992). Von den Proteinen der Myelinscheide steht das basische Myelinprotein (MBP) im Mittelpunkt der wissenschaftlichen Untersuchungen und Betrachtungen.

Dieser Umstand ist u. a. dadurch erklärbar, daß dieses Protein für die Auslösung der experimentellen allergischen Enzephalomyelitis (EAE) verantwortlich sein soll (s. 13.3.4). Frick konnte jedoch zeigen, daß das Immunsystem bereits normalerweise Lymphozyten enthält, die MBP erkennen, ohne daß es zu einer Erkrankung kommt.

Das zweite wichtige Strukturprotein des Myelins ist das Proteolipid Protein (PLP), das allerdings nur ca. 10 % der Gesamtproteine des Myelins repräsentieren soll.

Die meisten Proteine des ZNS sind Oberflächenantigene, ein Teil ist intrazellulär gelegen. Bestimmt wurden gliaspezifische Proteine, gesondert für Oligodendrozyten, Ependymzellen und Schwannsche Zellen; neuronenspezifische Proteine wurden gleichfalls festgestellt (Weiner und Hauser 1982).

Die spezifischen immunologischen Abwehrmechanismen, die autoaggressive Erkrankungen vermitteln, werden nach humoralen und zellulären Reaktionen unterschieden.

Humorale Immunreaktionen gegen Nervengewebe bei MS:

Im Serum und Liquor von MS-Patienten wurden Antikörper gegen MBP festgestellt; die Ergebnisse sind jedoch uneinheitlich (Lisak et al. 1984). Antikörper gegen Myelin lassen sich im histologischen Schnitt mit der Immunfluoreszenz darstellen, jedoch auch bei gesunden Personen und Kranken mit anderen neurologischen Leiden. Die Bedeutung der Reaktion ist unklar; mit lebendem Gewebe gehen die Antikörper keine Bindung ein (Frick 1992).

Der sog. **anti-neuronale** Faktor wurde als Antikörper klassifiziert, der während des akuten Schubes auftritt und in Kulturen die Synapsenfunktion innerhalb von Minuten reversibel und komplementabhängig blockiert.

Der im Serum und Liquor nachgewiesene **demyelinisierende** Faktor zerstört in Gewebekulturen Markscheiden und Olidodendrozyten und ist ein wahrscheinlich komplementabhängiger Antikörper vom Typ des Ig G und Ig M. Das dazugehörige Antigen wurde nicht eindeutig bestimmt. Von Antikörpern gegen Galaktozerebroside ist eine demyelinisierende Wirkung bekannt. Der demyelinisierende Faktor findet sich bei 60–80 % der MS-Kranken, während der akuten Stadien in fast 100 % und bei Patienten mit anderen neurologischen Leiden in etwa 60 % der Fälle, d. h., auch hierbei handelt es sich um einen unspezifischen Faktor.

Humorale Autoimmunreaktionen sind kein primärer Faktor für einen zerebralen Immunprozeß (Frick 1992). Dieser Auffassung kann uneingeschränkt zugestimmt werden, sofern sie als Bezug alle bisher erhobenen Befunde von Antikörper-vermittelten Immunreaktionen gegen einzelne ZNS-Bausteine berücksichtigt, allerdings die Endothelzellen ausklammert.

Es gelang, eine experimentelle allergische Enzephalomyelitis durch endotheliale Antikörper zu verursachen (s. 14.4).

Zelluläre Immunreaktionen gegen das Nervengewebe bei MS:

Die primäre immunologische Reaktion bei Autoimmunerkrankungen des ZNS ist ein rein zellulärer Vorgang, für den die T-Lymphozyten verantwortlich sind. Zelluläre Immunreaktionen haben nur dann eine pathogenetische Bedeutung, wenn sie gegen Autoantigene gerichtet sind, die eine enzephalitogene Wirkung haben. Lediglich für das MBP des ZNS ist eine enzephalitogene Eigenschaft nachgewiesen worden. Zelluläre Immunreaktionen gegen andere als die enzephalitogenen Determinanten des MBP sowie gegen Hirnlipide, Galaktozerebroside und Ganglioside sind bei hirnorganischen Erkrankungen der verschiedenen Art anzutreffen; sie sind nicht Ursache, sondern Folge der Grundkrankheit (Frick 1992).

Die direkte zellvermittelte Zytotoxizität wird durch CD8+-Lymphozyten als Effektorzellen hervorgerufen. Sie ist bei den aktiven Stadien der MS ausnahmslos positiv und weitgehend spezifisch, wenn als Antigen das enzephalitogene Peptid des MBP genommen wird (Frick 1982, 1989).

Bei der MS gibt es Hinweise, daß die T-Lymphozyten im Liquor oligoklonal expandiert sind (Hafler und Weiner 1987).

Zytotoxische Reaktionen von Lymphozyten gegen Markscheiden- und Gliagewebe bei MS haben besonderes Interesse gefunden. Sie wurden vorwiegend bei chronisch-progredientem Verläufen sowie im Schub und nur bei Kranken mit MS beschrieben (Frick 1992; Lisak et. al. 1984). Möglicherweise wurden dabei natural killer cells (NK-Zellen) untersucht (Frick 1992).

Wenn man die humoralen und zellulären Immunreaktionen in Summe betrachtet, so bleibt als einzige spezifische Reaktionskomponente das enzephalitogene Peptid des MBP übrig. Damit wäre aber auch nach den zu Anfang des Kapitels genannten Kriterien einer Autoimmunerkrankung durchaus die Möglichkeit gegeben, daß die enzephalitogene Determinante des MBP nicht nur Ziel der Immunreaktion, sondern primärer Auslöser des Krankheitsgeschehens ist. Diese These stellt eine heute breit akzeptierte

Interpretation der Befunde dar und wird maßgeblich durch die Ergebnisse bei der EAE gestützt.

Neueste Befunde erschüttern bzw. widerlegen diese Anschauung.

Söderström et al. (1994) publizierten Befunde über die individuelle T-Zell-Reaktivität bei Opticusneuritis- und MS-Patienten, die sie in Blut- und Liquorproben erhoben haben. Dabei wurden alle Probanden einer zweimaligen Testung unterzogen, wobei zwischen erster und zweiter Probe wochen- bzw. monatelange Intervalle lagen. Untersucht wurden die T-Zell-Reaktivität gegenüber MBP, PLP sowie MBP-Peptiden (Aminosäuresequenzen 63–88, 110–128, 148–165), für die bereits früher eine enzephalitogene Wirkung nachgewiesen wurde.

Die Autoren konnten deutliche individuelle Unterschiede in der T-Zell-Reaktivität bzw. der bevorzugten antigenen Determinante, wie sie bereits 1993 publiziert wurden, bestätigen. Erstmalig konnte aber in dieser Arbeit die mutmaßliche individuelle Konstanz der jeweiligen T-Zell-Reaktivität im Zeitverlauf überprüft werden. Die Ergebnisse sind sensationell. Es wurde praktisch keine Konstanz in der individuellen T-Zell-Reaktivität, weder bei Optikusneuritis- noch bei MS-Patienten, gefunden. Selbst antigendominante MBP-Epitope, wie sie individuell differierend nachgewiesen wurden, unterlagen im Zeitverlauf quantitativen und qualitativen Veränderungen bis hin zum Epitopwechsel in der dominanten T-Zell-Reaktion, wobei keinerlei Gesetzmäßigkeiten bezüglich aktiver oder inaktiver Krankheitsphasen zu erkennen sind.

In der Diskussion ihrer Befunde unterstreichen die Autoren, daß das Auftreten autoreaktiver T-Zellen bei MS und Opticusneuritis allgemein als ein Phänomen angesehen wird, das in Bezug zur Ätiologie und/oder Pathogenese dieser Erkrankungen steht. Allerdings können Myelin-reaktive T-Zellen auch bei gesunden Menschen sowie in relativ großer Menge bei Patienten mit akuten neurologischen Erkrankungen ohne immunpathogenetischen Hintergrund nachgewiesen werden.

Trotz der im Zeitverlauf völlig inkonstanten Muster der T-Zell-Reaktivität schließen die Autoren nicht aus, daß die Ausprägung dieser Reaktion sowie deren Persistenz bei der Opticusneuritis und der MS Folge einer Zytokin-vermittelten (u. a. IFN-Gamma) Gewebsläsion sein könnten.

Die zweite Möglichkeit jedoch ist, daß die bei diesen Krankheitsbildern beobachtete T-Zell-Reaktivität nicht autoaggressiv ist, sondern ein Abwehrmechanismus bei Gewebsuntergang und/oder Regeneration.

Nach diesen Befunden ist eine ätiologische Bedeutung von Myelinproteinen bei der MS weitestgehend auszuschließen. Auch eine spezifische pathogenetische Wirkung sog. enzephalitogener MBP-Peptide muß als höchst unwahrscheinlich bewertet werden und stellt eine akzentuierte, jedoch mutmaßlich unspezifische Reaktion auf die MS-typischen Plaquebildungen dar.

Das bedeutet aber keineswegs, daß damit die Myelin-reaktiven T-Zellen pathogenetisch ignoriert werden können. Sie sind vermutlich die Quelle, aus der bei Aktivierungen des Krankheitsgeschehens die T-Lymphozyten stammen, die ins ZNS eindringen und bei entsprechend quantitativ ausreichender Antigenpräsentation im ZNS lokal aktiviert werden und klonal expandieren. Dadurch wird der Schädigungsprozeß durchaus zielgerichtet befördert.

14.4 Die experimentelle allergische (autoimmune) Enzephalomyelitis (EAE)

Der naturgemäß beschränkte Zugang zu MS-befallenem Hirngewebe vom Menschen, insbesondere zu einem Zeitpunkt, wenn sich die Läsionen entwickeln, erforderte die Einführung von Tiermodellen zur Untersuchung der Mechanismen, die eine Schädigung des Myelins herbeiführen.

Die EAE stellt für die MS-Forschung das bedeutsamste Modell dar (Brostoff et al. 1993).

In Experimenten an Affen, Meerschweinchen, Ratten und weiteren Tierarten lassen sich Erkrankungen hervorrufen, die morphologisch der akuten und chronischen MS ähnlich sind. Die Tiere werden mit Nervengewebe oder basischem Myelinprotein unter Zusatz von Adjuvantien (Freund-Adjuvans, Pertussis-Adjuvans) immunisiert.

Für die Auslösung von chronisch-progredienten oder chronisch-rezidivierenden experimentellen allergischen Enzephalomyelitiden werden zur Immunisierung Hirn- oder Nervengewebe und Adjuvans unter Zusatz von hitze-inaktivierten Mykobakterien verwendet (Lassmann 1983). Da die EAE und die MS viele Gemeinsamkeiten aufweisen, wird von vielen Autoren angenommen, daß immunpathologische Mechanismen auch in der Pathogenese der MS eine Schlüsselrolle spielen (Jänisch et al. 1990).

Nach Frick (1992) ist das basische Markscheidenprotein MBP für die Entstehung der EAE verantwortlich. Die enzephalitogenen Determinanten lassen sich durch Spaltung mit proteolytischen Fermenten, vor allem Pepsin und Trypsin, bestimmen. Die Tryptophanregion, die aus 9 Aminosäuren besteht, erwies sich als die kürzeste und unbedingt notwendige Aminosäuresequenz.

Das MBP enthält eine Reihe von enzephalitogenen Determinanten, denen gegenüber die einzelnen Tierarten eine unterschiedliche Reagibilität besitzen. Das MBP hat auch bestimmte Determinanten für die Antikörperbildung und die zellulären Immunreaktionen; diese sind von den enzephalitogenen Komponenten abzutrennen.

Die EAE konnte experimentell auch durch die Verabreichung der zweiten Proteinkomponente des Myelins, des Proteolipid Proteins (PLP) mit Freund Adjuvans, erzeugt werden (Cambi et al. 1983). Die EAE läßt sich nicht induzieren, wenn dem Tier Komplement und Makrophagen entfernt werden. Das zeigt, daß zur experimentellen Demyelinisierung sowohl zelluläre als auch humorale Faktoren erforderlich sind (Brostoff et al. 1993).

Die Blut-Hirn-Schranke verhindert den Übertritt von Serumproteinen in das ZNS, damit auch von Antikörpern, die gegen Hirngewebe gerichtet sind. Antikörper gegen MBP und Lipide des ZNS rufen aber selbst bei intrazerebraler Injektion am lebenden Tier keine Enzephalitis hervor. Diese Feststellung gilt insbesondere für Antikörper gegen Galaktozerebroside, die in der Gewebekultur Markscheiden und Oligodendrozyten zerstören.

Am Beispiel der EAE läßt sich zeigen, daß humorale Immunreaktionen, vor allem die demyelinisierenden Antikörper, keine hinreichende Korrelation zum Krankheitsprozeß besitzen. Wenn die EAE durch Injektion von enzephalitogenem Peptid erzeugt wird, kommt es nicht zur Antikörperbildung gegen das Antigen (Frick 1992).

Humorale Immunreaktionen haben für den Demyelinisierungsprozeß bei der EAE eine Bedeutung, d. h., sekundär können sie den primär zellulären Entzündungsprozeß modifizieren: Wird die EAE mit MBP oder enzephalitogenem Peptid hervorgerufen, fehlen deutliche Demyelinisierungsvorgänge, die zur Ausbildung kommen, wenn zusätzlich Galaktozerebroside zur Immunisierung verwendet und dadurch demyelinisierende Antikörper erzeugt werden.

Zytophile Antikörper, die Monozyten-Makrophagen sowie Lymphozyten zu zytotoxischen Reaktionen gegen Hirnantigene befähigen, sind ebenfalls ein sekundärer immunologischer Faktor für die Pathogenese der EAE; mit den für die antikörperabhängige Zytotoxizität verantwortlichen Zellen läßt sich die EAE nicht übertragen (Frick 1992).

Lymphozyten und Monozyten passieren schon normalerweise die Blut-Hirn-Schranke. Aus Übertragungsversuchen bei der EAE ergibt sich, daß immunkompetente Lymphozyten, die zu zytotoxischen Reaktionen gegen Hirngewebsantigene befähigt sind, in das ZNS eindringen und eine disseminierte Enzephalomyelitis verursachen können. Die primäre immunologische Reaktion ist ein zellulärer Vorgang (Frick 1992; s. dazu Kap. 14.3: „Zelluläre Immunreaktionen"). Eine passive Übertragung der EAE mit MBP- oder PLP-reaktiven T-Zellen wurde erfolgreich vorgenommmen (Yoshimura et al. 1985).

Der Mechanismus, wie bei einer Autoimmunerkrankung die T-Lymphozyten in das ZNS einwandern, ist noch weitgehend unbekannt (Frick 1992). Dieser Aussage muß widersprochen werden. Versucht man, alle vorliegenden Befunde integrativ zu werten, dann bekommt das gesamte Geschehen teilweise andere und gleichzeitig deutlichere Konturen.

Tsukada et al. (1987) erzeugten bei Meerschweinchen eine chronische EAE mit ausgedehnten Entmarkungen im Gehirn durch Autoantikörper gegen endotheliale Zellmembranen von Hirnkapillaren. Sie vermuteten, daß durch sie die Endothelien geschädigt werden, was zu erhöhter Gefäßpermeabilität führt und Entmarkungen auslöst.

Dieser zwar regelmäßig genannte Befund wird kaum in seiner Bedeutung analysiert und eher in die Rubrik der zahlreichen rätselhaften MS-Besonderheiten eingeordnet.

Anders verhält es sich bei einer Arbeit, die Yednock et al. (1992) publizierten und die m. E. von fundamentaler Bedeutung ist. Die Autoren betonen, daß die Leukozytenadhäsion in ZNS-Gefäßen der erste Schritt ihrer Migration ins ZNS-Gewebe ist. Sie versuchten deshalb, Adhäsionsmoleküle an Endothelzellen ausfindig zu machen, die Priorität bei der Interaktion zwischen Leukozyten und Gefäßendothelien aufweisen, um daraus durch selektive Blockierung solcher Adhäsionsmoleküle eine mögliche Prävention von EAE-induzierten Läsionen zu erreichen. Beide Vorhaben wurden glänzend realisiert.

Aus der Vielzahl der überprüften Adhäsionsmoleküle erwies sich das alpha 4 beta 1-Integrin als das entscheidende. Dieses Molekül verfügt über 2 Bindungsstellen. Diejenige für Fibronectin ist für die Leukozytenbindung an das Endothel von EAE-Gefäßen ohne Bedeutung, dürfte aber eventuell die Migration der Leukozyten durch die Blut-Hirn-Schranke befördern. Die zweite Bindungsstelle für den Endothel-Liganden VCAM-1 ist für die Adhäsion verantwortlich. Andere Adhäsionsmoleküle, z. B. Beta 2-Integrin (Ligand ICAM-1), verstärken die Bindung an das Endothel und sind damit eventuell ebenfalls für die Migration wichtig.

Diese grundlegenden Befunde überprüften die Autoren unter in vivo-Bedingungen an Ratten, bei denen mittels CD4+-Zellklonen (selektiv MBP-reaktiv) eine EAE ausgelöst wurde. Zwei Tage nach der Applikation von CD4+-Zellen erhielten die Tiere einmalig Anti-alpha 4-Integrin zur Blockierung dieses Adhäsionsmoleküls. Ohne Autoantikörper-Protektion entwickelten die Tiere innerhalb von 4 bis 5 Tagen eine Lähmung des Schwanzes und der hinteren Extremitäten.

Durch die Gabe des Anti-alpha 4-Integrins wurden bei 75 % der Tiere die Lähmungen vollständig verhindert, die restlichen 25 % entwickelten leichtere Paralysen. Die histologische Aufarbeitung ergab, daß bei den behandelten Tieren keine Lymphozyten- oder Monozyteninfiltrate gefunden wurden, die sonst ausnahmslos zum histologischen Bild dieser EAE gehören. Nach den Befunden vermittelt alpha 4-beta 1-Integrin die Bindung von Monozyten und Lymphozyten, jedoch nicht von Neutrophilen an EAE-Gefäße.

Diese Arbeit unterstreicht die entscheidende Stellung der Blut-Hirn-Schranke als zentrales Bindeglied in der Pathogenese der MS. Alle humoralen oder zellulären Abwehrmechanismen, ob durch Viren, Bakterien oder andere Noxen ausgelöst und vermittelt, können im ZNS nur dann die MS-typischen Schädigungen verursachen, wenn das ZNS beim Zusammenbruch der Blut-Hirn-Schranke sein immunologisches Privileg verliert.

14.5 Die Blut-Hirn-Schranke und das immunologische Privileg des ZNS

Im Gegensatz zu anderen parenchymatösen Organen des Säugetierorganismus besteht zwischen Blut und Gehirn kein freier Stoffaustausch. Im Bereich einer wirksamen Blut-Hirn-Schranke unterscheidet sich der Aufbau der Kapillaren wesentlich von dem im übrigen Organismus (Quadbeck 1987).

Während sonst der Kapillarraum von einem extrazellulären Raum umgeben ist und in diesen gelöste Stoffe abgeben kann oder aus diesem aufnimmt, fehlt im Bereich der Hirnkapillaren dieser extrazelluläre Raum. Hier liegen der Basalmembran des Kapillarendothels Zellfortsätze der perikapillären Glia unmittelbar an (Bradbury 1979). Die Kapillarwand ist nicht gefenstert. Die Endothelzellen sind miteinander verklebt (tight junctions), so daß hier normalerweise keine offenen Kanäle bestehen.

Das Endothel und die mit ihm verbundenen Astrozytenfortsätze bilden eine Schranke, die den Übertritt großer Moleküle ins Gehirn beschränken. Als Folge hiervon liegt die Konzentration der Immunglobuline im Liquor bei weniger als 1 % des Plasmaspiegels. Dies trifft ebenso für die meisten Komplementkomponenten zu.

Das Endothel kontrolliert darüber hinaus den Umfang des Lymphozytendurchtritts durch das Gehirn, der im Vergleich zu anderen Geweben niedrig ist. Der Weg der Lymphozytenmigration durch das Gehirn ist strittig, da das Parenchym keine lymphatische Drainage aufweist. Antigene aus dem Gehirn können jedoch zervikale Lymphknoten erreichen und dort sensibilisieren (Brostoff et al. 1993).

Die Passage von Flüssigkeit aus dem Gehirn zu zervikalen Lymphknoten über sog. „prälymphatische", nichtendothelialisierte Gewebsspalten ist möglich. Um die größeren Gefäße herum befinden sich im Gegensatz zu Kapillaren perivaskuläre Räume, die als sog. Virchow-Robinsche Räume bezeichnet werden (Frick 1992). Sie sind mit Liquor gefüllt, der vom Gehirn zum Subarachnoidalraum abfließt. Auf diesem Wege können Substanzen und Zellen über den Liquor in das Blut transportiert werden.

Unter dem immunologischen Privileg des ZNS versteht man die durch die Existenz der BHS und das Fehlen des Lymphsystems bereits während der Embryonalzeit entstehende, dauerhafte Abtrennung vom Immunsystem des Gesamtorganismus. Dadurch, daß normalerweise der Übertritt von Antikörpern und mononukleären Blutzellen weitgehend verhindert wird, ist das ZNS vor Angriffen des Immunsystems geschützt.

Andererseits kommt es zu einer Einschränkung der immunologischen Überwachungsfunktion. Werden Antigene in den Liquorraum injiziert, dann kommt es wohl zu einer Sensibilisierung des Gesamtorganismus, nicht aber des ZNS oder Liquorraumes. Vom Liquorraum aus können im ZNS keine Immunreaktionen erzeugt werden, da die notwendigen Zellen zur Antigenerkennung nicht vorhanden sind. Erst wenn die BHS durchbrochen ist, können mononukleäre Blutzellen, Monozyten und Lymphozyten und

Antikörper mit antigenen Substanzen in Kontakt treten und Immunreaktionen auslösen (Frick 1992).

Dieser – für die Pathogenese der MS elementar notwendige – Zusammenbruch der BHS wird durch Adhäsionsmolekül-vermittelte Interaktionen zwischen Endothelzellen und Leukozyten befördert. Zum anderen erzielen „unspezifische" Entzündungsmediatoren wie Prostaglandinmetabolite und TNF-Alpha entscheidende Wirkungen bezüglich der Permeabilitätssteigerungen, ohne die eine immunologisch beförderte Zerstörung des ZNS-Gewebes bei MS kaum möglich sein dürfte.

14.6 Die funktionelle Deutung der pathomorphologischen Veränderungen bei MS

In den letzten zwei Jahrzehnten hat das Wissen um die strukturellen Veränderungen bei der MS enorm zugenommen. Es wurde eine Reihe von zusammenfassenden Aufsätzen vorgelegt. Die Fülle der Einzelbefunde und ihre jeweilige Aussagefähigkeit ist eigentlich nur durch den hochspezialisierten Pathologen zu interpretieren. Trotzdem müssen vorliegende morphologische Befunde vor allem hinsichtlich ihrer funktionellen Bedeutung geprüft werden, um damit pathogenetische Abläufe besser zu verstehen und ihre tatsächliche Wertigkeit zu entschlüsseln.

Unbestreitbar zeichnet sich das pathogenetische Geschehen bei der MS durch eine bereits dargelegte autoimmunologische Komponente aus. Leider muß aber die Vielzahl der bisherigen immunsuppressiven Therapieversuche bei strenger Wertung als wenig effektiv eingestuft werden. Nach den vorhergehend besprochenen Befunden überrascht das wenig.

Wohl weist das Immunsystem Myelin-reaktive T-Lymphozyten auf, doch findet man solche Zellen auch in Gesunden und bei anderen neurologischen Erkrankungen. Die Reaktivität gegen MBP bzw. einzelne Peptidsequenzen ist bei MS-Patienten deutlich ausgeprägter und bleibt auch im Zeitverlauf erhalten, doch weist dieses Sistieren nach Soderström (1994) hinsichtlich der antigenen Dominanz im Erkrankungsverlauf keinerlei erkennbare Konstanz auf.

In der Entwicklung der pathomorphologischen Veränderungen spielen nach Frick (1992) vier Prozesse die Hauptrolle: entzündliche Veränderungen, Entmarkung, Markscheidenabbau und gliöse Veränderungen. In dieser

Aufzählung fehlt der fünfte wesentliche Vorgang: die Remyelinisierung. Aus dem Überwiegen eines Prozesses sowie der jeweiligen Lokalisation ergibt sich die Besonderheit im klinischen Bild, definiert sich die Prognose und leiten sich therapeutische Möglichkeiten ab.

Im Kapitel 14.5 wurde dargestellt, daß das Parenchym des ZNS bei intakter Blut-Hirn-Schranke gegenüber möglichen Noxen ausgezeichnet geschützt ist, insbesondere gegen Einwirkungen zellulärer und humoraler Abwehrmechanismen des Immunsystems. Genau diese immunen Abwehrvorgänge sind aber bei der MS-Schädigung des Nervengewebes maßgeblich beteiligt. Also muß grundsätzlich von einer Schädigung der BHS ausgegangen werden, bevor entsprechende Läsionen ausgelöst werden können. Zum Beleg werden höchst interessante Befunde angeführt.

Nach Jänisch (1990) findet man in sehr frischen MS-Herden als charakteristische Merkmale Ödem, Astrozytenschwellung und Markscheidenzerfall. Perivenöse entzündliche Infiltrate aus Lymphozyten, Plasmazellen und große mononukleäre Zellen finden sich in den Herden bei 75 % der Verstorbenen mit frischen Entmarkungen und bei 25 % der Patienten ohne Entmarkunsaktivität.

Guseo und Jellinger (1975): Außerhalb von Entmarkungsherden wurden perivaskuläre entzündliche Infiltrate bei etwa 25 % der Patienten gefunden. Von diesen befanden sich etwa 80 % in der Phase eines akuten Schubs (Lassmann 1983). Man beachte: Immerhin 5 % der untersuchten Verstorbenen hatten nach diesen Angaben typische perivasale Entzündungsinfiltrate, ohne daß ein Herd vorlag oder im Rahmen eines Schubes etwa gerade im Entstehen gewesen sein könnte!

Mehr noch! Traugott (1992) berichtet im Zusammenhang mit der wahrscheinlichen Interaktion zwischen zerebralen Gefäßendothelien und T-Lymphozyten bei MS-Betroffenen über die „leichte Entzündung, die sich ständig in normaler weißer und grauer Hirnsubstanz findet".

Auch bei einem Fehlen von Entzündungszellen im Autopsiematerial wurde eine Myelinpathologie, wie z. B. eine granuläre, vesikuläre Aufspaltung, Degeneration und Desintegration von Myelin, beobachtet. Daraus wurde gefolgert, daß sich bei MS die Entzündung als eine Reaktion auf den Gewebeschaden entwickelt (Prineas 1985). Im Gegensatz dazu betont Lassmann (1983), daß entzündliche Infiltrate schon zu Krankheitsbeginn vorhanden sind und somit nicht ausschließlich eine Reaktion auf den Markscheidenzerfall darstellen. Es wird deshalb angenommen, daß sie eine von der Entmarkung unabhängige Ursache haben.

Aus diesen vorgestellten Befunden lassen sich folgende Schlußfolgerungen ziehen:

1. Die Schädigung der BHS geht der eigentlichen Parenchymschädigung voraus.

2. Infolge dieser Schädigung entstehen perivasale entzündliche Infiltrate.

3. Nicht alle Infiltrate verursachen Herdbildungen, obwohl die immunkompetenten Zellen im Gewebe nachweisbar sind. Offensichtlich müssen synergistische Faktoren eingreifen. Neben heute noch unbekannten muß die immense Bedeutung eines lokalen Hirnödems und daraus resultierender Drucksteigerungen sowie lokaler hypoxischer Stoffwechsellage postuliert werden, da

4. Myelinpathologie mit den typischen Merkmalen einer frühen MS-Läsion auch ohne das Vorhandensein von Entzündungszellen auftritt.

5. Die Endothelzellen in Blutgefäßen des ZNS haben wahrscheinlich eine zentrale, wenn nicht entscheidende Bedeutung bei der Vermittlung der unbekannten ätiologischen Noxe, der anschließenden Insuffizienz der BHS und dem folgenden immunologisch vermittelten Schädigungsprozeß.

Im folgenden wird versucht, die letzte Hypothese zu begründen:

Die Endothelzellen stehen als einzige Struktur des ZNS in direktem Kontakt mit dem Immunsystem. Nach Traugott (1992) sind im normalen ZNS weder hämatogene Zellen noch Interferone nachweisbar. Insbesondere findet man keine Expression von Haupthistokompatibilitäts (MHC)-Antigenen der Klasse I oder II. Einzig für die Endothelzellen gilt unter Normalbedingungen, daß sie kontinuierlich MHC-Klasse-I-Antigene exprimieren, jedoch nicht auf MHC Klasse II reagieren. MHC Klasse I reagiert vorzugsweise mit CD8+-T-Lymphozyten.

Damit könnte die ständige Expression am normalen Endothel wesentlich sein für die Aufrechterhaltung einer immunologischen Toleranz gegenüber Auto-Antigenen. Wenn das Antigen in Kombination mit dem MHC Klasse II auftritt, werden in erster Linie CD4+-T-Zellen (Helfer / Auslöser-Zellen) aktiviert, und das führt zur Entwicklung einer humoralen oder zellulären Immunantwort.

Im Rahmen der Entwicklung von MS-Läsionen exprimieren auch andere Zellen des ZNS MHC Klasse I und noch deutlicher MHC Klasse II.

Bei der MS bilden zirka 20 % der Endothelzellen im ZNS pathologisch MHC Klasse II (Traugott et al. 1985; Traugott 1987). Dabei trägt die Verteilung der MHC-Klasse-II-positiven Endothelien in Läsionen und normaler weißer und grauer Substanz zufälligen Charakter. Während sie bei aktiver Erkrankung häufiger sind als bei inaktiver, zeigen sie keine topographische Bindung an Plaques. Im Einklang mit Untersuchungen an Endothelzellen aus Zellkulturen läßt ihre Zufallsverteilung bei MS eine Aktivierung von MHC Klasse II (HLA-DR) durch zirkulierende Faktoren wie aktivierte T-Zellen oder Interferon-Gamma vermuten.

Interessanterweise spricht die Autorin von einer zufälligen Verteilung der pathologisch MHC-II-exprimierenden Endothelien. Berücksichtigt man die oben gemachten Ausführungen zur Bedeutung der Blut-Hirn-Schranke, muß man m. E. eher davon ausgehen, daß sich die Plaques „zufällig" lokalisieren, nämlich dort, wo pathologisch MHC-II-exprimierende Endothelzellen, die über Adhäsionsmoleküle das Anhaften von Monozyten und Lymphozyten ohnehin vermitteln (siehe 14.4), zu einer Insuffizienz der BHS führen.

Dadurch entstehen perivasale entzündliche Infiltrate, die bei einer entsprechenden Ödemausprägung durch Druck und Hypoxie Parenchym schädigen und so die humorale und vor allem zelluläre Immunantwort gegen das ZNS-Parenchym mindestens fördern.

14.6.1 Strukturelle Besonderheiten von MS-Läsionen

Soweit bekannt, wird das pathomorphologische Bild von MS-Plaques in Abhängigkeit von Aktivität und Chronizität des Krankheitsprozesses durch folgende Merkmale charakterisiert:

Läsionen im Frühstadium:

Nach Jänisch (1990) finden sich zu Beginn der Herdbildung Ödem, Astrozytenschwellung und Markscheidenzerfall. Prineas (1985) meint, daß die Markscheidenzerstörung durch Anlagerung von Makrophagen eingeleitet wird. Auch Lassmann (1983) schreibt den Makrophagen eine wichtige Rolle bei der Myelinoklasie zu. Sie dringen von außen zwischen die Marklamellen ein und bewirken deren Fragmentierung.

In frischen Herden findet sich kaum eine Abnahme der Oligodendrozyten. Dabei zeigen einige Oligodendrozyten bereits frühzeitig eine Neubildung von Markscheiden, deren elektronenmikroskopische Kennzeichen dünne Markscheiden um präexistente Axone und verkürzte Internodien sind (Jänisch 1990).

Adams (1983) beschreibt frühe Läsionen als kleine hyperzelluläre Herde mit mikroglialen Elementen und einige, an Gefäße anliegende, demyelinisierte Axone. Die Läsionsausbreitung kann von der Peripherie ausgehen oder entlang der Venulae auftreten. Die perivenösen Infiltrate bestehen aus Lymphozyten, Plasmazellen und mononukleären Zellen.

Nach Jänisch (1990) beginnt die Gliareaktion frühestens 2 Wochen nach Beginn des Markscheidenzerfalls mit Schwellung und Proliferation der Astrozyten.

Auch die Leptomeninx ist oft von der Entzündung betroffen. Guseo und Jellinger (1975) geben an, daß bei 47 % der mit MS Verstorbenen leptomeningeale entzündliche Infiltrationen vorliegen. Allerdings hängt nach Jänisch (1990) die Häufigkeit dieses Befundes mit davon ab, wie ausgedehnt die Hirnhäute bei der Obduktion mikroskopisch untersucht werden, d. h., die obengenannte Häufigkeit kann eher als zu gering angesehen werden.

Grundsätzlich führen Greenfield und Norman (1971) als zuverlässigen Beweis einer **aktiven Erkrankung** das Vorhandensein von Ödemen und perivaskulären Lymphozytenmanschetten um die Läsionen an. Außerdem finden sich in aktiven Herden häufig Thrombosen und perivenöse Blutungen (Jänisch 1990). Auch dieser Befund weist auf die zentrale Bedeutung der Gefäßendothelien hin, da es infolge einer Endothelschädigung zur Abnahme des antithrombotisch wirksamen Prostazyklins (Pg I 2) und einer Zunahme der thrombozytischen Thromboxan-Bildung (Tx A 2) kommt.

Chronische Läsionen:

Hierbei ist die Unterscheidung aktiver und inaktiver chronischer Läsionen von besonderer Wichtigkeit.

Aus der in der Akutphase auftretenden Astrozytose entwickelt sich die Glianarbe. Der Prozeß beginnt im Zentrum älterer Plaques. Astrozyten werden weniger und kleiner, nehmen Stern- und Spindelform an, und besonders in den Fortsätzen bilden sich dichtliegende Gliafibrillen. Die Intensität der Fasergliose ist in kortikalen Plaques geringer als in der weißen Substanz. Selbst in Narben finden sich noch Axone.

Der Grad ihrer Zerstörung ist von Plaque zu Plaque unterschiedlich und korreliert nicht mit der Intensität der entzündlichen Infiltration (Jänisch 1990). Nach Traugott (1992) bestehen chronische Plaques aus Astrozyten-Narbengewebe und stellen das Endstadium des immunvermittelten primären Demyelinisierungsprozesses dar. Inaktive chronische Läsionen weisen einen scharfen Rand auf. Ganz plötzlich verlieren die Axone ihre Myelinscheide. Es finden sich keine Entzündungszellen, außer einigen lipidbeladenen Makrophagen (Schaumzellen oder Gitterzellen).

Das Gliazentrum besteht aus verzweigten Astrozytenfortsätzen, die eine erhöhte Menge saures Protein der Gliafasern (GFAP) enthalten. Es fehlen Oligodendrozyten und Myelin. Im Gliazentrum können einige Axone erhalten bleiben, Blutgefäße sind zahlreich (Raine 1983). In der an die Plaque angrenzenden weißen Hirnsubstanz findet sich keine oder nur eine geringe Gliawucherung. Hingegen verweist Jänisch (1990) darauf, daß sich die Astrozytose in späteren Entwicklungsstadien des Herdes oft auch auf die Umgebung ausbreitet.

In aktiven chronischen Läsionen ist der Rand schwer zu bestimmen, da er eine Zone der Hyperzellularität und fortschreitende Demyelinisierung zeigt (Traugott 1992). Neben einer durch Entzündungsinfiltrate aktivierten Hypertrophie von Astrozyten können Oligodendrozyten wuchern, und auch die Mikroglia beteiligt sich an der Phagozytose des Myelins (Greenfield und Norman 1971; Adams 1983; Prineas 1985; Raine 1983).

Als eine der Besonderheiten im strukturellen Bild der MS finden sich auch sog. **Schattenplaques:** Diese auch als Markschattenherde bezeichneten Strukturen stellen nach Jänisch (1990) nicht vollständig entmarkte Areale dar. Bei der Markscheidenfärbung heben sie sich als rauchgraue Bezirke von dem schwarzen Hintergrund ab. Traugott (1992) gibt 2 Möglichkeiten für ihre Entstehung an: Zum einen könnten sowohl Axone als auch Myelin verringert sein („Markscheidenlichtungsherde"). Zum anderen kann es sich um dünnere Myelinscheiden in solchen Arealen handeln ("Markscheidenherde"), die entweder durch eine unvollständige bzw. früh unterdrückte Demyelinisierung oder aber durch Remyelinisierung entstehen.

Für die unvollständige Demyelinisierung sprechen Internodien mit normaler Länge, aber unterschiedlicher Dicke bei gleichzeitigem Auftreten von Myelin-Abbauprodukten sowie lipidhaltigen Makrophagen. Bei einer Remyelinisierung findet man in Relation zum Axondurchmesser dünne Myelinscheiden bei fehlenden Myelin-Abbauprodukten (Prineas 1985; Raine 1983).

14.6.2 Immunpathologische Befunde

Aus den immunologischen Abnormitäten in Blut und Liquor muß man grundsätzlich schlußfolgern, daß sie sich in beiden Kompartimenten unabhängig voneinander entwickeln. Ebenso sind bisher keine klaren Beziehungen zwischen der Liquor- und ZNS-Immunpathologie festgestellt worden (Traugott 1992). Im Unterschied zu dieser Meinung betont Frick (1992), daß Antikörperbesonderheiten im Liquor sowie in Hirnproben in gleicher Weise vorhanden sind.

Speziell die insbesondere in Plaques nachgewiesenen Antikörper gegen Masern, Herpes simplex und Vakziniavirus korrelieren mit denen im Liquor. Jedoch deute das nicht auf eine persistierende Infektion hin, sondern sei auf das Eindringen von Lymphozyten ins ZNS zurückzuführen, die zur Antikörperproduktion gegen Viren befähigt sind und nach unspezifischer Aktivierung im ZNS diese produzieren. Außerdem war eine positive Korrelation zwischen der Stärke der entzündlichen Infiltration und der Konzentration an Ig G herzustellen.

Im folgenden werden einige Besonderheiten der Immunpathologie von MS-Läsionen dargestellt.

Auf die zentrale Bedeutung immunologischer Interaktionen mit und an der zerebralen Endothelzelle war bereits eingangs hingewiesen worden. Im normalen ZNS exprimieren einzig die Endothelzellen MHC Klasse I. Interessanterweise sind Endothelzellen im Zentrum der Glialäsion nicht selten MHC-negativ. Das deutet auf eine „down-regulation" dieses Moleküls bei lange fortbestehenden Krankheiten hin (Traugott 1987). Möglicherweise begründet sich damit ein Verlust endothelialer Schutzmechanismen gegen autoimmunologische Reaktionen.

Gleichzeitig findet sich pathologische MHC-Klasse-II-Expression bei zirka 20 % der zerebralen Endothelien. Aufgrund der Verteilung dieser Endothelien in Läsionen und normalen Geweben (s. oben) und im Einklang mit Zellkulturuntersuchungen kann man eine Aktivierung durch zirkulierende Faktoren, wie aktivierte T-Zellen und Interferon-gamma, vermuten (Burger und Vetto 1982; Pober et al. 1982; Male et al. 1987).

Im Blut von MS-Patienten sind tatsächlich aktivierte T-Lymphozyten vorhanden. Bekanntermaßen produzieren aktivierte T-Lymphozyten bei MS mehr IFN-gamma als bei Kontrollpersonen. MHC-Klasse-II-positive Endothelzellen können die Wechselbeziehungen zu T-Zellen in einer antigenunspezifischen und -spezifischen Weise fördern. Sogar ohne ein spezifisches Antigen erleichtert HLA-DR (MHC Klasse II) besonders das Anhaften von CD4+-Zellen an Endothelzellen und das Wandern durch diese hindurch (Masuyama et al. 1986). Diese Störung der physiologischen Barrierefunktion des ZNS gestattet das Eindringen von hämatogenen Zellen in das ZNS-Parenchym und könnte so für die Entwicklung neuer Läsionen wesentlich sein (Traugott 1992).

Auch die Astrozyten sind maßgeblich von immunpathologischen Veränderungen betroffen. Während sie unter in vivo-Bedingungen kein oder selten MHC-Antigen bilden sollen und damit auch kaum an einer T-Zell-vermittelten Immunantwort beteiligt sein können, findet man bei MS eine deutliche Expression vor allem von MHC Klasse II. Gewebekulturstudien haben nachgewiesen, daß es zu komplexen Wechselwirkungen zwischen Entzündungszellen und Astrozyten kommen kann (Fontana und Grob 1984; Fontana et al. 1984; Frei et al. 1986; Male et al. 1987).

Antigene oder mitogen aktivierte T-Zellen produzieren lösliche Faktoren wie den gliazellanregenden (Fontana und Grob 1984) und den gliazellwachstumsfördernden Faktor (Merril und Hofman 1987), welche die Astrozyten- bzw. Oligodendrozytenwucherung verstärken. Interferon alpha/beta kann die Expression von MHC Klasse I bei Astrozyten hervorrufen, IFN-gamma in erster Linie die Bildung von MHC II. Bei einem Astrozytenkontakt mit beispielsweise Lipopolysacchariden erzeugen sie PG E, Interleukin-1 (IL-1) und IL-3. Interleukin-1 verstärkt die Proliferation von T-Zellen. Interleukin-3 stimuliert das Wachstum von Mikroglia.

MHC-positive Astrozyten gehen hauptsächlich mit aktiven Läsionen einher (Traugott et al. 1985; Traugott 1987; Traugott und Lebon 1988). MHC-II-positive Astrozyten (HLA-DR-positiv) werden am häufigsten am hyperzellulären Läsionsrand und im Periplaquegewebe beschrieben, wobei solche Astrozyten praktisch in allen aktiven Läsionen anzutreffen sind, unabhängig von der Zusammensetzung der Zellinfiltrate.

Das gehäufte Vorhandensein von aktivierten CD4+-Zellen im hyperzellulären Bereich kann als Indiz gewertet werden, daß eine MHC-II-Expression an Astrozyten in vivo ebenfalls durch Interferon-gamma induziert wird.

Das ist auch möglicherweise der Grund dafür, daß bei Exitus infolge zusätzlicher Infektion MHC-II-markierte Gliazellen bis weit in normal erscheinende weiße Substanz hineinreichen, ohne daß in solchen Bereichen Entzündungszellen festgestellt wurden. Dabei konnten auch Mikroglien markiert werden, die sich nicht in Läsionsnähe befanden (Traugott und Lebon 1988).

MHC-Klasse-I-Antigen findet sich weniger intensiv und konstant an Astrozyten. Am zahlreichsten sind exprimierende Astrozyten am Läsionsrand und um die Plaques herum nachzuweisen. Sie fehlen im Läsionszentrum bzw. im normalen Hirngewebe. Im Rückenmark findet man MHC I hauptsächlich an größeren Astrozytenfortsätzen. Möglicherweise geht der MHC I / CD8+-assoziierte Gewebeschaden durch zytotoxische T-Lymphozyten der MHC-II-übertragenen Immunantwort voraus.

Von immenser Wichtigkeit für ablaufende Immunreaktionen sind sog. Adhäsionsmoleküle. Neben den bereits erläuterten antigenabhängigen (dazu gehören u. a. MHC Klasse I und Klasse II) sind auch nichtantigenabhängige von großer funktioneller Bedeutung. Grundsätzlich wird durch solche Adhäsionsmoleküle die Wechselwirkung zwischen Entzündungszellen und ZNS-Elementen erleichtert.

Die Expression von Adhäsionsmolekülen kann durch Zytokine wie IFN-gamma und Tumornekrosefaktor (TNF) ausgelöst oder verstärkt werden (Yu et al. 1985; Butcher 1986; Berzins et al. 1988).

Im normalen ZNS exprimieren Endothelzellen die intrazellulären Adhäsionsmoleküle ICAM-1 (intercellular adhesion molecule) und LFA-3 (lymphozytenaktivierender Faktor). Keines der bisher untersuchten Adhäsionsmoleküle konnte an Neuronen oder Gliaelementen festgestellt werden (Traugott 1992).

MS-Läsionen färben sich praktisch bis zum äußersten Läsionsrand **homogen** für ICAM-1, wobei auch weiße Hirnsubstanz markiert wurde, die über den Bereich aktivierter T-Lymphozyten und MHC-positiver Astrozyten hinausreichten. In Arealen mit weniger diffuser Markierung wurde ICAM-1 auch verstärkt an einigen Endothelien gefunden. Die Anfärbung für LFA-3 war ähnlich verteilt. Allerdings waren Endothelzellen in Anwesenheit perivaskulärer Infiltrate nicht selten LFA-3-negativ. Am Endothel im Läsionszentrum und in der grauen Hirnsubstanz war die LFA-3-Expression verringert.

Bei inaktiven chronischen Läsionen fehlt die Hyperzellularität. Man findet nur wenige T-Zellen oder MHC-positive Zellen sowohl in Läsionen als auch in normaler Hirnsubstanz. MHC Klasse II wurde nur an einigen Endothelien gefunden. Allerdings zeigten inaktive Plaques bezüglich der Adhäsionsmoleküle ähnlich starke Färbungen wie aktive Herde. Normales Gewebe hingegen blieb praktisch ohne pathologische Abweichung (Traugott 1992).

14.6.3 Entzündungszellen in MS-Läsionen

Lange Zeit war die Rolle der Entzündungszellen bei der Entstehung von MS-Läsionen strittig, da, wie erwähnt, eine Myelinpathologie auch ohne Entzündungszellen beobachtet wurde. Jetzt gilt die primäre Beteiligung von Entzündungszellen an der Bildung von MS-Läsionen als allgemein akzeptiert.

Makrophagen:

In aktiven Läsionen übertrifft ihre Zahl bei weitem diejenige von Lymphozyten und Plasmazellen. Sie enthalten Myelinfragmente und vermehrt lysosomale Enzyme. An der Myelin-Phagozytose beteiligte Makrophagen weisen eine Kappenbildung auf, d. h. Ig G und MBP lagern sich an den Polen an, was auf eine Kreuzverbindung der Rezeptoren hinweist.

Zum Ursprung der Makrophagen diskutiert man zwei Möglichkeiten:

- **Bei intakter Blut-Hirn-Schranke:** Nach Adams (1983) stellen Mikroglien ZNS-Makrophagen dar. Im Gegensatz zu Blutmakrophagen sind Mikroglien negativ für MHC Klasse II, haben keine Fc- oder Komplementrezeptoren und enthalten keine Zytochrom-Oxidase und Katalase. Nach Oehmichen (1982) könnten Mikrogliazellen von Blutmonozyten herstammen und damit nicht-ektodermalen Ursprungs sein.

- **Bei beschädigter Blut-Hirn-Schranke:** Blutmonozyten und -makrophagen dringen in das ZNS ein und tragen zur Phagozytenzellpopulation bei (Raine 1983; Prineas 1985).

Aus den immunpathologischen Befunden geht hervor, daß die meisten Makrophagen in perivaskulären Manschetten für MHC Klasse I und noch deutlicher MHC Klasse II gekennzeichnet sind. Am Rande von Läsionen weisen Makrophagen eine intensive Färbung für IFN-alpha, weniger häufig für IFN-beta und praktisch nicht für IFN-gamma auf.

In zentralen Teilen der Läsionen findet man in Kontaktgebieten mit anderen Makrophagen oder Astrozyten eine kappenähnliche Färbung für IFN-beta. In aktiven Plaques lassen sich Makrophagen auch für IL-1 und Pg E anfärben und exprimieren vermehrt Fc- und Komplementrezeptoren (Adams 1983; Prineas 1985; Merril und Hofman 1987). In inaktiven chronischen Läsionen findet man nur eine geringe Anhäufung von schaumigen Makrophagen, die auf Ig G angefärbt sind.

Lymphozyten und Plasmazellen:

In perivaskulären Manschetten finden sich zahlreiche Lymphozyten und Plasmazellen. Bei längerdauernden Erkrankungen nimmt die Zahl der Plasmazellen zu.

Ein möglicherweise äußerst wichtiger Befund wurde von Prineas (1985) erhoben. In den Virchow-Robinschen Räumen stellen lymphähnliche Kapillaren, die von retikulären Zellen gebildet werden, eine lymphknotenähnliche Organisation von Entzündungszellen dar. Makrophagen und Lymphozyten haften der inneren und Plasmazellen der äußeren Oberfläche an, was auf eine lokale Antigenpräsentation schließen lassen könnte.

Die immunpathologischen Befunde weisen aus, daß in älteren Läsionsabschnitten nur wenige Lymphozyten zu finden sind. In der Peripherie der Läsion bzw. im Periplaquegebiet hingegen finden sich vornehmlich lymphozytisch-lymphozytoide Ansammlungen. Dabei reichen CD2+- und CD4+-Zellen bis tief in normal erscheinende weiße Substanz hinein. Nach Traugott (1992) folgt daraus, daß aktivierte CD4+-Zellen vor den Makrophagen in die weiße Substanz penetrieren. CD8+-T-Zellen haben eine geringere Fähigkeit zur Migration, sind nicht so weit verbreitet und befinden sich meist näher am Rand.

Bei MS findet man eine beträchtliche Menge von Plasmazellen; am häufigsten in meningealen und perivaskulären Infiltraten, aber auch in Läsionen und normaler weißer Hirnsubstanz (Greenfield und Norman 1971; Adams 1983; Raine 1983; Prineas 1985). In Gefrierschnitten fanden Traugott und Scheinberg (1987) zahlreiche B-Zellen, Plasmazellen und Ig-positive Makrophagen am Rande der Läsionen und vereinzelt auch in normaler weißer Substanz. Plaques und ihre Umgebung enthalten auch Ablagerungen von Ig G, Ig M und C 3.

Nach Frick (1992) setzt sich das intrazerebrale Ig G vornehmlich aus der Ig-G-1-Subklasse zusammen und hat oligoklonale Struktur. Allerdings differiert diese für einzelne Plaques desselben Falles. Damit ist die Antikörperbildung nicht gegen ein einzelnes Antigen gerichtet, sondern durch Stimulation verschiedener B-Lymphozytenklone im ZNS bedingt.

Gliazellen:

Im weiteren Sinne müssen auch diese Zellen als Entzündungszellen genannt werden. Im Rahmen der Entzündungsreaktion kommt es zur Astrozytenaktivierung. Nach einigen Berichten können Astrozyten an der Phagozytose von Myelin, aber auch von Oligodendrozyten beteiligt sein (Raine 1983; Prineas 1983).

14.6.4 De- und Remyelinisierung

Nach Adams (1983) sind die Oligodendrozytenproliferation und die Remyelinisierung primäre Vorgänge der Plaqueentwicklung.

Nach wie vor wird heftig darüber diskutiert, ob der Demyelinisierung eine Schädigung der Oligodendrozyten vorausgeht. Nach Raine (1983) ist die Myelinscheide das Primärziel des Krankheitsprozesses, weil zahlreiche Oligodendrozyten in einer Läsion mit fortschreitender Demyelinisierung auftraten.

Andere Forscher beobachteten niedrige Oligodendrozytenzahlen in Gebieten aktiver Demyelinisierung und degenerierende Oligodendrozyten in Kontakt mit Lymphozyten und Makrophagen im Periplaquegebiet. Daraus wurde geschlußfolgert, daß eine zellvermittelte Auflösung durch zytotoxische T-Lymphozyten der phagozyten- und antikörperabhängigen zellvermittelten Myelinschädigung vorausgeht.

Prineas (1985) fand bei artefaktfreier Untersuchung in Herden ein Gemisch von Axonen und normalem, geschädigtem und remyelinisiertem Myelin. Einige Myelinscheiden im engen Kontakt mit Mikroglien erschienen normal, andere dünner. Myelinscheiden, die durch Makrophagen demyelinisiert wurden, wiesen unterschiedliche Dicke auf. Elektronenmikroskopisch erschienen oberflächliche Myelinlamellen mit Makrophagenkontakt geringfügig voneinander getrennt.

Das Anhaften von Myelinfragmenten an mit Clathrin ausgekleideten kleinen Gruben („Pits") ließ eine rezeptorvermittelte Endozytose des Myelins vermuten. Es stellte sich heraus, daß dies der häufigste Demyelinisierungs-mechanismus bei MS ist. Deutlich geschwollene, von Makrophagen befallene Scheiden und Schäden an remyelinisierten Fasern sind weniger häufig (Prineas 1985).

Die Remyelinisierung tritt bei MS in unterschiedlichem Umfang auf und kann durch Oligodendrozyten oder Schwannsche Zellen bewirkt werden (Greenfield und Norman 1971; Adams 1983; Raine 1983; Prineas 1985).

Nach Traugott (1992) machen nur völlig demyelinisierte Axone eine Remyelinisierung durch. Bei akuten MS-Plaques erfolgt die Remyelinisierung schnell und hochwirksam. Nach Jänisch (1990) beginnt die Remyelinisierung bereits während der Myelinoklasie und kann nach Lassmann (1983) die gesamte Fläche der Herde betreffen.

Auch in subakuten Läsionen ist die Remyelinisierung häufig. Sie wird gekennzeichnet durch relativ dünnere Myelinscheiden, das Vorhandensein äußerer und innerer Schleifen, locker gepacktes Myelin sowie abweichende und übermäßige Myelinbildung (Greenfield und Norman 1971; Adams 1983; Raine 1983; Prineas 1985).

Auch Schwannsche Zellen können an der Remyelinisierung teilnehmen, indem sie im Rückenmarksbereich durch die Wurzeleingangszonen einsprossen oder über die Virchow-Robinschen Räume in das ZNS eintreten (Prineas 1985; Raine 1983).

In inaktiven chronischen MS-Plaques ist die Remyelinisierung ziemlich eingeschränkt, auf den Rand begrenzt und wahrscheinlich nicht von funktionaler Bedeutung. Nach Traugott (1992) erschöpft sich nach wiederholten Episoden von De- und Remyelinisierung die Fähigkeit der Oligodendrozyten, zu wuchern und neues Myelin zu bilden, so daß ihre Zahl bei chronischen Plaques gesenkt und die Remyelinisierung ziemlich begrenzt ist.

Jänisch (1990) verweist nachdrücklich darauf, daß bei zunehmender Chronizität der Erkrankung nicht nur die Fähigkeit zur Remyelinisierung chronischer Herde abnimmt, sondern jeder weitere Schub eine immer geringere Remyelinisierung von **frisch** aufgetretenen Entmarkungen zeigt.

Möglicherweise läßt sich daraus schlußfolgern, daß die Diskussion über die primäre Schädigung der Myelinscheide oder der Oligodendrozyten als Voraussetzung für die Demyelinisierung eigentlich nur unterschiedliche Etappen im Krankheitsprozeß tangiert.

Meines Erachtens könnte es sich in frühen Krankheitsstadien um eine primäre Schädigung im Bereich der Myelinscheide handeln, die aber bei relativ geringer Oligodendrozytenschädigung durch eine ausgeprägte Regenerationsfähigkeit zu einer schnellen und effizienten Remyelinisierung führt. Mit zunehmender Chronizität könnte sich der ausgeprägte zellulär immunologische Angriff gegen die Oligodendrozyten richten, was wiederum zu einer Verarmung solcher Zellen und drastischer Abnahme der Myelin-Neubildung führen könnte.

14.6.5 Zusammenfassung

Das pathomorphologische Korrelat der MS sind ZNS-Plaques. Darunter versteht man fleckförmige Läsionen, die infolge einer Beschädigung der Myelinscheiden entstehen und in Abhängigkeit von der Regenerationsfähigkeit der Oligodendrozyten mindestens teilweise remyelinisiert werden oder bei ausgeprägter Gliaaktivierung vernarben.

Bei zunehmender Chronizität der Erkrankung nimmt die Fähigkeit zur Remyelinisierung drastisch ab, Plaques verarmen an Oligodendrozyten, und gliöse Narbenbildungen gewinnen zunehmend die Oberhand.

Unstrittig sind zelluläre immunologische Abwehrvorgänge der entscheidende Faktor bei der Entstehung von MS-Läsionen. Da diese Zellen mindestens überwiegend hämatogenen Ursprungs sind, muß der eigentlichen Parenchymschädigung eine Insuffizienz der Blut-Hirn-Schranke vorausgehen, unabhängig davon, ob die „autoimmunologische Sensibilisierung" gegen virale oder zerebrale Antigene peripher oder im ZNS erfolgt. Nur dann können die Effektorzellen der Immunantwort in das Nervengewebe eindringen und typische Läsionen verursachen.

Befunde belegen, daß das Vorhandensein dieser Zellen in perivaskulären Infiltraten nicht zwangsläufig zu einer Myelinpathologie und anschließender Herdbildung führt. Offenkundig bedarf es synergistischer Komponenten, von denen dem lokalen Hirnödem eine entscheidende Bedeutung zugemessen werden muß. Dieses entsteht bei einer Störung der Blut-Hirn-Schranken-Funktion und verursacht durch Druck und Hypoxie morphologische Bilder, die mit denjenigen des Frühstadiums der MS-Herdbildung bei fehlenden Entzündungszellen identisch sind.

Bei der Schädigung der Blut-Hirn-Schranke müssen neben den Arachidonsäurederivaten vor allem die Interaktion von Endothelzellen in ZNS-

Gefäßen und zellulären sowie humoralen immunologischen Komponenten, insbesondere zirkulierenden aktivierten T-Lymphozyten, TNF-alpha und IFN-gamma, als höchst relevant eingestuft werden.

Chronische MS-Plaques, die Aktivitätsmerkmale aufweisen, zeigen im Läsionszentrum vor allem Makrophagen, die MHC Klasse I und II sowie Rezeptoren für Fc und C 3 exprimieren. Sie enthalten IFN-alpha, seltener IFN-beta und sind Ig-G-positiv. Astrozyten im Randbereich von Plaques weisen eindeutige Hypertrophiemerkmale auf. Sie exprimieren MHC Klasse II, was vermutlich durch IFN-gamma ausgelöst und/oder verstärkt wird.

Das IFN-gamma stammt von CD4+-T-Lymphozyten, die sich maßgeblich in der Plaqueperipherie bzw. in den Periplaquebereichen konzentrieren. IFN-gamma trägt damit zu einer Verstärkung der Antigenpräsentation bei und verstärkt so die Immunantwort. MHC-Klasse-II-exprimierende Astrozyten sind bei vorhandener Krankheitsaktivität bis weit in normale weiße Substanz hinein nachweisbar, ohne daß in diesen Bereichen eine Myelinpathologie oder Entzündungszellen gefunden wurden.

Grundsätzlich lassen die vorgestellten Befunde eine phasenweise Dominanz unterschiedlicher immunologischer Effektormechanismen vermuten. Die frühe und vorübergehende Expression von MHC Klasse I an Astroglia könnte für initiale Gewebsschäden durch zytotoxische CD8+-T-Lymphozyten verantwortlich sein. Daran anschließend erfolgt die durch MHC II induzierte und CD4+-Zellen (Helfer / Auslöser-Zellen) vermittelte Immunantwort, deren Effektorzellen MHC-positive Makrophagen sind. Das kann speziell beim chronischen Verlauf eine immunologische Reaktionskette initiieren, die sich aus sich selber unterhält.

Die Wechselwirkung zwischen Entzündungszellen und ZNS-Parenchym wird durch Adhäsionsmoleküle erleichtert. Ihre Verteilung in Plaques läßt vermuten, daß sie die Migration von Effektorzellen lenken und die Bindung an die Zielzelle erleichtern. Da solche Moleküle in großer Menge auch in nichtaktiven MS-Plaques nachweisbar sind, könnte ihr Vorhandensein den Läsionsrand für weitere Angriffe von Immunzellen prädestinieren und so eine kritische Rolle bei der Chronizität des MS-Krankheitsprozesses spielen.

Ansonsten weisen inaktive chronische Läsionen kaum Entzündungs- oder MHC-exprimierende Zellen auf. Eine pathologische MHC-II-Expression findet sich einzig an einigen Endothelzellen. Um die scharf abgegrenzten inaktiven Plaques finden sich keine pathologischen zyto- oder histochemischen Besonderheiten.

14.7 Das Hirnödem als Konsequenz einer Dysregulation an der Blut-Hirn-Schranke

Nach den vorangegangenen Ausführungen muß auch der Skeptiker die Priorität der Blut-Hirn-Schranken-Störung im Rahmen der MS-Pathogenese als wahrscheinliche conditio sine qua non akzeptieren. Die Schädigung im Bereich dieser komplexen Struktur geht im pathomorphologischen Bild der immunologisch beförderten Plaquebildung voraus. Wenn eine endothelvermittelte Insuffizienz der BHS vorliegt, dann müssen zwangsläufig zwei Vorgänge resultieren:

1. Durch die Störung der physiologischen Balance zwischen Endothel und Thrombozyten (s. dazu auch nächstes Kapitel) resultiert eine erhöhte Aggregationsneigung in den betroffenen Gefäßen, wodurch häufig bis regelmäßig partielle bis vollständige Mikrothrombosen resultieren (pathomorphologisch bei MS bestätigt).

2. Die Störung der BHS erhöht die Permeabilität und somit die Flüssigkeitsansammlung im Gewebe, d. h., es entsteht ein lokales Hirnödem, das, wie bereits dargestellt, in der absoluten Frühphase der Plaquebildung, noch vor einer zellulären Einwanderung, bei der MS nachgewiesen wurde.

Die logischen Konsequenzen aus beiden Vorgängen sind Drucksteigerungen und Sauerstoffdefizit. Damit werden pathogenetische Faktoren wirksam, die von sich aus bereits allerhöchste Priorität bei der Entstehung von Hirnläsionen haben.

In der Fachliteratur wird überwiegend zwischen einer sog. zytotoxischen Hirnschwellung und dem vasogenen Hirnödem unterschieden, wobei auch eine kausale Trennung vorgenommen wird. So findet man häufig, daß das zytotoxische Hirnödem bei schweren Stoffwechselstörungen (diabetogenes oder hepatisches Koma) sowie bei zerebralen Durchblutungsstörungen (leichter Insult) vorkommt. Im Unterschied zum vasogenen Hirnödem soll hierbei die Blut-Hirn-Schranke intakt bleiben, so daß sich die Hirnschwellung zuerst intrazellulär ausprägt.

Beim vasogenen Hirnödem (ausgelöst z. B. durch Tumoren, Hirnabszesse, Schädel-Hirn-Traumen, Verbrennungen, Hirninfarkte, Strahlenschäden, Schwermetallvergiftungen oder temporär-reversibel vermittelt z. B. bei akutem Hochdruck, im Krampfanfall, starker Hyperkapnie oder intravasaler Applikation hypertoner Infusionslösungen) dominiert die Störung der Blut-Hirn-Schranken-Funktion, wodurch sich auch vermehrt Eiweiß im Hirngewebe einlagert und die Ödembildung zusätzlich befördert.

Die Trennung in zwei Formen des Hirnödems mag didaktisch sinnvoll sein, charakterisiert jedoch nur in besonderen Situationen die biologische Realität. Für die Mehrzahl der Hirnödeme muß man davon ausgehen, daß vasogenes und zytotoxisches Hirnödem gemeinsam auftreten (Kuschinsky 1991). So findet man beispielsweise beim Hirninfarkt zu Beginn der ischämischen Schädigung hauptsächlich ein zytotoxisches Ödem, während im weiteren Verlauf ein vasogenes Hirnödem dominiert.

Ich habe versucht, in dem folgenden Schema die möglichen pathogenetischen Zusammenhänge bei der Entstehung ödematöser Hirngewebsalterationen unter Einbeziehung der relevanten Dysregulationen zusammenfassend darzustellen. Das dokumentierte Prinzip reflektiert Vorgänge, wie sie sowohl beim generalisierten Hirnödem, d. h. bei Einbeziehung großer Hirnareale, als auch bei regional begrenzten, lokalen Hirnödemen, z. B. im Frühstadium der Entzündungsreaktion bei MS, beteiligt oder bedeutsam sind.

Im Zentrum steht die Veränderung der lokalen bzw. generalisierten Durchblutungssituation, wobei die Frage nach der chronologischen Einbeziehung von Rheologie, Endothel und Entzündungsmediatoren nicht beantwortet werden kann und sich im Einzelfall vermutlich unterschiedlich gestaltet.

Für die MS läßt sich aber aus den vorhergehenden Kapiteln rekapitulieren, daß entzündete Gefäßendothelien, die Präsenz von Adhäsionsmolekülen auf diesen Endothelzellen, die für die Lymphozyten- und Monozytenbindung verantwortlich zeichnen, sowie das Vorhandensein aktivierter Leukozyten und eine erhöhte Aggregationsneigung der Thrombozyten (s. Kap. 14.8.3) typische und belegte Merkmale der frühen Aktivierungssituation einer MS sind.

Die Bildung von MS-Plaques in ihrer typischen Lokalisation im venulären Bereich der Mikrozirkulation muß in diesem Zusammenhang als erwartungsgemäß bewertet werden. Im venolären Kapillarbereich findet man in

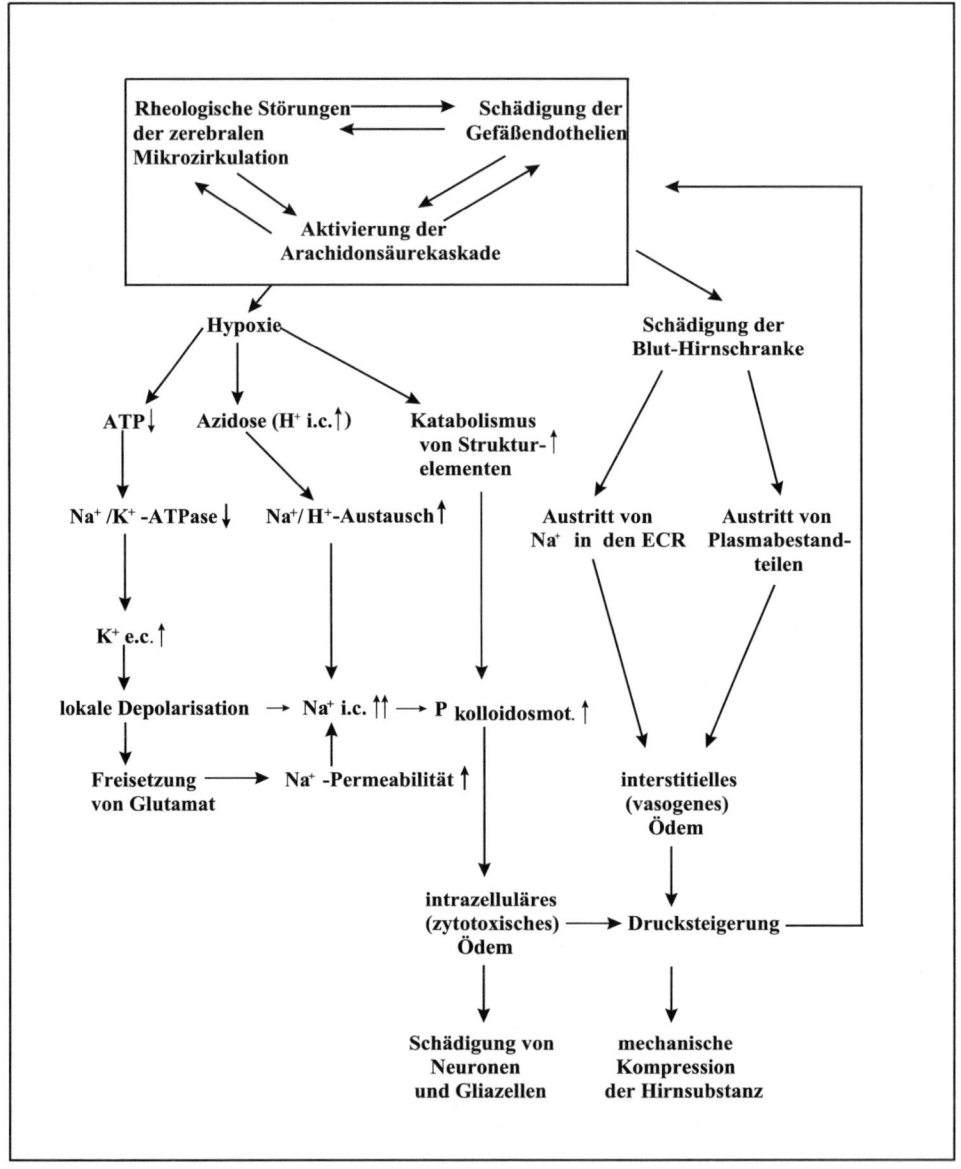

allen Körperregionen die grundsätzlich geringsten Fließgeschwindigkeiten des Blutes. Damit reduziert sich die sog. Schubspannung, und es können auch ohne pathologische Gefäßwandveränderung reversible Prästasen und Stasen auftreten.

Das wird vor allem dadurch bedingt, daß die relativ großen Leukozyten aus dem sog. Axialstrom „ausfällen" und an der Gefäßwand anhaften (Leukozytenmargination). Dadurch erhöht sich der Strömungswiderstand, die Schubspannung wird noch geringer, und der beschriebene Vorgang prägt sich aus. Da auch die Verformbarkeit der Blutzellen für das gesamte Strömungsverhalten äußerst wichtig ist, wird durch die ausgeprägte Viskositätszunahme aktivierter Leukozyten der Vorgang zusätzlich potenziert. Wenn nun die Gefäßwand infolge Entzündung Endothelschäden aufweist oder Adhäsionsmoleküle exprimiert, wird bei gleichzeitig gesteigerter Aggregationsneigung eine für die betroffenen Gefäßbereiche und die sie umgebenden Gewebszylinder eine zirkulatorische Katastrophe induziert.

In Summe provoziert die so eingeleitete Hypoperfusion bzw. Ischämie einen dramatischen Sauerstoffmangel, d. h., es entsteht eine Hypoxie. Die Folgen für den aeroben Stoffwechsel sind enorm. Der Mangel an ATP führt zur Insuffizienz wichtiger Ionenpumpen. Das Versagen der Na-K-Pumpe hat zur Folge, daß der extrazelluläre Kaliumspiegel ansteigt und nach einer kurzen Phase der Hyperpolarisation (erhöhte Kaliumleitfähigkeit der Zellmembranen) infolge weiteren Anstiegs der extrazellulären Kaliumkonzentration zur Depolarisation führt.

Das verursacht eine Erhöhung der intrazellulären Natriumkonzentration, damit steigt der kolloidosmotische Druck. Andererseits resultiert aus dem gesteigerten Natrium-Kalzium-Austausch eine Überladung der Zellen mit Kalziumionen, was eine „tödliche" Bedrohung des Zellstoffwechsels bedeutet.

Die Depolarisation von ZNS-Zellen zieht nicht nur Elektrolytverschiebungen nach sich, sondern setzt sog. exzitatorische Neurotransmitter frei. Durch die Freisetzung von Glutamat könnte der Natrium- bzw. Kalziumeinstrom in die Zellen verstärkt sein.

Hypoxie und anaerobe Stoffwechsellage führen schnell zur Azidose der betroffenen Gewebsabschnitte, d. h., die intrazelluläre Wasserstoffprotonenkonzentration steigt an. Der aktivierte Wasserstoff-Natrium-Austauscher bedingt eine weitere Zunahme der intrazellulären Natriumkonzentration. Die Summe der genannten Mechanismen produziert in Gemeinsamkeit mit dem hypoxisch-ischämischen Katabolismus von Strukturelementen die fatale Erhöhung des kolloidosmotischen Druckes. Die Folge ist ein Flüssigkeitseinstrom in die Zelle, und es entsteht das intrazelluläre (= zytotoxische) Ödem. Daraus resultiert eine direkte Schädigung von Neuronen und Gliazellen.

Neben den hypoxisch vermittelten Störungen kommt es auch zum Zusammenbruch der Blut-Hirn-Schranken-Funktion. Die direkte Folge davon sind der Austritt von Plasmabestandteilen und Natrium ins Interstitium. Es entsteht das sog. vasogene Ödem. Dabei spielen zwei weitere komplexe Faktoren eine Rolle, die im Schema nicht ausdrücklich berücksichtigt sind:

1. Durch den Sauerstoffmangel kommt es zum Anstieg der Adenosinkonzentration, die nach einer Minute Ischämiezeit bereits das Fünffache des Kontrollwertes erreicht hat. Dadurch wird zum einen die neuronale Aktivität gehemmt, zum anderen kommt es über die endotheliale NO-Freisetzung (EDRF) zur massiven Vasodilatation. Das wiederum ist, neben dem unter Ischämie auftretenden Verlust der zerebral-vaskulären Autoregulation gegenüber dem arteriellen Kohlendioxid, der Grund für die sog. Vasoparalyse. Vasoparalyse und Vasodilatation verursachen einen Anstieg des effektiven Filtrationsdruckes, d. h. befördern das vasogene Ödem.

2. Bei der Gewebsschädigung wird das sog. Kallikrein-Bradykinin-System aktiviert. Neben einer unmittelbaren Erhöhung der Gefäßpermeabilität ist vor allem die antagonistische Wirkung zum Renin-Angiotensin-System entscheidend, d. h., Bradykinin erhöht die endotheliale NO-Bildung und stimuliert die Freisetzung von vasodilatatorischen Prostaglandinen (Pg I 2, Pg E 2).

Je stärker das Ödem ausgeprägt ist, desto länger wird die Sauerstoff-Diffusionsstrecke von der Kapillare zum entferntesten Punkt des versorgten Gewebszylinders.

Durch das intrazelluläre und das interstitielle Ödem steigt der intrakranielle Druck an. Die Druckkompensation im ZNS ist nur sehr unvollkommen, da es sich praktisch um ein geschlossenes System handelt. Der intrakranielle Gesamtraum setzt sich aus drei Kompartimenten zusammen. Der Zellraum, d. h. die Gesamtheit aller Neuronen und Stützzellen, ist mit zirka 1.200 bis 1.500 ml der größte; der sog. Liquorraum mißt zirka 120 bis 150 ml, und die intrakraniellen Gefäße nehmen zirka 100 bis 150 ml Volumen ein (Merrem 1979).

Jede Volumenzunahme über ein „physiologisches" Maß hinaus bewirkt den Anstieg des Gesamtdruckes. Die Konstanz von Druck und Volumen im intrakraniellen Raum ist von elementarer Bedeutung für reguläre Funktionsabläufe. Zwischen intrakraniellem Druck und Volumen besteht eine exponentielle Beziehung, d. h., bei steigendem Volumen nimmt der Druck exponentiell zu. Diese Beziehung wird durch den Volumen-Elastizitätskoeffizienten beschrieben, der die Summe der drei unterschiedlichen Koeffizienten der beteiligten Raumanteile darstellt.

Überschreitet der intrakranielle Druck diastolische Blutdruckwerte, so nähert sich der zerebrale Perfusionsdruck der kritischen Größe von zirka 30 bis 50 mm Hg und führt zur Verminderung der zerebralen Durchblutung. Besonders kritisch müßte sich eine intrakranielle Drucksteigerung auf die abführenden venösen Gefäße auswirken.

Hier kommt jedoch eine besondere Form der Autoregulation zum Tragen, wonach bei intrakraniellen Drucksteigerungen auch der intravenöse Druck ansteigt und immer zirka 5 bis 25 cm Wassersäule oberhalb des intrakraniellen liegen soll. Allerdings ist dieses „autoregulative Prinzip" nur in bestimmten Grenzen wirksam. Oberhalb eines intrakraniellen Druckes von 50 mm Hg wird der Venendruck nicht weiter erhöht, sondern der venöse Abfluß unterbrochen. Aus den besonderen Beziehungen zwischen arteriellem und venösem Druck im ZNS ergibt sich, daß ein Anstieg des intrakraniellen Druckes gleichbedeutend einem Abfall des arteriellen Mitteldruckes zu werten ist. Wahrscheinlich kommt die Hirndurchblutung bei einem intrakraniellen Druck von 60 bis 80 mm Hg vollständig zum Erliegen. (Merrem 1979).

Diese für den intrakraniellen Druck insgesamt geltenden Verhältnisse führen auch bei lokalen Raumforderungen (z .B. Blutung, Tumor, Kontusion, fokal-entzündliches Geschehen) zur Herabsetzung der regionalen Hirndurchblutung.

Nach Kuschinsky (1991) führt der erhöhte Gewebsdruck beim Hirnödem zu einer Einschränkung der Durchblutung durch Kompression von Kapillaren und Venen. Dies fördert wiederum die Ödembildung, so daß sich ein Circulus vitiosus aus Mangelversorgung, Ödem und Drucksteigerung aufbaut.

Zusammenfassend soll nochmals unterstrichen werden, daß das regionale Ödem das Charakteristikum eines in der Entstehung befindlichen MS-Herdes schlechthin ist und aufgrund der dargestellten Zusammenhänge durch Hypoxie und Druckwirkung pathologische Veränderungen am ZNS verursacht.

Es muß damit mindestens Berücksichtigung bei der Beurteilung der Gesamtpathologie von MS-Läsionen finden und als „unspezifischer" pathogenetischer Faktor mit hoher Wertigkeit angesehen werden. Möglicherweise provoziert aber gerade das Ödem in der Frühphase von MS-Herdbildungen die Beschädigung von ZNS-Strukturen, die dann dem Angriff aktivierter myelinreaktiver T-Lymphozyten zu autoimmunologischer Potenz verhelfen.

14.8 „Unspezifische" Entzündungsmechanismen bei MS

Aus den bisher dargelegten Befunden und Zusammenhängen ergeben sich desillusionierende Konsequenzen. Die Existenz eines MS-auslösenden Virus muß als äußerst zweifelhaft angesehen werden. Trotzdem sind eine Reihe von Viren für die Auslösung von Aktivitätsphasen und die Förderung des Krankheitsgeschehens mitverantwortlich. In der Mehrzahl der Fälle ist ihr pathogenetischer Einfluß eher mittelbarer Natur im Sinne einer allgemeinen und unspezifischen Aktivierung des Immunsystems, und/oder im Sinne einer fehlgeleiteten Immunantwort werden sie auf der Basis einer „physiologischen" Sensibilisierung gegenüber Myelinproteinen (MBP), in Kombination mit einer genetischen Prädisposition bestimmter MHC-Merkmale, pathogenetisch wirksam.

Entsprechend haben auch zahlreiche neuere Befunde der Immunologie, der Immunhistochemie und der Immunpathologie den autoimmunen Hintergrund der Erkrankung besser erhellt. Leider besagen diese Befunde bei nüchterner Betrachtung aber auch, daß die Spezifität der Immunreaktion gegen das Nervengewebe vergleichsweise gering ist.

Die sichersten belegten Fakten in der MS-Pathogenese sind nach derzeitigem Wissensstand:

1. **Die Blut-Hirn-Schranke steht im Zentrum der pathogenetischen Vorgänge.**

2. **Es handelt sich bei der MS primär um eine Entzündungserkrankung.**

Bei Entzündungen setzt der Organismus aber nicht nur spezifische Abwehrmechanismen ein, sondern reagiert mit einem ganzen Komplex von „unspezifischen" Maßnahmen, um eine Entzündung einzudämmen oder zu beseitigen. Wahrscheinlich hat die Faszination der methodologischen Möglichkeiten der Immunologie die Aufmerksamkeit der meisten MS-Forscher auf die Untersuchung der spezifisch-immunologischen Vorgänge bei dieser Erkrankung gelenkt.

Nur eine kleine Minderheit von Forschern und Therapeuten haben sich der Aufklärung unspezifischer Entzündungskomponenten in der MS-Pathogenese verschrieben. Die dabei erzielten Erkenntnisse werden bis dato, mit seltenen Ausnahmen, völlig unzureichend in die theoretischen Überlegungen und therapeutischen Konzepte einbezogen.

14.8.1 Phagozytose

Von der Vielzahl sog. unspezifischer Abwehrmechanismen muß m. E. der Phagozytose eine dominante Rolle zugesprochen werden. Folgende zusammenfassende Anmerkungen sollen diesen Standpunkt untermauern:

1. Die experimentelle allergische Enzephalomyelitis läßt sich nicht induzieren, wenn dem Tier Komplement und Makrophagen entfernt werden (Brostoff et al. 1993).

2. Die Entwicklung einer EAE nach Applikation von MBP-reaktiven CD4-Zellklonen konnte weitestgehend verhindert werden, wenn endotheliale Adhäsionsmoleküle, speziell das alpha 4-beta 1-Integrin, durch spezifische Antikörper blockiert wurden. Diese Adhäsionsmoleküle vermitteln die Bindung von Monozyten und Lymphozyten (Yednock et al. 1992).

3. MS-typische Plaques lokalisieren sich stets in venulären Regionen, d. h. dort, wo infolge der extrem langsamen Blutströmung Leukozytenmargination auftritt und somit neben der adhäsionsmolekülvermittelten Makrophagenbindung auch eine unspezifische Phagozytenanhäufung stattfindet.

4. Phagozyten findet man pathomorphologisch praktisch als einzige Zellfraktion in allen Plaques, akut wie chronisch, inaktiven und aktiven. In aktiven Läsionen übertrifft ihre Zahl bei weitem diejenige von Lymphozyten und Plasmazellen. Sie sind unzweifelhaft an der Myelin-

Phagozytose beteiligt. Die rezeptorvermittelte Endozytose von Myelin ist der häufigste Demyelinisierungsmechanismus bei MS.

Damit die Phagozytose effizient abläuft, bedarf es der Opsonierung. Grundsätzlich werden 3 Hauptklassen von Opsoninen unterschieden:

1. Ig-G-Antikörper:

Phagozyten exprimieren Fc-Rezeptoren, die für die Fc-Region von Ig-G-Antikörpern spezifisch sind. Sie bilden mindestens 2 Klassen von Fc-Rezeptoren, Fc gamma RI (erkennt in der Maus Ig G 2a) und Fc gamma RII (spezifisch für den Isotyp Ig G1/Ig G2b).

Für die MS besteht eine Anreicherung von Ig G in den Plaques. Es ist eine feste Relation für den Gehalt an Ig G in den Plaques und im Liquor zu erkennen. Das intrazerebrale Ig G ist vorzugsweise aus der Ig-G1-Subklasse zusammengesetzt und besitzt eine oligoklonale Struktur (Frick 1992).

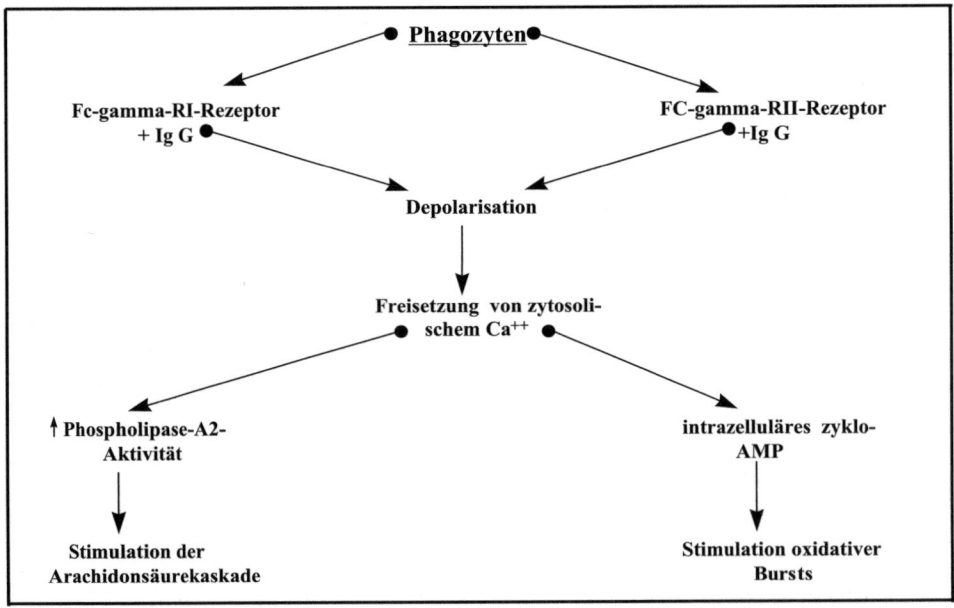

Die Rezeptoren funktionieren wie Ionenkanäle, d. h., nach der Bindung von Ig G werden sie geöffnet, und durch den Einstrom von Natriumionen kommt es zur Depolarisation mit nachfolgender Freisetzung von zytosolischem Kalzium. Dadurch werden verschiedene Reaktionswege stimuliert, wie das vorstehende Schema verdeutlichen soll.

2. Die dritte Komplementkomponente bzw. Fragmente davon:

Phagozyten exprimieren Komplementrezeptoren, die für das C3b-Fragment spezifisch sind. Diese Rezeptoren befinden sich auf Phagozyten in einem inaktiven Zustand, in dem sie ihre Liganden zwar binden, aber keine Phagozytose signalisieren.

Eine Aktivierung kommt nur durch zusätzliche Faktoren wie z. B. Lymphokin oder Fibronektin zustande. Die Aktivierung erfordert die ständige Gegenwart des aktivierenden Agens. Es gibt mindestens 2 Klassen von Komplementrezeptoren auf Phagozytenoberflächen, CR 1 und CR 2. Erstere binden C3 b und letztere C3dg > C3 d > iC3 b > C3b.

3. Kohlenhydrate und kohlenhydratbindende Proteine:

Phagozyten exprimieren Lektin-Rezeptoren, die für Mannose / Fucose / N-Acetylglucosaminreste von Glykoproteinen spezifisch sind.

Zusätzlich zu diesen 3 Klassen exprimieren Phagozyten auf ihren Oberflächen noch mehrere Dutzend andere Rezeptoren. Die 3 genannten Hauptklassen von Rezeptoren reagieren unabhängig voneinander. Signale, die von einer Rezeptorklasse erzeugt werden, übertragen sich nicht auf die anderen Rezeptorklassen derselben Zelle (Klein 1991).

Da die Opsonierung für die Phagozytose notwendig ist, stellt sich zwangsläufig die Frage, ob Phagozyten denn tatsächlich bei der frühen zellulären Infiltration bei der MS eine solch ausschlaggebende Bedeutung haben können. Aus den eingangs gemachten Bemerkungen über die Bedeutung der rezeptorvermittelten Endozytose bei der Demyelinisierung und dem typischen Auftreten von Ig-G-Antikörpern in Läsionen sowie im Liquor müßte man ihre Relevanz im frühen Entwicklungsstadium der Läsionen eher in Frage stellen.

Doch sprechen die Befunde von Yednock et al. (1992) eindeutig für die dominante Rolle der Makrophagen in eben dieser Frühphase. Mehr noch! Die Autoren konnten die Ausbildung der EAE in der überwiegenden Mehrzahl der Fälle verhindern, obwohl die Antikörper gegen beta-1-Integrin erst 2 Tage nach der Injektion von Myelin-reaktiven CD4-Lymphozyten verabreicht wurden und frühere Untersuchungen belegt hatten, daß diese CD4-Lymphozyten bereits wenige Stunden nach Injektion im ZNS nachweisbar sind.

Das bedeutet erstens, daß zumindest im Tiermodell für die Entwicklung von Myelinschädigungen die Gegenwart von Phagozyten unbedingt notwendig ist, und zweitens, daß die Schädigungen seltener oder nicht zustande kommen, wenn bei bereits stattgefundener Leukozyteninfiltration ihr weiteres Eindringen verhindert wird. Der Grund für diese zeitlichen Zusammenhänge könnte in der spezifischen zerebralen Antikörperproduktion liegen, die später einsetzt und erst dann eine massive Opsonierung möglich macht.

In der frühen Phase der Entzündungsreaktion könnte die Opsonierung beispielsweise über eine Aktivierung des alternativen Komplementweges und die dabei entstehenden C3-Fragmente oder aber über natürliche Antikörper aus dem Plasma erfolgen, die bei den meisten Menschen durch den ständigen Kontakt mit Mikroorganismen vorhanden sind. Nach der Präsentation an das antizipatorische Immunsystem würden dann innerhalb weniger Tage Antikörper produziert und die klassische Komplementkaskade mit einer großen Menge C3b-Fragmenten aktiviert.

14.8.2 Wirkmechanismen von Phagozyten

Im o. g. Schema sind bereits zwei wichtige Reaktionswege nach Phagozytenaktivierung enthalten: die Bildung von Sauerstoffradikalen (oxidative Bursts) und die Aktivierung der Arachidonsäurekaskade. Darüber hinaus üben die Phagozyten ihre Funktion über die Bildung von lysosomalen Enzymen sowie die Aktivierung des spezifischen Immunsystems aus. Hyperaktivierte Makrophagen verfügen über weitere Möglichkeiten.

Im folgenden werden die einzelnen Komponenten erläutert.

Lysosomale Enzyme:

Zirkulierende Phagozyten enthalten Granula und Lysosomen, in denen die Enzyme gespeichert werden, die zur Verdauung aufgenommener Partikel notwendig sind. Wenn diese Granula oder Lysosomen mit Phagosomen in Kontakt treten, dann verschmelzen die Membranen, und es entstehen Phagolysosomen. Dabei erfolgt ein wahrscheinlich selektiver Transfer von lysosomalen Enzymen.

Während dieses gesamten Vorganges kommt es zu einem Absinken des pH-Wertes durch Akkumulation von Milchsäure und Wasserstoffprotonen. Dadurch wird die Enzymwirkung optimiert. Kommt es zur Freisetzung der Enzyme durch extrazelluläre Degranulation, dann hat das unmittelbare und mittelbare Gewebsschädigungen zur Folge (Klein 1991).

Sauerstoffradikale:

Ruhende Neutrophile und Monozyten verbrauchen wenig Sauerstoff. Es findet überwiegend eine anaerobe Glykolyse statt. Nach Stimulation der Phagozyten erfolgt ein deutlicher Anstieg des Sauerstoffverbrauchs. Dieser Vorgang läuft unabhängig von den Mitochondrien ab und kann nicht durch Azide oder Zyanide blockiert werden. Ein Enzymkomplex in der Plasma- und Phagosomenmembran katalysiert die Reaktion (NADPH-Oxidase):

$$2\ O_2 + NADPH \rightarrow 2\ O_2^- + NADP^+ + H^+$$

Folgendes, auf Angaben von Klein (1991) basierendes Schema soll den Zusammenhang zwischen Phagozytose und der Bildung von reaktiven Sauerstoffverbindungen verdeutlichen:

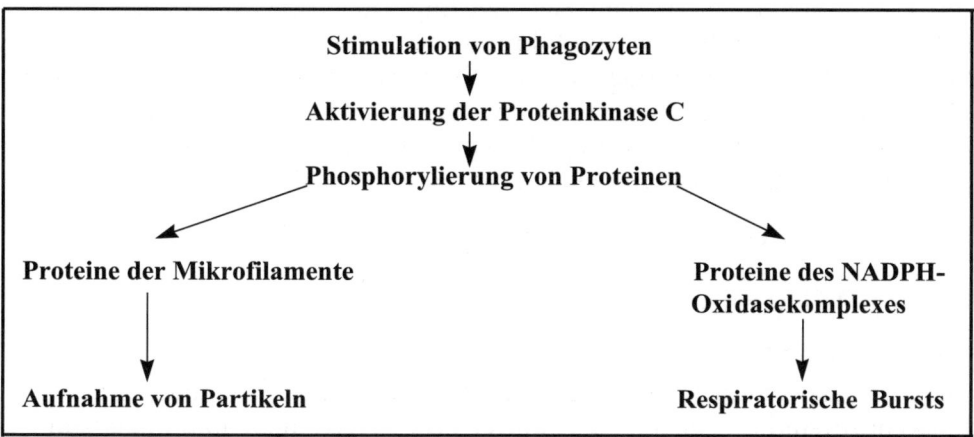

Die vier Sauerstoffspezies, die im Verlauf des Respiratory Burst erzeugt werden, sind die sog. freie Radikale Superoxid-Anion, Peroxid-Anion und Singulet-Sauerstoff sowie das Hydroxyl-Radikal. Diese Sauerstoffspezies agieren in den meisten biologischen Systemen als Oxidationsmittel, d. h., sie nehmen Elektronen von einer Vielzahl von Verbindungen auf. Damit verändern sie die Eigenschaften und Funktionen dieser Verbindungen und wirken toxisch.

Aktivierung der Arachidonsäurekaskade:

Der Mechanismus der Aktivierung war bereits schematisch dargestellt worden. Die Reaktionswege, über die Arachidonsäure nach der Freisetzung in biologisch hochaktive Substanzen umgewandelt wird und damit vielfältige Entzündungsreaktionen in Gang setzt, sehen grob vereinfacht wie folgt aus:

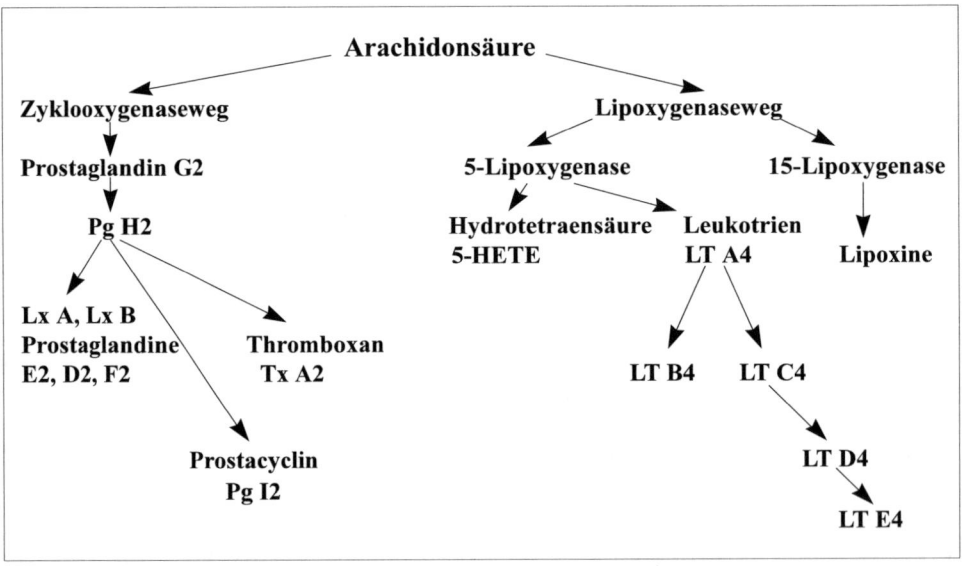

Die wichtigsten biologischen Reaktionen, die durch einzelne dieser angegebenen Mediatoren ausgelöst werden, sind tabellarisch zusammengefaßt:

Mediator	Bildungsort	Biologische Wirkung
Tx A2	Thrombozyten	Aktivierung von Thrombozyten; Stimulation der Aggregation; Vasokonstriktion
Pg I2	Gefäßendothel	Inaktivierung von Thrombozyten; Vasodilatation
Pg E2	Makrophagen u. a.	Vasodilatation; Wirkungsverstärkung von LT B4 u. biogenen Aminen
LT B4	Granulozyten	stärkstes chemotaktisches Agens; Granulozytenstimulation, Förderung der Degranulation, Adhäsion, Migration und Freisetzung lysosomaler Enzyme; Permeabilitätssteigerung
LT C4, D4, E4	Leukozyten	= slow reacting substance of anaphylaxis (SRS-A) Permeabilitätssteigerung; (Bronchospasmus)
Lx A, Lx B	Leukozyten u. a.	Dilatation kleiner Gefäße; Förderung der Chemotaxis und Filtration;(Kontraktion glatter Muskeln)

Mediatoren der Arachidonsäurekaskade und wichtige biologische Wirkungen

Ein weiterer dominanter Entzündungsmediator sind die vom Glycerin abgeleiteten plättchenaktivierenden Faktoren (PAF). Mindestens 16 Varianten vom PAF wurden bisher identifiziert. Die Ausnahmestellung von PAF im Entzündungsgeschehen definiert sich in einer Beeinflussung praktisch aller spezifischen und unspezifischen Abwehrreaktionen.

Hyperaktivierte Makrophagen:

Makrophagen sind insofern ungewöhnlich, daß sie über den aktivierten Zustand hinaus (auch als „stimuliert" oder „geprägt" bezeichnet) eine dritte Aktivierungsstufe erreichen können. In diesem hyperaktivierten Zustand vermögen sie z. B. Tumorzellen abzutöten. Sie unterscheiden sich morphologisch, biochemisch und funktionell von ruhenden oder aktivierten Makrophagen.

Die Hyperaktivierung von aktivierten Makrophagen wird z. B. durch Lipopolysaccharide oder ein noch nicht identifiziertes Lymphokin vermittelt. Zur Makrophagenhyperaktivierung kommt es gewöhnlich am Ort einer Entzündung, beim Tumorwachstum oder infolge anderer Stimuli. Sie verleiht ihnen die Fähigkeit, Parasiten abzutöten, die zu groß für eine Aufnahme sind. Einer der zum Tragen kommenden Mechanismen dürfte dabei die extrazelluläre Entleerung der Lysosomen auf die Partikel und die Freisetzung toxischer Moleküle wie Sauerstoff-Peroxid sein.

Eine andere Form zytotoxischer Aktivität resultiert aus der sich langsam entwickelnden metabolischen Inhibition der Zielzellen durch den Makrophagen. Die Inhibition betrifft die mitochondriale Atmung, die Enzymaktivität im Citratzyklus und die DNA-Synthese (Klein 1991).

Aus der großen Liste der von Makrophagen sezernierten Produkte soll noch ein Mediator hervorgehoben werden. Aktivierte Makrophagen vermögen ein Lymphokin zu sezernieren, das wegen seines Einflusses auf das Wachstum von transplantierten Tumoren Tumor-Nekrose-Faktor (TNF) genannt wird. Dieser TNF ist identisch mit dem Kachexin und muß strenggenommen als TNF-alpha bezeichnet werden. Im Unterschied dazu wird das Lymphotoxin, ein Lymphokin, das von T-Lymphozyten gebildet wird und in seiner Wirkung unspezifisch ist, mitunter als TNF-beta deklariert.

Ein potenter Stimulus für die TNF-Produktion ist Lipopolysaccharid, wie es z. B. als Zellwandbestandteil Gram-negativer Bakterien vorkommt.

TNF verändert das Wachstum und die Morphologie von Endothelzellen, erhöht die Synthese von Faktoren, die die Blutgerinnung begünstigen, und verstärkt die Adhäsionskraft der Endothelzellen für Entzündungszellen. Es stimuliert die Freisetzung von Prostaglandinen, Proteasen, freien Radikalen, Interleukin 6 (IL-6) und lysosomalen Enzymen.

TNF-alpha und das von T-Lymphozyten stammende sog. TNF-beta binden an denselben Rezeptor und setzen damit gleiche Reaktionen in Gang. Zwischen beiden existiert eine signifikante Homologie in der Aminosäuresequenz. In beiden Molekülen kommen an den Aminosäurepositionen 35–66 und 110–133 zwei besonders konservierte Regionen vor. Diese werden deshalb als entscheidend für die gemeinsame zytotoxische Aktivität angenommen. TNF-Effekte werden von Interferon-gamma enorm potenziert; beide scheinen synergistisch zu wirken (Klein 1991).

Aktivierung des spezifischen Immunsystems:

Makrophagen haben neben der Phagozytose eine Vielzahl weiterer Funktionen zu erfüllen. So lösen sie z. B. durch Botenstoffe die sog. Akute-Phase-Antwort aus. Die Akute-Phase-Antwort kann als „Sofortreaktion" des unspezifischen Immunsystems auf eine Vielzahl unterschiedlicher Noxen angesehen werden. Neben dem bereits besprochenen TNF-alpha wird vor allem Interleukin 1 (IL-1) und IL-6 für die Auslösung dieser Sofortreaktion angeschuldigt (Berg et al. 1991). Die beiden letztgenannten Mediatoren sind aber auch für die Aktivierung des spezifischen Immunsystems von großer Wichtigkeit.

Il-1 wird für die Aktivierung von Helfer-T-Lymphozyten benötigt (CD4+-T-Lymphozyten).

Nach dem Kontakt mit der antigenen Determinante treten T-Helferzellen in die G-1-Phase ein. Sie stoppen bereits hier eine Aktivierung, außer sie empfangen als zweites Signal das IL-1. Das IL-1 bindet sich wahrscheinlich über einen Rezeptor an die T-Helferzelle. Danach exprimiert der Helfer-T-Lymphozyt einen weiteren Rezeptor bzw. verstärkt dessen Expression für das IL-2 und beginnt dieses Protein selber zu bilden. Ein Teil des gebildeten IL-2 bindet an den eigenen IL-2-Rezeptor, der Rest aktiviert andere Zellen.

Die Bindung von IL-2 an T-Helferzellen ist notwendig, damit die Zellen die G-1-Phase verlassen können; ansonsten werden sie in dieser Phase gestoppt. Etwa 24 Stunden nach der Antigenbindung kann die erste Mitose entdeckt werden. Eine einzige T-Helferzelle macht 7 bis 8 Zellteilungen über eine 5-Tage-Periode durch. Dann verringert sich die Zahl der IL-2-Rezeptoren, und die Zellen hören zu wachsen auf, es sei denn, es erfolgt eine Restimulierung mit demselben Antigen.

Interleukin-2 hat aber eine zweite fundamentale Bedeutung für die spezifische Immunantwort. Zytotoxische T-Lymphozyten (CD8+-T-Lymphozyten) sind für ihr Wachstum vollständig von IL-2 abhängig. Die meisten zytotoxischen T-Lymphozyten produzieren so wenig IL-2, daß sie vollständig von dem IL-2 abhängig sind, das ihnen von T-Helferzellen zur Verfügung gestellt wird.

Das obengenannte IL-6 nimmt auf andere Weise Einfluß auf die spezifische Immunantwort. An einem bestimmten Punkt des Zellzyklus von B-Lymphozyten exprimieren diese Zellen einen Rezeptor für IL-6. Die Empfänglichkeit für IL-6 markiert den Start der Differenzierungsphase, in welcher die Immunglobulin-Gene anfangen, die konstanten Teile der μ-Kette (des Ig M-Moleküls) durch andere konstante Teile zu ersetzen, während dieselbe variable Region und damit eine ähnliche Spezifität für das Antigen beibehalten wird.

Damit erscheinen neue Ig-Klassen im Zytoplasma oder auf den Zelloberflächen – Ig G, Ig A oder Ig E. Dabei steuert IL-2 die Zelle zu einer Expression von Ig E und **Ig G 1** (Klein 1991).

Neben diesen beschriebenen Aktivierungs- und Differenzierungsmechanismen des spezifischen Immunsystems durch Makrophagen muß jedoch darauf verwiesen werden, daß die Makrophagen nur dann IL-1 bilden, wenn sie vorher durch T-Helferzellen aktiviert wurden. Das mag ein weiterer Hinweis zur Interpretation der obenerwähnten Befunde von Yednock et al.(1992) sein.

14.8.3 Befunde zur Bedeutung „unspezifischer" Entzündungsreaktionen bei MS

Nach den ausführlichen Erläuterungen dieses Kapitels wäre es müßig, die theoretische Bedeutung nochmals zu unterstreichen. Statt dessen sollen einige – leider seltene – Forschungsergebnisse zum Beleg herangezogen werden.

Obduktionsbefunde nach akuten Exazerbationen der MS deuten darauf hin, daß der demyelinisierende Prozeß von entzündlichen Veränderungen, die sich in Form periventrikulärer Thrombozyten- und Rundzellinfiltrate dokumentieren, eingeleitet wird (Neu 1992).

Hochungesättigte Fettsäuren:

MS-Kranke weisen im Blut und Liquor cerebrospinalis erniedrigte Konzentrationen ungesättigter Fettsäuren auf. Besonders stark ist das bei der Linol- und Arachidonsäure ausgeprägt sowie den noch höher ungesättigten Omega-3-Fettsäuren. Resorptionsversuche zeigten eine normale Linolsäureaufnahme (Neu 1983).

Lipidchemische Untersuchungen, die an der intakten weißen Substanz von Patienten vorgenommen wurden, die an MS verstorben waren, wiesen ähnliche Veränderungen wie im Blut und Liquor auf (Neu und Woelk 1982). Somit kann keine Aufnahme- oder Verwertungsstörung essentieller Fettsäuren bei MS-Kranken vorliegen; vielmehr könnte ein erhöhter Verbrauch die Ursache des scheinbaren Defizits sein.

Aus der Linolsäure wird im Organismus Arachidonsäure synthetisiert. Das im Schub festgestellte Defizit an Linol- und Arachidonsäure könnte somit direkte Folge des entzündlichen Prozesses sein. Damit könnte es sich möglicherweise um einen Selbstschutzmechanismus zur Limitierung des Entzündungsvorgangs handeln (Neu 1992).

Thromboxan und Leukotriene:

Vor allem im Schub weisen die Thrombozyten von MS-Kranken eine spontane Aggregationsneigung auf (Neu et al. 1982). Gibt man in vitro den Thrombozyten von MS-Kranken enzephalitogene MBP-Peptide hinzu, so wird die Thrombozytenaggregation verstärkt (Prosiegel und Neu 1983). Durch das Zusammenwirken von Thrombozyten und Neutrophilen werden Leukotriene freigesetzt.

Es gilt als gesichert, daß sowohl bei der MS und auch bei ihrem Tiermodell, der EAE, die Permeabilität der Hirnvenolen gesteigert ist (Eylar et al. 1969). Somit liegt es nahe, eine direkte Verbindung zwischen dem frühen Stadium der MS und einer gesteigerten Leukotrienbildung zu postulieren. Neu et al. (1988; 1991) untersuchten die Leukotrienkonzentration im Liquor cerebrospinalis von MS-Patienten und fanden sie während des Schubes erhöht.

Demgegenüber wiesen Granulozyten- bzw. Granulozyten-Thrombozyten-suspensionen eine verminderte Freisetzung des chemotaktischen LT B4 sowie des gefäßpermeabilitätssteigernden LT C4 auf (Prosiegel et al. 1987; Merrill et al. 1989). Die verminderte Freisetzung von LT B4 und LT C4 interpretiert Neu (1992) als Folge der permanenten Stimulation, wodurch sich der intrazelluläre Gehalt an Leukotrien erschöpft. Die erhöht gefundene Konzentration von LT B4 und LT C4 im Liquor cerebrospinalis während des akuten Schubes bei MS-Kranken ist dagegen als Folge der akuten Entzündung zu betrachten.

TNF-alpha:

Sharief et al. (1991) untersuchten die Blut- und Serumkonzentrationen von TNF-alpha bei MS-Patienten und solchen mit anderen neurologischen Erkrankungen. Bei 53 % der 32 Patienten mit chronisch progressiver MS waren die Liquorkonzentrationen massiv erhöht, wobei die Serumkonzentrationen deutlich niedriger gefunden wurden. Bei Patienten mit einer inaktiven MS und solchen mit anderen neurologischen Erkrankungen konnte keine TNF-alpha-Aktivität nachgewiesen werden. Bei den chronisch-progredienten Patienten korrelierte die TNF-alpha-Konzentration direkt mit dem Grad der Behinderung bzw. der Progressionsrate.

Shaw et al. (1995) konnten bei ihren Messungen an 19 Patienten mit „milder" schubförmiger MS keinen Unterschied der TNF-alpha-Konzentration gegenüber Kontrollen nachweisen. Nur ein Patient wies einen sehr hohen Serumspiegel bei praktisch normaler Liquor-Konzentration auf.

Rieckmann et al. (1994) untersuchten u. a. die Konzentration zirkulierender TNF-Rezeptoren bei 29 Patienten mit schubförmig-remittierender MS über 12 Monate. Bei Patienten mit klinisch stabiler MS waren die Serumspiegel statistisch signifikant höher als bei klinisch aktiven Patienten. 4 Wochen nach Beginn eines Schubes waren die Serumspiegel für zirkulierende TNF-Rezeptoren signifikant am höchsten. In einer weiteren Arbeit (1995) publizerte die Arbeitsgruppe Meßergebnisse der Boten-RNA-Spiegel für TNF-alpha bei diesen 29 Patienten. In 24 von insgesamt 27 Schüben wurde ca. 4 Wochen vor Schubbeginn ein erhöhter m-RNA-Spiegel für TNF-alpha gefunden. Ein vergleichbarer Anstig der m-RNA wurde auch für Lymphotoxin nachgewiesen.

Jedoch zeigen nach Gablinski et al. (1995) isolierte Monozyten von MS-Patienten ausschließlich für TNF-alpha eine signifikant höhere Bildungsrate gegenüber Patienten mit anderen neurologischen Erkrankungen, nicht aber für Lymphotoxin.

Faßt man diese Befunde zusammen, so scheint eine enge Verknüpfung zwischen TNF-alpha und der Schubauslösung hochwahrscheinlich. Möglicherweise ergibt sich hieraus sogar eine Erklärung für den Übergang der schubförmigen MS in einen sekundär-chronischen Verlauf.

15 Sachwortverzeichnis

Absorption	Aufnahme von Stoffen durch die Haut oder Schleimhaut
apostrophiert	bezeichnet als
Anatomie	die Lehre vom Körperbau der Lebewesen
Analogum	Ähnlichkeit, Gleichartigkeit
Analogkomponente	gleichartiger Bestandteil
Antigen	artfremder Stoff, der im Blut die Bildung von Antikörpern anregt
Antikörper	nach Einverleibungen von Antigenen im Organismus entstehender Eiweißstoff
Areal	Fläche, Flächenraum
Ataxie	Störung der Bewegungsabläufe
Autoimmunität	Zustand bei Immunreaktionen gegenüber körpereigenen Eiweißen
Bechterew	Morbus Bechterew = chron. Entzündung des Gelenk- u. Bänderapparates der Wirbelsäule
benigne	gutartig
Blutserum	der flüssige, nach erfolgter Blutgerinnung verbleibende Teil des Blutes
Blutkapillaren	sehr feine Gefäße für den Stoff- bzw. Gasaustausch
Brisanz	Sprengkraft
Chimäre	künstliche Gewebeverschiebung durch Pfropfung
Cluster	räumlich begrenzte unverhältnismäßige Häufung
Crossover	über Kreuz
chronisch-progredient	langsam-fortschreitend
„down regulation"	Herunterregulierung (hier: der Entzündungsaktivität)
dominant	beherrschend
Drop-out-Rate	Anzahl der aus einer Untersuchung oder Studie ausscheidenden Personen
elektrophysiologische Untersuchung	Messung der elektrischen Potentiale von lebenden Strukturen
Entmarkung	Zerstörung der Nervenhüllen
enzephalitogen	eine Entzündung im Zentralnervensystem vermittelnd
Enzyme	auch Fermente: in der lebenden Zelle gebildete Wirkstoffe, die als Biokatalysatoren den Stoffwechsel steuern

epidemiologisch	die Lehre von der Entstehung, Verbreitung und Bekämpfung von Krankheiten betreffend
essentiell	wesentlich, hier: lebenswichtige Substanz, die im menschlichen Organismus nicht aufgebaut werden kann und deshalb mit der Nahrung zugeführt werden muß
evozieren	Reaktionen hervorrufen
Europoider	Angehöriger des europoiden Rassenkreises
exotisch	fremd, fremdländisch
Extrakt	Auszug, Hauptinhalt
fokal	einen Herd betreffend
Gammaglobuline	eine Antikörperklasse
genetisch	erblich bedingt
Gradient	Gefälle eines Wertes zwischen zwei Meßpunkten
Hirnödem	Wasseransammlung im Gehirn oder Schädel
HLA = human leucocyte antigen	ein Hauptantigensystem des Menschen, zuerst auf weißen Blutkörperchen entdeckt
hochsignifikant	statistische Aussage mit sehr geringer Irrtumswahrscheinlichkeit
Homunculus	künstlich erzeugter Mensch
hyperbar	mit Überdruck
Hypothese	noch unbewiesene Annahme
imperativer Harndrang	zwingender Harndrang
Immunelektrophorese	Methode zur Trennung von Antikörpern im elektrischen Feld
Immunsystem	das die Immunität bewirkende System
Indikation	aus der Diagnose sich ergebende Veranlassung ein bestimmtes Heilverfahren anzuwenden
Ingredienzen	Zutaten
infektiös	ansteckend, mit Krankheitserreger behaftet
Initialsymptom	anfängliches Krankheitszeichen
Inkontinenz	das Unvermögen zu kontrolliertem Zurückhalten der Exkremente
Intensionstremor	bei Annäherung an das Bewegungsziel erfolgendes Zittern
intelektuell	den Verstand / das Denkvermögen betreffend
Inzidenzrate	die Anzahl neuer Erkrankungsfälle pro Zeiteinheit
kausal	ursächlich, die Ursache betreffend
Kompression	Zusammendrücken, Verdichtung
Komplementfaktor	Ergänzungsfaktor, hier: Teil der Immunabwehr

kontinuierlich	ohne zeitliche oder räumliche Unterbrechung aufeinanderfolgend
Konstellation	Zusammentreffen bestimmter Umstände
Kontrastmittel	Substanz, von der Röntgenstrahlen stärker oder schwächer absorbiert werden, als von dem benachbartem Körpergewebe
Kontraindikation	Umstand, der eine an sich zweckmäßige Behandlung als nicht geboten erscheinen läßt
Korrelation	Wechselbeziehung, gegenseitige Abhängigkeit
lege artis	nach der Regel der Kunst
Leukotriene	aus Arachidonsäure entstehende Substanzen, die bereits in geringsten Mengen als Vermittlerstoff der Entzündung wirken
Liquor	Hirnwasser
Lymphozyten	weiße Blutkörperchen, die für die Immunabwehr von besonderer Bedeutung sind
Malignomrisiko	Krebsrisiko
Manipulation	Handhabung, Machenschaft
marginal	nebensächlich
Markscheide	abschnittweise Isolierschicht, die Nervenfasern spiralig umwickelt
Mastoidfortsatz	Teil des Schläfenbeins am Schädel
Metaanalyse	Verfahren zur Nachbearbeitung von statistischen Ergebnissen
Mikrothrombosen	Gerinnselbildung in kleinsten Blutgefäßen
Mimikry	Nachahmung
Mitochondrien	Zellbausteine zur Zellatmung und Energiegewinnung
mongolid	die Merkmale der mongolischen Rasse aufweisend
Myelin	wesentlicher Bestandteil der Markscheiden (Nervenmark)
negrid	zu den in Afrika südlich der Sahara lebenden Menschenrassen gehörig
Normativ	Regel, Richtschnur
obskur	verdächtig, anrüchig
Ödem	krankhafte Ansammlung von wasserähnlicher, aus dem Blut stammender Flüssigkeit in den Zellen oder im Gewebe
pathologisch	krankhaft
pathogenetisch	die Entstehung und Entwicklung eines krankhaften Geschehens betreffend

Pendant	Gegenstück
peripheres Nervensystem	Nerven außerhalb von Gehirn und Rückenmark
Phagozytoseaktivität	Aktivität weißer Blutkörperchen (sog. Freßzellen) eingedrungene Fremdstoffe aufzunehmen und zu vernichten
physiologisch	die Lehre von den Vorgängen im gesunden Lebewesen
Potenz	Leistungsfähigkeit, Wirkungsfähigkeit
Präferenz	Vorrang, Vorzug
prädisponieren	für eine Krankheit empfänglich machen
Prävalenz	Übergewicht, Vorrang, Überlegenheit
präventiv	vorbeugend
primär	Voraussetzung bildend
Privileg	Sonderrecht
Progression	Zunahme, Steigerung
Prognose	Vorhersage
Prostaglandine	Gruppe von biologisch-aktiven Substanzen
Protagonist	Vorkämpfer, Bahnbrecher
psycho-mental	seelisch-geistig
Reduktion	Entzug von Sauerstoff aus chem. Verbindungen
Regenerations-fähigkeit	Fähigkeit zur Wiederherstellung (z. B. der Gesundheit)
Relation	Beziehung, Verhältnis
Remission	Zurückgehen von Krankheitserscheinungen
retrospektiv	zurückblickend
Revision	Überprüfung, Durchsicht
Rezeptorbausteine	Bausteine eines Reizempfängers des Nervensystems
Sekundärerkrankung	nachträglich hinzukommende Erkrankung
Sensibilisierung	empfindlich machen; die Erzeugung einer Immunantwort durch ein Antigen zur Antikörperbildung
Sensitivität	Überempfindlichkeit, leichte Reizbarkeit
septisch	nicht keimfrei
simultan	gemeinsam, gleichzeitig
slow virus infection	durch Krankheitserreger hervorgerufene übertragbare Erkrankung des ZNS mit bis zu Jahren dauernder Inkubationszeit und chron.fortschreitenden Funktionsstörungen
Spastik	sich steigernde Muskelspannung unter Einwirkung sensibler Reize
Spezifität	Gesamtheit der Eigenschaften

Spurenelemente	in sehr kleiner Menge im Organismus vorkommende lebensnotwendige chemische Elemente
Stereoisomere	gleichartige chem. Verbindungen, die eine unterschiedliche räumliche Lage der Atome aufweisen
Steroiddiabetes	durch Cortison hervorgerufene Störung des Blutzuckerhaushaltes
Supplementierung	Ergänzung
symptomatisch	auf bestimmte Merkmale berufend
Tendenz	Neigung
Therapeutikum	Heilmittel
Thromboseprophy-laxe	Maßnahme zur Verhinderung von Gerinnselbildung im Kreislaufsystem
Tremor	Zittern
Trigeminusneuralgie	fast immer einseitige, im allgemeinen heftige Schmerzattacken im Gesicht
unkonventionell	nicht übereinkommend, unüblich
vegetarisch	sich nur von pflanzlicher Kost ernährend
vegetativ	unbewußt, nicht willkürlich
Wasser-Elektrolythaushalt	Summe aller Regelmechanismen zur Aufrechterhaltung des Flüssigkeitshaushaltes im Organismus
Zellmembran	die jede Zelle umgebende und deren Milieu aufrechterhaltende Membran (Membran: biolog. Schicht mit begrenzender, manchmal auch impulsleitender Funktion)
zentral	im Mittelpunkt gelegen
Zentralnerven-system	ein Teil des Nervensystems (ZNS = Gehirn und Rückenmark)

16 Literaturverzeichnis

Adam, O.: *Ernährungsphysiologische Untersuchungen mit Formeldiäten: Der Stoffwechsel mehrfach ungesättigter Fettsäuren und die Prostaglandinbiosynthese beim Menschen*; in: *Klin. Wochenschr.*, 1985, 63: 731–739

Adam, O. et al.: *Wirkung der Linolsäurezufuhr auf die Konzentration der Linolsäure und ihrer Folgeprodukte in einzelnen Plasmalipiden beim Menschen*; in: *Z. Ernährungswiss.*, 1985, 24: 236–244

Adam, O.: *Ernährung als adjuvante Therapie bei chronischer Polyarthritis*; in: *Z. Rheumatol.*, 1993, 52: 275–280

Adam, O.: *Diät + Rat bei Rheuma und Osteoporose*; Weil: Hädecke Gesundheit, 1994

Adam, O.: *Entzündungshemmende Ernährung bei rheumatischen Erkrankungen*; in: *Ernährungs-Umschau*, 1994, 41 (6): 222–225

Adams, C. W. M.: *The general pathology of Multiple Sclerosis: Morphological and chemical aspects of the lesion*; in: *Multiple Sclerosis: Pathology, diagnosis and management*, Hrsg.: J. F. Hallpike u. a.; Baltimore: William and Wilkins, 1983

Anderson, L. J. et al.: *Multiple sclerosis unrelated to dog exposure*; in: *Neurology*, 1984, 34: 1149–1154

Bates, D. et al.: *A double-blind controlled trial of long chain N-3 polyunsaturated fatty acids in the treatment of multiple sclerosis*; in: *J. Neurol. Neurosurg. Psychiatr.*, 1989, 52: 18–22

Benedikz, J. et al.: *Multiple sclerosis in Iceland, with observations on the alleged epidemic in the Faroe Islands*; in: *Ann. of Neurol.*, 1994, 36: Suppl. 2: 175–179

Berg, P. A. et al.: *Immunsystem*; in: *Pathophysiologie des Menschen*, hg. v. K. Hierholzer u. R. F. Schmidt; Weinheim u. a.: Ed. Medizin, VCH, 1991: 2.1–2.30

Berzins, T. et al.: *Studies on the role of lymphocyte function associated antigen 1 (LFA-1) in T cell activation*; in: *Scand. J. Immunol.*, 1988, 27: 7–16

Biesalski, H. K.: *Antioxidative Vitamine in der Prävention*; in: *Deutsches Ärzteblatt*, 1995, 92 (18): C 851-C 855

Blankenborn, G.: *Klinische Wirksamkeit von Vitamin E bei aktivierten Arthrosen*; in: *Z. Orthop.*, 1986, 124: 340–343

Bornstein, M. P. et al.: *A placebo-controlled double-blind, randomized two centre pilot trial of COP 1 in chronic progressive multiple sclerosis*; in: *Neurology*, 1991, 41: 533–539

Bradbury, M.: *The concept of a blood-brain-barrier*; Chichester u. a.: John Wiley & Sons, 1979

British and Dutch Multiple Sclerosis Azathioprine Trial Group: *Double masked trial of azathioprine in multiple sclerosis*; in: *Lancet*, II 1988: 179–183

Brostoff, J. et al. (Hrsg.): *Klinische Immunologie*; Weinheim u. a.: VCH, 1993: 9.2–9.7

Burger, D. R./Vetto, R. M.: *Vascular endothelium a major participant in T-lymphocyte immunity*; in: *Cell Immunol.*, 1982, 70: 357–361

Butcher, E. C.: *The regulation of lymphocyte traffic*; in: *Curr. Topics in Microbiol. and Immunol.*, 1986, 128: 85–122

Cambi, F. et al.: *Chronic EAE produced by bovine proteolipid apoprotein: immunologic studies*; in: *Ann. Neurol.*, 1983, 13: 303–308

Cook, S. D. et al.: *Combination total lymphoid irradiation and low-dose corticosteroid therapy for progressive multiple sclerosis*; in: *Acta Neurol. Scand.*, 1995, 91:22–27

Der kleine „Souci-Fachmann-Kraut": Lebensmitteltabelle für die Praxis, hg. v. d. Deutschen Forschungsanstalt für Lebensmittelchemie; Stuttgart: Wiss. Verl.-Ges., 1991

Douglas, C. E. et al.: *Vitamin E inhibits platelet phospholipase A2*; in: *Biochem. Biophys. Acta*, 1986, 876: 639–645

Dudel, J./Toyka, K. V.: *Periphere Nerven, zentrale Bahnen, Somatosensorik*; in: *Pathophysiologie des Menschen*, hg. v. K. Hierholzer u. R. F. Schmidt; Weinheim u. a.: Ed. Medizin, VCH, 1991: 21.1–21.17

Eylar, E. H. et al.: *Experimental allergic encephalomyelitis. An encephalitogenic basic protein from bovine myelin*; in: *Arch. Biochem. Biophys.*, 1969, 132: 34–38

Filippi, M. et al.: *A brain MRI study of different types of chronic-progressive multiple sclerosis*; in: *Acta Neurol. Scand.*, 1995, 91 (4): 231–233

Fontana, A. et al.: *Astrocytes present myelin basic protein to encephalitogenic T cell lines*; in: *Nature*, 1984, 307: 273–276

Fontana, A./Grob, P. J.: *Lymphokines and the brain*; in: *Springers Seminars in Immunopathology*, 1984, 7: 375–386

Fratzer, U./Hoffmann, H.: *Schach der MS*; München: Printul-Verl.-Ges., [2]1990

Fratzer, U.: *Multiple Sklerose: eine neue Therapie vor der Blut-Hirn-Schranke*; in: *Vitaminspur*, 1992, 3: 142–147

Fratzer, U.: *Serum-Spiegel von Selen, Zink und Kupfer bei Multipler Sklerose*; in: *Vitaminspur*, 1992, 1: 28–32

Fratzer, U./Hebener, O.: *Blutgerinnungsstörung durch nicht oxidationsgeschützte Omega-3-Fettsäuren*; in: *Vitaminspur*, 1993, 3: 136–141

Frei, K. et al.: *Astrocyte-derived interleukin-3 as a growth factor for microglia cells and peritoneal macrophages*; in: *J. Immunol.*, 1986, 137: 3521–3527

Frick, E./Stickl, H.: *Specifity of antibody – dependent Lymphocyte cytotoxicity against cerebral tissue constituents in multiple sclerosis*; in: *Acta Neurol. Scand.*, 1982, 65: 30–37

Frick, E.: *Immunological studies on the pathogenesis of multiple sclerosis. Cell-mediated cytotoxicity against basic protein of myelin, encephalitogenic peptide, cerebrosides and gangliosides*; in: *Acta Neurol. Scand.*, 1989, 79: 1–11

Frick, E.: *Immunologie des Demyelinisationsprozesses*; in: *Multiple Sklerose: Epidemiologie, Diagnostik und Therapie*, hg. v. R. M. Schmidt; Jena: Fischer, [2]1992: 111–123

Gablinski, A. et al.: *Tumor necrosis factor alpha but not lymphotoxin ist overproduced by blood mononuclear cells in multiple sclerosis*; in: *Acta Neurol. Scand*, 1995, 91(4): 276–279

Gibson, R. G. et al.: *Perna canaliculus in der Behandlung entzündlicher Gelenkerkrankungen*; in: *Der praktische Arzt*; zit. in: Broschüre: Berichte zu Seatone-forte, hg.v. U. Fratzer

Goodkin, D. E. et al.: *Low-dose (7,5 mg) oral methotrexate reduces the rate of progression in chronic progressive multiple sclerosis*; in: *Ann. of Neurol.*, 1995, 37: 30–40

Greenfield, J. G./Norman, R. M.: *Demyelinating Diseases*; in: *Greenfields Neuropatholgy*, Hrsg.: W. Blackwood u. a.; London: Arnold, 1971

Guseo, A./Jellinger, K.: *The significance of perivascular infiltrations in multiple sclerosis*; in: *J. Neurol.*, 1975, 211: 51–60

Hafler, D. A./Weiner, H. L.: *T cells in multiple sclerosis and inflammatory central nervous system diseases*; in: *Immunol. Rev.*, 1987, 100: 307–332

Hartung, H.-P. et al.: *Familial multiple sclerosis*; in: *J. Neurol. Sci.*, 1988, 83: 259–268

Hilgers, A.: *Neuere Konzepte der Diagnostik und Therapie von Erkrankungen des Immunsystems (Autoimmunerkrankungen, z. B. Multiple Sklerose)*; [Aufsatz; 8 S.]

Jacobs, L. et al.: *Multicentre double-blind study of effect of intrathecally administered natural human fibroblast interferon on exacerbations of multiple sclerosis*; in: *Lancet*, 1986, II: 1411–1413

Jänisch, W. et al. (Hrsg.): *Entmarkungskrankheiten unbekannter Ätiologie*; in: *Neuropathologie – Pathomorphologie und Pathogenese neurologischer Krankheiten*; Stuttgart u. a.: Fischer, 1990: 182–191

Johnson, K. P. et al.: *Copolymer 1 reduces relapse rate and improves disability in relapsing-remitting multiple sclerosis*; in: *Neurology*, 1995, 45 (7): 1268–1276

Kästner, W./Kappus, H.: *Sicherheit bei Einnahme von Vitamin E. Toxikologische Aspekte und Verträglichkeit bei oraler Aufnahme*; in: *VERIS*, Jg. 2, 1991, 1

Klein, J.: *Immunologie*; hg. v. R. E. Schmidt; Weinheim u. a.: VCH, 1991

Klein, K.-G./Toloczyki, Ch.: *Fünf Jahre Vitamin E in der Bechterew-Therapie*; in: *Natur- und Ganzheitsmedizin*, 1992, 5: 26–30

Klinikleitfaden: Untersuchung, Diagnostik, Therapie, Notfall, Hrsg.: A. Schäffler u. a.; Neckarsulm u. a.: Jungjohann, [4]1992

Kolarz, G. et al.: *Hochdosiertes Vitamin E bei chronischer Polyarthritis. Eine multizentrische Doppelblindstudie gegenüber Diclofenac – Natrium*; in: *Akt. Rheumatol.*, 1990, 15: 233–237

Krapf, H. et al.: *Serial gadolinium – enhanced magnetic resonance imaging in patients with multiple sclerosis treated with mitoxantrone*; in: *Neuroradiology*, 1995, 37 (2): 113–119

Kuschinsky, W.: *Hirndurchblutung, Blut-Hirn-Schranke, Liquor cerebrospinalis*; in: *Pathophysiologie des Menschen*, hg. v. K. Hierholzer u. R. F. Schmidt; Weinheim u. a.: Ed. Medizin, VCH, 1991: 12.1–12.8

Lassmann, H.: *Comparative neuropathology of chronic experimental allergic encephalomyelitis and multiple sclerosis*; Berlin u. a.: Springer, 1983

Lauer, K./Firnhaber, W.: *Therapiekonzepte bei der Multiplen Sklerose*; in: *Nervenarzt*, 1988, 59: 495–503

Lemster, B. et al.: *Influence of FK 506 (tacrolimus) on circulating CD 4(+) T cells expressing CD 25 and CD 45 RA antigens in 19 patients with chronic progressive multiple sclerosis participating in an open label drug safety trial*; in: *Autoimmunity*, 1994, 19 (2): 89–98

Lindsey, J. W. et al.: *Repeated Treatment with Chimeric Anti-CD4 Antibody in Multiple Sclerosis*; in: *Ann. of Neurol.*, 1994, 36 (2): 183–189

Lisak, R. P. et al.: *Immune responses to myelin antigens in multiple sclerosis*; in: *Ann. N. Y. Acad. Sci.*, 1984, 436: 221–232

Machtey, I./Ouaknine, L.: *Tocopherol in osteoarthritis: a controlled pilot study*; in: *J. Amer. Geriat. Soc.*, 1978, 26: 328–330

Male, D. K. et al.: *Antigen presentation in brain: MHC induction on brain endothelium and astrocyte compared*; in: *Immunol.*, 1987, 60: 453–459

Masuyama, J. et al.: *Mechanism of lymphocyte adhesion to human vascular endothelial cells in culture*; in: *J. Clin. Invest.*, 1986, 77: 1596–1605

McFarland, H. F./Dhib-Jalbut, S.: *MS: Possible Immunological Mechanism*; in: *Clin. Immunol. Immunopathol.*, 1989, 50: 96–105

Mehta, P. D. et al.: *Quantitation of measles virus-specific immunoglobulins in serum, CSF, and brain extract from patients with subacute sclerosing panencephalitis*; in: *J. Immunol.*, 1977, 118: 2254

Merrem, B.: *Probleme der Hirndurchblutung*; in: *Herz-Kreislauf-Funktionen. Physiologie – Pathophysiologie – Funktionsdiagnostik*; Berlin: Verlag Volk und Gesundheit, 1979: 144–151

Merrill, J. E./Hofman, F. M.: *Regulatory molecules in the CSF and CNS*; 1987; zit. bei Traugott 1992

Merrill, J. E. et al.: *In vitro study of mediators of inflammation in multiple sclerosis*; in: *J. Clin. Immunol.*, 1989, 9: 84–96

Meulen, V. ter / Hall, W. W.: *Slow Virus Infections of the Nervous System: Virological, Immunological and Pathogenetic Considerations*; in: *J. gen. Virol.*, 1978, 41: 1–25

Meulen, V. ter / Stephenson, J. R.: *The possible role of viral infections in multiple sclerosis and other related demyelinating diseases*; in: *Multiple Sclerosis*, hg. v. J. F. Hallpike u. a.; Great Britain: Chapman and Hall; 1983

Meulen, V. ter et al.: *Mechanism and consequences of virus persistence in the human nervous systems*; in: *Ann. N. Y. Acad. Sci.*, 1984, 436: 86–96

Meulen, V.ter: *Virale Aspekte der Multiplen Sklerose und anderer humaner Entmarkungsprozesse*; in: *Multiple Sklerose: Epidemiologie, Diagnostik und Therapie*, hg. v. R. M. Schmidt; Jena: Fischer, [2]1992: 81–110

Meyer-Rienecker, H. J. et al.: *Multiple sclerosis – relation between HLA haplotype A25, B18 and disease progression*; in: *Acta Neurol. Scand.*, 1982, 66: 709–712

Miehlke, K.: *Antirheumatische Therapie mit Vitamin E.*; Sonderdruck aus: *Der Freie Arzt*, 1994, 10

Miller, Th./Wu, H.: *In vivo Nachweis für die Prostaglandin hemmende Wirkung des Extrakts der neuseeländischen grünlippigen Meeresmuschel*; in: *NZ Med. J.*, 1984, 97: 355–362

Mumenthaler, M.: *Neurologie*; Stuttgart u. a.: Thieme, [8]1986

Mutschler, E.: *Arzneimittelwirkungen. Lehrbuch der Pharmakologie und Toxikologie*; Stuttgart: Wiss. Verlagsg., 1986

Neu, I. S. et al.: *Platelet aggregation and multiple sclerosis*; in: *Acta. Neurol. Scand.*, 1982, 66: 497–504

Neu, I. S./Woelk, H.: *Investigations of the lipid metabolism of the white matter in multiple sclerosis*; in: *Neurochem. Research.*, 1982, 6: 727–735

Neu, I. S: *Essential fatty acids in the serum and cerebrospinal fluid during acute exacerbation and remission of multiple sclerosis*; in: *Acta Neurol. Scand.*, 1983, 67: 151–163

Neu, I. S. et al.: *Multiple Sklerose: Leukotriene im Liquor cerebrospinalis*; in: *Münch. med. Wschr.*, 1988, 130: 80–81

Neu, I. S. et al.: *The effect of sulfasalazine on leukotrienes B4 and C4 in multiple sclerosis and experimental autoimmune encephalomyelitis*; in: *Multiple Sclerosis Research*, Hrsg.: M. A. Battaglia; Amsterdam u. a.: Elsevier, 1991: 293–298

Neu, I. S.: *Multiple Sklerose: pathogenetische Bedeutung der Leukotriene*; in: *Vitaminspur*, 1992, 3: 119–123

Neuhofer, Ch.: *Enzymtherapie bei Multipler Sklerose*; in: *Hufeland-Journal*, 1986, 2: 47–50

Nosworthy, I .H. et al.: *Lancet*, 1991, 337: 441; zit. in: *Blickpunkt*; Rundschreiben 1/91 der MSK e. V.

Oehmichen, M.: *Are resting and/or reactive microglia macrophages?*; in: *Immunobiol.*, 1982, 161: 246–254

Pober, J. S. et al.: *Ia expression by vascular endothelium is induced by activated T cells and human gamma interferon*; in: *J. Exp. Med.*, 1982, 158: 1339–1353

Poser, S./Schäfer, U.: *Betreuung und Rehabilitation von Multiple-Sklerose-Patienten*; in: *Multiple Sklerose: Epidemiologie, Diagnostik und Therapie*, hg. v. R. M. Schmidt; Jena: Fischer, [2]1992: 329–346

Prange, H. W.: *Therapie der Multiplen Sklerose*; in: *Multiple Sklerose*; in: *Epidemiologie, Diagnostik und Therapie*, hg. v. R. M. Schmidt; Jena: Fischer, [2]1992: 300–316

Prange, H. W.: *Interferon-alpha. Zum Problem der persistierenden Neurotoxizität*; in: *Deutsches Ärzteblatt*, 1994, 91 (49): C 2159-C 2163

Prineas, J. W.: The neuropathology of multiple sclerosis; in: *Handbook of clinical neurology*, Vol. 47 (3), hg. v. P. J. Vinken u. a.; Amsterdam u. a.: Elsevier Sci. Publ., 1985: 213–257

Prosiegel, M./Neu, I. S.: *Influence of human allergic encephalitogenic peptide on platelet aggregation in multiple sclerosis*; in: *Europ. Neurol.*, 1983, 22: 389–391

Prosiegel, M. et al.: *Leukotriene B4 and C4 in MS*; in: *Acta Neurol. Scand.*, 1987, 75: 361–363

Quadbeck, G.: *Pathophysiologie der Blut-Hirnschranke*; in: *Der Liquor cerebrospinalis: Untersuchungsmethoden und Diagnostik*, hg. v. R. M. Schmidt; Stuttgart u. a.: Fischer, 1987: 328–345

Raine, C. S.: *Multiple Sclerosis and chronic relapsing EAE. Comparative ultrastructural neuropathology*; in: *Multiple Sclerosis: Pathology, diagnosis and management*, Hrsg.: J. F. Hallpike u. a.; Baltimore: William and Wilkins, 1983

Rieckmann, P. et al: *Tumor necrosis factor-alpha messenger RNA expression in patients with relapsing remitting multiple sclerosis is associated with disease activity*; in: *Annals of Neurol.*, 1995, 37(1): 82–88

Rieckmann, P. et al: *Serial analysis of circulating adhesion molecules and TNF receptor in serum from patients with multiple sclerosis*: cICAM-1 is an indicator for relapse; in: *Neurol.*, 1994, 44: 2367–2372

Risk, W. S. et al.: *Substantial spontaneous long-term improvement in subacute sclerosing panencephalitis*; in: *Arch. Neurol.*, 1978, 35: 494–502

Román, G. C.: *The neuroepidemiology of tropical spastic paraparesis*; in: *An. Neurol.*, 1988, 23: 113–120

Rosner, L. J./Ross, Sh.: *Multiple Sklerose: Neue Hoffnung für Menschen mit MS und ihre Familien*; Hamburg: Hoffmann und Campe, 1993

Rüttinger, H.: *Multiple Sklerose: Hinweise und Ratschläge für Patienten*; Weinheim u. a.: Ed. Medizin, VCH, 1990

Schmidt, K./Nikoleit, D. A.: *Natürliches und synthetisches Vitamin E: Wo liegt der Unterschied?*; in: *Vitaminspur*, 1991, 3: 98–111

Schmidt, R. M. et al.: *Epidemiologie der Multiplen Sklerose*; in: *Multiple Sklerose: Epidemiologie, Diagnostik und Therapie*, hg. v. R. M. Schmidt; Jena: Fischer, [2]1992: 21–41

Shapshak, P. et al.: *Subacute sclerosing panencephalitis: measles virus matrix protein nucleic acid sequences detected by in situ hybridization*; in: *Neurology*, 1985, 35: 1605–1609

Sharief, M. K./Hentges R.: *Association between tumor necrosis factor and disease progression in patients with muliple sclerosis*; in: *N. Engl. J. Med.*, 1991, 325: 467–472

Shaw, C. E. et al.: *Measurement of immune markers in the serum and cerebrospinal fluid of multiple sclerosis patients during clinical remission* ; in: *J. Med.*, 1995, 242: 53–58

Siegers, C.-P. et al.: *Selen – Substitution bei Selenmangel und Folgeerkrankungen*; in: *Deutsches Ärzteblatt*, 1994, 91 (44): C1927-C1931

Silberstreif am Horizont: Behandlung der multiplen Sklerose; in: *Medical Tribune* v. 18.3.1994: 6

Silbernagel, S./Despopoulos, A.: *Taschenbuch der Physiologie*; Stuttgart: Thieme, 1983

Sipe, J. C. et al.: *Cladribine in treatment of chronic progressive multiple sclerosis*; in: *Lancet*, 1994, 344 (8914): 9–13

Söderström et al.: *Optic neuritis and multiple sclerosis: the T-cell repertoires to myelin proteins and MBP peptides change with time*; in: *Acta Neurol. Scand.*, 1994, 90: 10–18

Sotrel, A. et al.: *Subacute sclerosing panencephalitis: an immune complex disease?*; in: *Neurology*, 1983, 33: 885–890

Stenson, W. F. et al.: *Dietary supplementation with fish oil in ulcerative colitis*; in:. *Ann. intern. Med.*, 1992, 116: 609–614

Sullivan, C. B. et al.: *Multiple sclerosis and age at exposure to childhood diseases and animals: cases and their friends*; in: *Neurology*, 1984, 34: 1144–1148

Swank, R. L./Dugan, B. B.: *Effect of low saturated fat diet in early and late cases of multiple sclerosis*; in: *Lancet*, 1990, 336: 37–39

Thews-Mutschler-Vaupel (Hrsg.): *Anatomie, Physiologie, Pathophysiologie des Menschen*; Weinheim u. a.: VCH, 1989

Traugott, U. et al.: *On the presence of Ia-positive endothelial cells and astrocytes in multiple sclerosis lesions and its relevance to antigen presentation*; in: *J. Neuroimmunol.*, 1985, 8: 1–14

Traugott, U.: *Multiple Sclerosis: Relevance of Class I and Class II MHC-expressing cells to lesion development*; in: *J. Neuroimmunol.*, 1987, 16: 283–302

Traugott, U./Lebon, P.: *Multiple Sclerosis: Involvement of interferons in lesion pathogenesis*; in: *Ann. Neurol.*, 1988, 24: 243–251

Traugott, U.: *Pathologie und Immunpathologie von Läsionen infolge Multipler Sklerose*; in: *Multiple Sklerose: Epidemiologie, Diagnostik und Therapie*, hg. v. R. M. Schmidt; Jena: Fischer, ²1992: 248–271

Traugott, U./Scheinberg, L. C.: *Comparison between lymphocyte abnormalities in blood and cerebrospinal fluid and the immunopathology of lesions in multiple sclerosis and experimental autoimmune encephalomyelitis*; 1987; zit. bei Traugott 1992

Tsukada, N. et al.: *A new model for multiple sclerosis: chronic experimental allergic encephalomyelitis induced by immunization with cerebral endothelial cell membrane*; in: *Acta Neuropathol.*, 1987, 73: 259–266

Watanabe, I./Preskorn, S. H.: *Virus-Cell Interaction in Oligodendroglia, Astroglia and Phagocytes in Progressive Multifocal Leukoencephalopathy. An Electron Microscopic Study*; in: *Acta Neuropath.*, 1976, 36: 101–115

Weigent, D. A./Blalock, J. E.: *Interactions between the neuroendocrine and immune systems: Common hormones and receptors*; in: *Immunol. Rev.*, 1987, 100: 79–108

Weiner, H. L./Hauser, S. L.: *Neuroimmunology. II. Antigenic specifity of the nervous systems*; in: *Ann. Neurol.*, 1982, 12: 499–509

Wucherpfennig, K. W. et al.: *T-cell recognition of myelin basic protein*; in: *Immunology today*, 1991, 12 (8): 277–281

Yednock, T. A. et al.: *Prevention of experimental autoimmune encephalomyelitis by antibodies against alpha 4 beta 1 integrin*; in: *Nature*, 1992, 356: 63–66

Yoshimura, T. et al.: *Chronic experimental allergic encephalomyelitis in guinea pig induced by proteolipid protein*; in: *J. Neurol. Sci.*, 1985, 69: 47–58

Yu, C. L. et al.: *Human gamma interferon increases the binding of T lymphocytes to endothelial cells*; in: *Clin. Exp. Immunol.*, 1985, 62: 554–560

Yudkin, P. L. et al.: *Overview of azathioprine treatment in multiple sclerosis*; in: *Lancet*, 1991, 338: 1051–1055

Den Leitfaden zur Ernährungsplanung für MS- und Rheuma-Patienten erhalten Sie unter folgender Adresse:
Hans Derichs
Bruchstraße 154
50259 Pulheim

ENERGIERESERVEN
AUS DER NATUR

Extrakt der grünlippigen neuseeländischen Muschel
(perna canaliculus) mit 8 Vitaminen und Coenzym Q 10
Seapower H.L. Spanier

Omega-3-Fettsäuren EPA, DHA, DPA und 90 IE Vitamin E
EPA Metidranso

Selen mit Coenzym Q 10 und Vitamin E
Sevinorm H.L. Spanier

600 IE D-alpha-Tocopherol hergestellt aus natürlichem
Pflanzenöl mit höchster biologischer Wirksamkeit
Lipo E Vitamin E 600 „Vit"

Fett- und linolsäurearmes Müsli, besonders schonend hergestellt
mit hohem Vitamin- und Nährstoffgehalt
SEVITON Reis- und Dinkelmüsli

Seviton Naturprodukte GmbH
Bahnhofstr. 33
67591 Hohen-Sülzen
Telefon 0 62 43 / 70 30 und 70 39
Telefax 0 62 43 / 70 18

Für nähere Infos einfach anrufen oder diese Seite fotokopieren, das
Adressfeld ausfüllen und an Seviton senden bzw. faxen.

☐ EPA Metidranso   ☐ Seapower H.L. Spanier
☐ Sevinorm H.L. Spanier   ☐ Lipo E Vitamin E 600 „Vit"
☐ Seviton Reis- und Dinkelmüsli, fett- und linolsäurearm

Absender: ....
....